慢性病
社区防控与健康管理

张 帆 王凌云 / 主编

MANXINGBING
SHEQU FANGKONG YU JIANKANG GUANLI

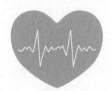

化学工业出版社
·北 京·

内容提要

本书分为总论和分论两部分，总论主要介绍慢性病的概念、社区防控及社区慢性病健康管理等内容；分论以常见慢性病为主线，以常见慢性病的防控与健康管理为主题，从不同慢性病的临床表现、危险因素、危害、健康管理展开讨论，主要介绍高血压、糖尿病、冠心病、慢性阻塞性肺疾病、血脂异常、脑卒中、膝骨关节炎、慢性肾脏病、肥胖症、高尿酸血症与痛风及安宁疗护等内容。

本书以实用为目的，适合基层医务工作者、健康管理师等阅读。

图书在版编目（CIP）数据

慢性病社区防控与健康管理/张帆，王凌云主编.
—北京：化学工业出版社，2020.9（2024.9重印）
ISBN 978-7-122-37143-0

Ⅰ.①慢… Ⅱ.①张…②王… Ⅲ.①慢性病-防治②慢性病-护理 Ⅳ.①R4

中国版本图书馆CIP数据核字（2020）第091492号

责任编辑：张　蕾　　　　　　　　文字编辑：李　平　陈小滔
责任校对：王　静　　　　　　　　装帧设计：刘丽华

出版发行：化学工业出版社（北京市东城区青年湖南街13号　邮政编码100011）
印　　装：北京七彩京通数码快印有限公司
710mm×1000mm　1/16　印张19　字数362千字　2024年9月北京第1版第6次印刷

购书咨询：010-64518888　　　　　　　　售后服务：010-64518899
网　　址：http://www.cip.com.cn
凡购买本书，如有缺损质量问题，本社销售中心负责调换。

定　价：59.80元　　　　　　　　　　　　　　版权所有　违者必究

编写人员名单

主 编 张 帆 王凌云

副主编 王熙然 杨军珂

编 者

马建新 王凌云 王熙然

杨军珂 李增鸣 刘 昆

许 倬 林 浩 张 帆

张 麟 张 瑞 顾媛媛

梁 燕

　　"实施健康中国战略，为人民群众提供全周期全方位健康服务"是新形势下卫生与健康工作的方针。满足人民群众对健康的向往和需求，是卫生工作者新时期的奋斗目标和追求。

　　近年来，慢性病已逐步成为影响人类健康的主要疾病，慢性病导致的死亡人数已经占我国总死亡人数的85%以上。慢性病患者除急性期外大部分时间生活在社区，其发生和流行与经济社会、生态环境、文化习俗和生活方式等因素密切相关，因此也被确认为生活方式疾病。其具有病程长、流行广、费用高、致残（死）率高的特点。目前，我国社区居民的慢性病防治知识知晓率、治疗率和控制率还有待提高，这对慢性病社区防控工作提出了严峻挑战。

　　本书以《中国防治慢性病中长期规划（2017—2025年）》《国务院关于实施健康中国行动的意见》《健康中国行动组织实施和考核方案》《常见慢性病社区综合防治管理手册》《健康管理师：社区管理分册》及各专业的专科疾病诊疗指南等为依据，分为总论与分论两部分内容。总论部分从慢性病流行现状、防控理论和政策依据，以及健康管理的概念、理论、目的、目标、方式、方法、技巧及效果评价等方面进行知识与理念的传授。分论部分包括高血压、冠心病、血脂异常、脑卒中、糖尿病、慢性阻塞性肺疾病、膝骨关节炎等10种社区常见慢性病，介绍了这些疾病的定义、临床表现、诊疗技术等基础理论知识，探讨了这些疾病社区健康管理的流程、内容等。期望本书能为社区卫生工作者提供慢性病防控和社区健康管理的理论知识和方法技能，使社区卫生工作者更好地履行社区居民"健康守门人"的职责。

　　本书各章节的编写者均为三级医院的专科医生。为保证本书的针对性和科学性，他们在编写过程中进行了形势政策分析和慢性病社区防控与健康管理现状调研，广泛听取社区卫生工作者的意见、建议，结合多年从医经验和本专业理论与技术前沿趋势，以实用为目的，重点梳理出开展慢性病防控和健康管理需要掌握的基础理论、基础知识和方法技能。本书既可作为社区卫生工作者的业务参考书，也可作为慢性病患者的健康科普书。由于我们的工作还在不断地探索中，本书难免有不足之处，欢迎读者及时给予批评指正。

编　者

2020年4月

目录

第一篇　总论

第二篇　分论

第九章　脑卒中 ··· 104

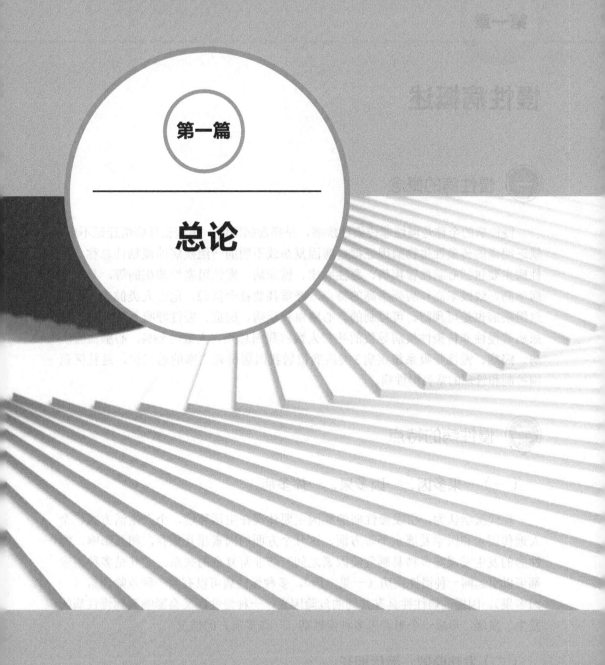

第一篇

总论

第一章

慢性病概述

一　慢性病的概念

慢性病的全称是慢性非传染性疾病，是指起病隐匿、病程长且病情迁延不愈，缺乏明确的传染性生物病因证据，病因复杂或不明的一组疾病的概括性总称。慢性病主要包括心脑血管疾病、恶性肿瘤、糖尿病、慢性阻塞性肺疾病等，具有发病率高、致残率高和病死率高的特点，严重耗费社会资源，危害人类健康，同时这组疾病也是可预防、可控制的。心脑血管疾病、癌症、慢性呼吸系统疾病、糖尿病等慢性非传染性疾病导致的死亡人数占我国总死亡人数的88%，心脑血管疾病、癌症、慢性呼吸系统疾病3类疾病位居我国居民死亡率的前三位，是社区范围控制和管理的常见慢性病。

二　慢性病的特点

（一）一果多因，一因多果，一体多病

现代医学认为，引发慢性病的原因主要体现在生活环境、个人生活方式、个人遗传因素和医学发展水平等方面，这几个方面的因素相互依存，相互影响。慢性病的发生发展与多种易感危险因素之间有着非常复杂的关系，尤其是多种因素都可以引起同一种慢性疾病（一果多因），多种慢性病可以有同一种危险因素（一因多果）。因慢性病往往具有共同的危险因素，一种慢性病又会影响其他慢性病的发生、发展，形成一个患者患多种慢性病（一体多病）的情况。

（二）发病隐匿，潜伏期长

慢性病发病隐匿，机体受致病因素作用至发病常常需要经过比较长的时间，

早期症状往往较轻而没有被重视，直至急性发作或症状较为严重时才被发现。

（三）病程长，难治愈，影响工作与生活质量

大多数慢性病的病因复杂或不明，难以实施精准化病因治疗，治疗手段以对症治疗为主，以减轻症状、预防伤残和并发症。慢性病的病程大多较长，在病因的长期作用下，器官功能反复受损，直至功能损害不可恢复而终身带病，影响患者的工作和生活质量。

（四）有规律，早发现、早干预效果好

慢性病流行病学研究表明，慢性病的发生与生活行为方式、环境和遗传因素有关，通过对生活行为方式、环境的干预，以及遗传学技术的发展与应用，可以预防或延缓慢性病的发生、发展。对慢性病患者进行规范管理，可以平稳控制患者病情，减少并发症发生，提高患者生活质量。国内外实践经验证明，慢性病的预后与发现的早晚密切相关，发现越早、干预越早，治疗管理的效果越好。

 ## 慢性病的危险因素

（一）不良生活方式

1.膳食不合理

合理膳食是健康的四大基石之一。不合理膳食主要包括饮食结构配比不科学、烹饪方法不当、饮食习惯不良等。饮食结构配比不科学包括过多食用高脂肪、高胆固醇、高热量、高盐、低纤维素饮食物，以及粗细搭配、三餐比例分配不合理等；烹饪方法不当主要指用腌制、油炸、烟熏、烧烤等方法烹饪食物；饮食习惯不良包括进食过快、暴饮暴食、偏食、一日三餐无规律等。

2.身体活动不足

身体活动是能量消耗的一个主要决定性因素，是能量平衡和体重控制的基础。定期身体活动可以降低血压，改善高密度脂蛋白胆固醇水平，控制体重过重者血糖水平，降低患缺血性心脏病、脑卒中、糖尿病的风险，降低发病率和病死率；减缓焦虑和抑郁，改善认知功能，增强或维持老年人的肌肉力量和平衡能力、独立生活能力，增加幸福感；可以降低患乳腺癌和结肠癌的风险。身体活动不足是造成超重和肥胖的重要原因，也是许多慢性病的危险因素。

"身体活动"不应与"锻炼"混为一谈。锻炼是身体活动的一部分，涉及有计

划、有条理和反复的动作，目的在于增进或维持身体素质的一个或多个方面。除锻炼外，在休闲时间到某些地方的来往交通或作为人们工作的一部分所做的身体活动同样具有健康益处。随着科学技术发展、生产力与方式的进步，脑力劳动增多和以车代步等导致久坐缺乏运动，家务活动机器替代化或社会化导致身体活动不足。

每年，全球身体活动不足造成6930万残疾和320万死亡。和每周按照世界卫生组织建议进行150min中等强度活动或相当量活动的人相比，身体活动不足的成年人面临的全死因死亡风险更高。2014年，23%的18岁及以上成年人身体活动不足，11～17岁青少年中有81%身体活动不足。

3.吸食烟草

烟草燃烧所产生的烟雾是由7000多种化合物组成的复杂混合物，其中包括250余种有害物质，至少69种致癌物质，可以导致肺癌、口腔和鼻咽部恶性肿瘤等多种癌症。吸烟对呼吸道免疫功能、肺功能均可产生不良影响，引起多种呼吸系统疾病，还会引发心脑血管疾病。

我国是世界上最大的烟草生产、消费和制造国。约28%的15岁及以上人群目前仍在吸烟。吸烟率近年来基本稳定，但随着人口增加，我国吸烟者人数不断增加。2010—2015年期间，我国的吸烟人数增加了1500万，增至3.15亿。如果不采取行动大幅降低吸烟率，未来烟草相关疾病的影响将是灾难性的。

烟草使用是中国非传染性疾病（NCDs）快速增加的主要原因之一。心血管疾病、癌症、慢性呼吸道疾病和糖尿病等慢性病，已成为中国首要的健康威胁。我国每年有300多万人因主要由烟草使用等可预防危险因素引起的疾病而过早地失去了自己宝贵的生命。2014年，烟草使用给中国造成的直接和间接损失合计高达3500亿元（约570亿美元）。这相当于中国2014年国内生产总值（GDP）的0.55%；平均每个吸烟者1107.15元（约168美元）。

4.酗酒

每日饮酒量超过白酒50mL或红酒100mL或啤酒300mL为酗酒。有害使用酒精对公共卫生具有严重后果，被视为导致全球健康状况不佳的主要风险因素之一。它危及个人与社会的发展，可能毁掉个人生活、破坏家庭并损害社区结构。

有害使用酒精是加重全球疾病负担的一个重要因素，并被列为世界上导致早亡和残疾的第三大风险因素。2004年全世界有250万人死于与酒精有关的原因，其中32万是15～29岁的年轻人。2004年中，有害使用酒精造成的死亡占世界总死亡的3.8%，并且占全球疾病负担的4.5%（按丧失的残疾调整生命年衡量）。

有害饮酒是导致神经精神障碍和其他非传染性疾病，如心血管病、肝硬化以及各种癌症的一种主要但可避免的风险因素。就某些疾病而言，没有任何证据表明，在危险和酒精消费水平之间存在阈值效应。有害使用酒精还与若干传染病，如艾滋病、结核病和肺炎等有关。有害饮酒造成的疾病负担很大一部分源自无意和有意伤害，包括道路交通碰撞和暴力造成的伤害，以及自杀。酒精消费引起的致命伤害多发生在较年轻的人群中。

（二）环境污染

自然环境中空气污染、噪声污染、水源污染等都与慢性病发生密切相关。

1.饮用水污染

饮用水是人类生产生活不可或缺的生命资源，安全的饮用水是人类生存的基本需求。饮用水污染后，水中污染物如重金属（铅、砷、铬等）等有害物质通过饮水或食物链进入人体，对肾脏、神经系统等造成损害，产生急性或慢性中毒，铵类、苯并（a）芘等有害物质还可诱发癌症，寄生虫、病毒或其他致病菌会引起多种传染病和寄生虫病。

2.空气污染

空气污染是社会化大生产进程中，社会发展和人类健康面临的难题。在所有健康风险因素中，空气污染位列第五，排在饮食风险、高血压、吸烟和高血糖之后，每年死于空气污染相关疾病的人数比死于交通意外或疟疾的人数还要多。2017年，全球因空气污染而死于脑卒中、心脏病、肺癌、糖尿病和慢性肺病的人数达到近500万，当年新生儿预期寿命平均减少了20个月。

3.环境噪声

噪声不仅会影响听力，而且会对人的心血管系统、神经系统、内分泌系统产生不良影响，所以有人称噪声为"致人死亡的慢性毒药"。噪声给人带来生理上和心理上的危害主要体现在以下几个方面：一是干扰休息和睡眠，降低工作效率；二是损伤听觉器官，造成听力减退或丧失；三是长时间处于噪声环境中的人很容易发生视觉疲劳、视物不清；四是使大脑皮层的兴奋和抑制失调，出现头晕、头痛、耳鸣、心慌、注意力不集中等症状，甚至精神错乱；五是使人烦恼、激动、易怒，甚至丧失理智；六是损害生理功能，造成神经系统、内分泌系统和心血管系统功能紊乱。

（三）家族聚集与生物遗传

慢性病具有家族聚集性，有家族史的人群患病率高于无家族史的人群，这可能与遗传因素或家庭共同的生活习惯和生活环境有关。年龄、性别、种族等因素无法通过人为力量来改变，也称之为不可改变的慢性病危险因素。

（四）精神心理

生活及工作压力会引起紧张、焦虑、恐惧、失眠甚至精神失常。长期处于精神压力下，可使血压升高、血中胆固醇水平升高，加速血管衰老进程，引发心脑血管疾病；长期精神压力导致机体抵抗力下降，内分泌功能失调，增加慢性病发生的风险。

 ## 慢性病的流行现状

据《中国居民营养与慢性病状况报告（2015）》，与2002年相比，慢性病患病率呈上升趋势，2012年全国18岁及以上成人高血压患病率为25.2%，40岁及以上人群慢性阻塞性肺疾病患病率为9.9%，18岁及以上成人糖尿病患病率为9.7%，高胆固醇血症患病率为24.8%。根据2013年全国肿瘤登记结果分析，我国癌症发病率为235/10万，肺癌和乳腺癌分别位居男性、女性癌症发病率首位。我国现有吸烟人数超过3亿，15岁以上人群吸烟率为28.1%，其中男性吸烟率高达52.9%，非吸烟者中暴露于二手烟的比例为72.4%。2012年全国18岁及以上成人的人均年酒精摄入量为3L，饮酒者中有害饮酒率为9.3%，其中男性为11.1%。成人经常锻炼率为18.7%。全国18岁及以上成人超重率为30.1%，肥胖率为11.9%；6 ~ 17岁儿童青少年超重率为9.6%，肥胖率为6.4%。吸烟、过量饮酒、身体活动不足和高盐、高脂等不健康饮食是慢性病发生、发展的主要行为危险因素。2012年全国居民慢性病死亡率为533/10万，占总死亡人数的86.6%。心脑血管病、癌症和慢性呼吸系统疾病为主要死因，占总死亡人数的79.4%，其中心脑血管病死亡率为271.8/10万，癌症死亡率为144.3/10万（前五位分别是肺癌、肝癌、胃癌、食管癌、结直肠癌），慢性呼吸系统疾病死亡率为68/10万。

 ## 慢性病的危害

（一）慢性病对个人的影响

1.对生理功能的影响

慢性病患者的机体抵抗力降低，容易发生感染及出现并发症；慢性病患者经常出现食欲减退、消化功能下降，容易引起营养不良；慢性病患者容易出现代谢功能障碍，可能导致感染和皮肤受损；慢性病并发症造成人体器官的永久性病理损害可降低患者生活自理能力，影响生活质量。

2.对心理的影响

在慢性病的发生、发展过程中，患者会出现不同程度的心理应激反应。一方面，心理应激反应可以动员机体非特异性适应系统，增强体质和适应能力，抵抗疾病的发生、发展；另一方面，心理应激反应可对个体健康产生负面影响，给患者带来沉重的心理负担，出现主观感觉异常（神经过敏、多疑）、情绪异常（抑郁、焦虑）等症状。

3.对工作的影响

慢性病可能使患者的生活方式发生一定程度的改变，影响患者的心理适应能力、生理功能、社会适应能力等，必将对患者从事工作的性质、时间、内容和方式等产生影响。如果患者在身体和心理上适应良好、体力上改变不大则可以继续从事原工作，否则需要调换工作，甚至不能继续工作而提前退休。

4.对社交活动的影响

慢性病可能影响患者的体力、言语、心智等能力，不方便患者参与社会活动，特别是身体出现残障时，有些患者主动拒绝参加社会活动，可能会导致性格孤僻、情绪低落，甚至对生活丧失信心，长此以往容易形成社交生活隔离。

（二）慢性病对家庭的影响

1.增加家庭成员的心理压力

慢性病患者除疾病给身体带来的生理痛苦外，由于疾病病程长、病情反复、预后不良或疗效不确切等原因，心理压力也将持续增加，造成精神痛苦，可能出现烦躁、焦虑、抑郁等情绪，以及生活方式、行为方式的变化，影响家庭关系，给整个家庭带来压力。无法减轻亲人的痛苦、无暇给予更好的照顾以及医疗费、照护费等方面的问题，会使家庭成员产生焦虑不安、内疚、退缩、愤怒等心理反应。一般情况下，多数家庭成员经历伤心过程之后，还会伴随着对患者"照顾不周"而产生罪恶感、歉疚感；也有家人因无法了解患者的真实需求，对患者的言行及生活方式不理解、不包容，产生厌烦情绪。

2.影响家庭关系的调整与角色适应

家庭是社会关系的集合体，在日常生活中，家庭成员的自我信念和沟通方式决定着家庭关系。家庭中每个成员都被赋予相应的角色、承担相应的责任，疾病势必会影响患者的家庭关系和角色定位。慢性病患者生理功能的下降或障碍会对家庭关系产生明显影响，需要家庭成员重新审视家庭关系，调整家庭角色并逐渐适应新角色，以承担起照顾患者、替代患者以往的家庭责任，否则可能对家庭原有和谐关系造成破坏，出现各种家庭问题。慢性病急性发作时，家庭成员要及时适应角色的转变，避免出现角色冲突。

3.影响家庭的收入和支出

慢性病患者需要长期的治疗、休养与照护，医疗、护理和营养费用的支付具有长期性并且随着年龄增加费用上升。疾病影响患者的工作时间并可能失去工作岗位而使个人收入减少，如果家庭成员参与照顾患者也可能影响家庭收入，这些将给家庭带来额外的经济负担，有可能使家庭因病致贫或因病返贫。

（三）慢性病对社会的影响

1.加重社会负担

心脑血管疾病、癌症、慢性呼吸系统疾病、糖尿病等慢性非传染性疾病导致的疾病负担占疾病总负担的70%以上。慢性病患者生理功能的衰退和生活自理能力的下降，可能会影响社会的整体工作能力和工作效率。传统大家庭逐步被核心家庭所取代是目前社会发展的现状和趋势，由于核心家庭人数的减少，患者的照护更多地依赖于社会，这些必将引起社会分工变化，加重社会负担。

2.影响社会资源再分配

慢性病的发生、发展是渐进的过程，往往需要持续性、终身性治疗。随着科学和医学的发展，新材料、新设备、新技术、新方法的应用给慢性病防控、治疗带来了福音，给患者带来了切实的获得感，但防控费用、治疗费用也在快速上涨，国家卫生总费用占GDP比重持续上升（表1-1）。政府要进一步健全和完善慢性病及重大疾病的社会救助、互助机制，强化基本医疗保险兜底职能，提升各种医疗保险经费的使用效益，不断提高慢性病防治水平。

表1-1 我国卫生总费用占GDP比例

年 度	2011	2012	2013	2014	2015	2016	2017	2018
卫生总费用占GDP比例/%	5.03	5.26	5.39	5.55	5.98	6.23	6.36	6.39

 慢性病防控的财政和健康收益

2018年5月，世界卫生组织（WHO）发布了《用较少的花费拯救生命：对非传染性疾病作出战略应对》的报告。报告认为，低收入和中低收入国家为解决非传染性疾病问题加大行动力度，每投入1美元就将在增加就业、提高生产率以及延长寿命方面为社会带来至少7美元的回报。

WHO推荐最具成本效益的干预措施有：增加烟草和酒精税，调整食品配方、降低含盐量，对有心脏病发作者或脑卒中患者给予药物治疗并提供咨询，为9～13岁少女接种人乳头状瘤病毒疫苗，以及为30～49岁妇女开展宫颈癌筛查。这类行动可在同期挽救逾800万人的生命，到2030年，将非传染性疾病导致的过早死亡减少三分之一。

报告显示，世界上最贫穷的国家可以通过扩大对防治心脏病和癌症等慢性病的投资，即每年每人额外支付1.27美元，到2030年时可获得3500亿美元的收益。在每个政策领域每投入1美元，获得的回报记录如下：通过促进健康饮食获得12.82美元，通过减少有害使用酒精获得9.13美元，通过降低烟草使用获得7.43美元，通过对心血管疾病提供药物治疗获得3.29美元，通过增加身体活动获得2.80美元，通过治疗癌症获得2.74美元。

（张　帆）

第二章

慢性病社区防治与管理

我国历来重视慢性病防治工作。1997年，为贯彻落实《中共中央国务院关于卫生改革与发展的决定》，国家卫生部下发了《全国社区慢性非传染性疾病综合防治方案（试行）》，强调积极发展社区卫生服务和积极开展对心脑血管疾病、肿瘤等慢性非传染性疾病的防治工作，努力推动以社区为基础，以健康教育和健康促进为主要手段的慢性非传染性疾病综合防治，提高社区居民的健康水平和生活质量，明确了慢性病社区诊断、综合干预、监测和评估的目的、内容、目标和方法。2009年，我国启动并部署了九项国家基本公共卫生服务项目，基层医疗卫生机构承担了为辖区常住人口建立统一、规范的居民健康档案，提供健康教育宣传信息和健康教育咨询服务，以及对高血压和糖尿病等慢性病居民的健康管理工作，为社区居民提供健康体检、随访评估和分类干预等服务。2012年，我国15个部委联合发布第一个国家级慢性病综合防治规划——《中国慢性病防治工作规划（2012—2015年）》，慢性病防治工作引起社会各界高度关注，全国各地认真贯彻落实党中央、国务院决策部署，初步形成了慢性病综合防治工作机制和防治服务网络。为加快推进健康中国建设，2017年，国务院办公厅印发了《中国防治慢性病中长期规划（2017—2025年）》，进一步明确了新时期我国防治慢性病工作的指导思想、基本原则、规划目标和策略措施。

 慢性病社区管理的基础

社区是心脑血管疾病、恶性肿瘤等慢性病的重点关注区域和开展健康监测及慢性病健康管理服务的重点人群聚集区。慢性病防控是公共卫生工作的重要内容，需要疾控机构、医院和专业防治机构、基层医疗卫生机构的密切协作，需要卫生主管部门和其他政府相关部门的领导和支持。

慢性病社区防控是在政府卫生部门主导下，以社区为单位，以发病率较高的慢性病种为管理对象，以降低慢性病的伤残率、病死率，减少或控制并发症，维护患者生存质量为目的，有计划、有组织、全面、持续的管理活动，是社区卫生服务的主要内容之一。慢性病社区防控需要社区卫生保健团队，包括全科医生、社区护士、营养师、心理咨询师、社区工作者等共同完成。

国际经验表明，在慢性病防控领域，提供初级卫生保健服务的社区卫生服务机构扮演着举足轻重的角色。我国自1997年开始在社区中开展慢性病综合防控工作，多年来一直强调慢性病防控领域的"关口前移"。《中国慢性病防治工作规划（2012—2015年）》指出"十二五"规划时期是加强慢性病防治的关键时期，并且突出强调了社区规范化管理在慢性病防控中的作用。《中国防治慢性病中长期规划（2017—2025年）》要求基层医疗卫生机构要根据工作实际，提高公共卫生服务能力，满足慢性病防治需求，实施人群健康促进、高危人群发现和指导、患者干预和随访管理等基本医疗卫生服务。社区卫生服务中心要逐步提供血糖血脂检测、口腔预防保健、简易肺功能测定和大便隐血检测等服务，开展超重肥胖、血压血糖升高、血脂异常等慢性病高危人群的患病风险评估和干预指导，提供平衡膳食、身体活动、养生保健、体质辨识等咨询服务，优先将慢性病患者纳入家庭医生签约服务范围，积极推进高血压、糖尿病、心脑血管疾病、肿瘤、慢性呼吸系统疾病等患者的分级诊疗，形成基层首诊、双向转诊、上下联动、急慢分治的合理就医秩序，健全治疗-康复-长期护理服务链。

（一）慢性病社区管理的原则

1998年，WHO慢性病行动框架强调个人在慢性病防治中的责任，强调伙伴责任关系。任何地区和国家在制订慢性病防治策略和选择防治措施时，均要考虑以下原则。

① 强调在社区及家庭水平上降低最常见慢性病的共同危险因素（如吸烟、不合理饮食、静坐生活方式），进行生命全程预防。

② 三级预防并重，采取以健康教育、健康促进为主要手段的综合措施，把慢性病作为一类疾病来进行共同防治。

③ 全人群策略和高危人群策略并重。

④ 将传统的卫生服务内容、方式向包括鼓励患者共同参与、促进和支持患者自我管理、加强患者定期随访、加强社区和家庭合作等新内容的新型慢性病保健模式发展。

⑤ 加强社区慢性病防治的行动。

⑥ 改变行为危险因素预防慢性病时，应以生态健康促进模式及科学改变理论为指导，建立以政策及环境改变为主要策略的综合性社区行为危险因素干预项目。

（二）慢性病社区管理的策略

WHO 提出的慢性病综合防治策略：针对慢性病的共同危险因素进行综合干预，优先着眼于降低这一类疾病引起的早逝、伤残和疾病负荷。主要包含以下三个层面。

① 环境层面，建立政策和监管干预措施。

② 共同和中间危险因素层面，通过人群生活方式干预。

③ 疾病早期和已明确阶段层面，通过对全人群（筛查）、高危人群（改变危险因素）和患者（临床管理）进行干预，促使患者在三个层面发生改变，具体行动包括宣传、研究、监测和评价，多部门合作和社区动员，加强基层卫生机构能力建设。

（三）慢性病社区管理的主体

慢性病社区管理是以社区居民和慢性病患者为管理对象，对其采取有效的慢性病预防及控制措施，管理对象主体的选择对管理措施有计划、有组织的实施有重要意义。目前常见的管理主体主要有社区、家庭及自我。实际工作中，社区医务人员对慢性病进行管理需要将社区、家庭及自我管理模式组合运用，充分利用有利资源协同促进。

1.社区管理

社区是慢性病防治的前沿，以社区为单位实施慢性病预防是提高居民生活质量积极有效的方法。社区管理对社区内慢性病患者实施有计划、有组织的活动，从而创造有利于健康的环境，改变不良行为和不良生活方式，降低危险因素水平，以达到预防疾病、促进健康、提高生活质量的目的。

2.家庭管理

家庭管理的特点是以家庭为最小干预单位，对患者及家属开展疾病知识的教育，或在此基础上结合医务人员定期家访、实施训练，以加强患者的治疗依从性，从而达到改善生活质量的目的。由于慢性病存在知晓率低、治疗率低、控制率低的情况，将管理对象扩大到家庭成员层面有利于更好地控制慢性病的发展，因此，家庭管理的应用越来越受到人们的重视。家庭管理的内容包括认知干预、行为干预和心理干预，慢性病单纯药物治疗效果并不十分理想，因为慢性病与社会心理因素密切相关。北京市连续多年的家庭保健员培养研究显示，实施家庭管理后，患者家属了解了慢性病管理的相关知识，在督促患者按时服药、合理饮食、适量运动、定时监测健康行为方面改善明显，对维持和促进患者病情稳定起到了一定推动作用。

3.自我管理

慢性病自我管理是指以促进患者健康为目的，患者及其家属在卫生保健人员协助下实施的系统的行为活动。慢性病自我管理的理论基础主要是社会认知理论和自我效能理论。慢性病自我管理的内容可以概括为3个方面：① 医嘱管理，患者能够遵医嘱正确合理服药；② 行为管理，患者能够健康生活；③ 症状管理，包括早期识别及尽早处理急性加重期的症状。慢性病自我管理干预模式主要包括授权教育模式、聚焦解决模式、基于网络的干预模式、群组管理模式等，干预的场所主要在卫生机构（如各级医院、社区卫生服务中心等）和社区。

（四）慢性病社区管理的内容

随着经济社会的快速发展，我们的生态环境、社会环境、生活方式都在相继发生变化，环境、生活方式相关危险因素对慢性病发生发展的作用机制、作用规律已经逐渐被人们认识和掌握。慢性病社区管理的内容以管控危险因素为首要目标，运用生物-心理-社会医学模式的理论、技术与方法，系统评估患者存在的健康问题，采取个性化的临床诊断和治疗、并发症的预防与控制、康复锻炼，为慢性病患者提供优质、高效的社区卫生服务。慢性病社区管理的内容主要分为行为管理、心理管理、健康教育。

1.行为管理

不良的生活方式及行为习惯是慢性病主要致病因素之一。行为管理是通过健康教育提高患者及其家属的健康素养，包括个人健康素养和群体（家庭）健康素养，养成科学的饮食习惯和生活方式，戒烟、限酒、控盐和适量运动等，提高对所患慢性病的认识和医嘱依从性，掌握常见症状、体征的居家自我监测，坚持按时服药、按时复诊。

2.心理管理

心理管理是指依据心理学理论，运用心理学的技术和方法，调节患者的心理状态、减轻心理压力。慢性病管理中常用的心理学方法主要有心理支持和心理放松。心理放松的方法包括音乐疗法、舞动疗法和放松训练等方式，达到调适患者心理状态的目的。心理支持方法包括家庭心理支持和社会心理支持，家庭心理支持通过对患者家属的心理疏导，并通过患者家属实现与患者的心理互助，改善患者及家属的焦虑、紧张、烦恼等不良情绪。社会心理支持的方法是通过鼓励患者以积极的心态参与社交活动，适度保持人际交往，在社会活动和人际交往中提高生活质量。

3.健康教育

慢性病社区健康教育是指卫生保健人员，通过系统、有计划的社区健康教育活动，提高患者对慢性病发病原因、发展过程和危险因素、防治方法等的了解程度，促进患者养成良好的生活习惯，增强自我保护意识和能力，达到有效控制慢性病的目的。

健康教育常用手段有开设健康教育理论课堂，编写发放健康教育资料，依托社区广播、录像和网络等媒介的方式来宣传社区常见慢性病的相关知识，内容包括告知患者高血压、糖尿病等慢性病发生的原因，如不健康饮食习惯、生活行为方式（吸烟、酗酒等）、肥胖等，指导患者定期服药、定期监测血糖和血压，养成规律饮食、戒烟限酒、适当活动的生活习惯。

 ## 慢性病社区管理的优势

以社区为单位的综合防治是WHO建议的慢性病控制策略之一。社区作为慢性病管理的基本单位，既符合我国国情，又具备覆盖大量慢性病患者的优点，相对于综合医院而言，具有以下优势。

① 慢性病社区管理能充分利用社区资源，在社区范围内开展慢性病的预防和治疗、康复、健康指导、健康促进等活动。以社区为基础的健康教育和健康促进有环境支持上的优势，可近距离、有效地影响人们的观念和行为。

② 社区居民普遍缺乏慢性病防治基本知识和技能，整体健康水平有待提高，健康需求很大。慢性病防治是一项长期的工作，以社区为单位进行慢性病管理有连续性、便利性、广泛性及综合性的优势，社区卫生服务机构的建设发展必将得到国家和各级政府的大力扶持。

③ 社区卫生服务机构有相对固定的慢性病患者人群，特别是家庭医生签约服务能更方便地落实责任制管理。一是责任到人，签约家庭医生后，以家庭医生为主导的管理更细致、更专注，能有效提高患者的管理质量与效果。二是患者由固定的家庭医生团队负责，对患者的病情更为熟悉，可以更快速、高效地进行诊疗，并减少由于患者病史叙述不清带来的专科医生考虑不全面的情况发生。三是在目前医疗投诉中，医患沟通不良占很大的比例，家庭医生团队与患者及家属能长期接触，容易建立熟悉和彼此信任的关系，可有效减少医疗投诉和医患矛盾，促进社会和谐。

④ 社区卫生服务机构专业设置适合人口老龄化的卫生需求。截至2018年年底，我国60岁及以上老年人口约2.49亿，占总人口的17.9%；超过1.8亿老年人患有慢性病，患有一种及以上慢性病的比例高达75%，失能、部分失能老年人约

4000万。我国2018年人均预期寿命是77岁，但是健康预期寿命仅为68.7岁。这说明我国老年人患病比例高，进入老年后患病时间早，带病时间长，卫生服务需求旺盛。全科医学是社区卫生服务机构的重点发展学科，全科医生在社区主要治疗常见病和多发病，没有明确的系统和专科划分，有利于开展慢性病综合管理。

⑤ 冠心病、高血压、慢性阻塞性肺疾病等慢性病多为常见病、多发病，在早期、恢复期和康复期使用的药物也多为常用药，常规检查设备即可满足筛查、复查的要求，早期诊疗、恢复期管理可由社区卫生机构来实施。高危、复杂患者可以通过有效快速的分级诊疗转诊机制转入上级综合医院或专科医院，有效保障患者的健康权益。常见慢性病社区管理可以减少综合医院的工作负担，优化使用有限的卫生资源，减轻患者的经济负担，缓解"看病难，看病贵"的民生问题，促进社会和谐稳定。

 ## 慢性病管理的核心要义

慢性病管理是指以生物 - 心理 - 社会医学模式为指导，通过为健康人、慢性病风险人群、慢性病患者提供全面、连续、主动的健康教育、健康危险因素干预、用药指导与人文关怀等，以达到促进健康、延缓慢性病进程、减少并发症、降低伤残率、延长寿命、提高生活质量，同时降低医药费用为目的的一种科学管理模式。

慢性病管理的核心要义是如何让慢性病患者确立自我管理意识、提高自我管理能力。慢性病自我管理的定义是运用自我管理的方法控制慢性病，在卫生保健专业人员的协助下，个人承担部分预防性或治疗性的卫生保健活动。建立自我管理意识主要指激活慢性病患者参与自我疾病管理的意愿、知识、能力和信心，有利于增加患者的健康相关行为，改善健康结局和生活质量，优化卫生资源的有效利用率。

二十世纪五六十年代，欧美发达国家已经开始运用自我管理的方法预防和控制慢性病。二十世纪九十年代，我国借鉴斯坦福大学设立的慢性病自我管理健康教育项目的经验，在上海建立了本土化的慢性病自我管理健康项目。慢性病自我管理需完成以下三大任务。

医疗行为管理：通过按时服药或定期医学检查，合理膳食和改变其他高危行为，正确使用辅助设备器材来为自己的健康问题服务。

日常生活角色管理：建立并保持自己在社会、工作、家庭和朋友中的角色，继续履行自己的责任和义务，正常参加工作、与家人和朋友相处。

情绪管理：妥善应对和处理疾病所带来的情绪改变，如抑郁、恐惧和焦虑等。

慢性病自我管理需要医患双方的良好互动，医护人员提供预防、治疗和康复等建议；患者要积极主动参与，定期反馈情况，逐步养成以下五种技能。

1.解决问题的技能

患者能够较好地认识自身健康问题，主动与他人一起寻找解决问题的方法，积极尝试解决自身问题并能够帮助他人。

2.设定目标制订计划的技能

能够与医护人员一起研究制订个性化的行动计划，目标合理，措施具体。

3.合理利用社区资源的技能

知道如何从医疗机构、网络、图书馆、家人朋友等途径，获取有利于自我管理的支持。

4.和谐与人相处的技能

学会与医护人员、志愿者、病友等相互理解和尊重，加强交流沟通，建立相互合作的伙伴关系，共同管理疾病。

5.管理不良情绪的技能

能够认清自身问题所在，感知自己情绪变化并主动寻求帮助，通过心理咨询服务，学会自我心理调适，解决心理问题。

慢性病管理模式

慢性病已成为全球重要的公共卫生问题，采取有效的预防及控制措施已引起人们的重视。慢性病成为威胁我国居民健康的头号大敌和主要疾病负担。慢性病患者是开展健康管理的主要对象。管理慢性病是各级卫生机构和广大医务人员的首要任务和职责所在。大量研究表明，我国慢性病主要由不健康的生活方式，如吸烟、过度饮酒、超重等危险因素所致。针对不同的危险因素，不同的管理模式在单位主体、管理方式、管理技术等方面的侧重点也各不相同，没有统一的定式。

（一）慢性病医院管理模式

《中国防治慢性病中长期规划（2017—2025年）》明确指出"加强行为和环境危险因素控制，强化慢性病早期筛查和早期发现，推动由疾病治疗向健康管理转变"。要求二级以上医院要配备专业人员，履行公共卫生职责，做好慢性病防控工作。疾病预防控制机构、医院和基层医疗卫生机构要建立健全分工协作、优势互补的合作机制。医院要承担慢性病病例登记报告、危重急症患者诊疗工作并为基层医疗卫生机构提供技术支持。

慢性病医院管理模式是在慢性病门诊的基础上，组建由专科医师、营养师、药剂师、护理师、心理治疗师等构成的团队，按照已有的临床指南和证据，建立规范、可行的临床路径，对慢性病患者进行规范的评估、教育、治疗和管理。主要方法包括定期组织健康知识讲座，与患者面对面沟通交流；编写印发增进健康、促进康复的健康教育材料，倡导临床专家撰写科普文章；依托微信公众号等平台，定期推送不同主题的健康促进、健康教育信息；指导建立慢性病病友群，集中讲授慢性病治疗与康复的最新进展，定期组织患者开展慢性病知识和技能的小组讨论，相互分享自我管理经验。

慢性病医院管理的优势：一是易于构建稳定的多专业慢性病管理团队，及时得到专科专家资源的技术支持。二是患者有较强的参与愿望，管理的依从性较高。慢性病医院管理的主要问题是医院专家人数少、医疗任务重，管理慢性病患者数量有限，服务覆盖面窄、连续性差。

（二）社区慢性病管理模式

虽然我国政府高度重视慢性病的社区防控工作，特别是近年来强调要把慢性病防控由治疗向健康管理转变，组织开展了重点慢性病社区管理行动，但由于社区卫生机构整体技术水平有待提高、医护人员编制相对不足、职称结构不完善、信息技术支撑相对不足，社区居民和慢性病患者对社区卫生机构组织开展的健康管理参与性、依从性有待提高。总体上看，我国社区慢性病管理尚处于探索阶段，干预模式还不够成熟和完善，需要广大社区卫生服务工作者不断探索和实践。

社区慢性病管理模式可以概括为家庭医生式签约服务模式、网格化管理模式、互助小组模式、"互联网+医疗"管理模式。家庭医生签约服务模式是当前社区卫生服务的主要模式，是指社区家庭医生通过与居民签约的方式，提供慢性病管理的签约服务，以签约社区卫生服务、定期随访与体检、管理健康档案、实施健康教育等手段进行社区慢性病管理。

网格化管理模式以网格地图管理理念对管辖地域进行"网格化"划分，每一位居民将对应到具体的网格结构，并在网格中构建服务团队，建立慢性病患者的健康档案，定期对患者实施随访调查和健康教育。

"互联网+医疗"慢性病管理是指依托移动通信、互联网等现代化通信技术手段，开展慢性病风险评估、病情监测、宣传教育、干预指导和效果分析，实施个性化诊疗服务与管理，并为慢性病社区管理提供高效技术支撑。

互助小组模式的主要内容包括建立患者互助小组（成员包括患者、病友）、开展小组式健康教育课、组织小组成员讨论会等。

五 慢性病社区管理流程

（一）组织管理流程

1.健全完善制度

社区卫生服务机构要依据政府卫生部门下达的慢性病防控任务，结合服务辖区的人口学情况、慢性病流行病学情况和居民健康状况，制订本单位落实慢性病防控任务的细化方案。

2.构建慢性病管理团队

按照慢性病防控任务具体要求，融入家庭医生签约式服务任务，构建慢性病管理团队，每个团队包括1名全科医师、1名公卫医师和1名社区护士，为居民提供集预防、治疗、康复于一体的健康管理服务。

3.明确团队服务范围和协作机制

每个团队覆盖2～3个社区居委会，建立以社区为单位、以户为网格、各团队成员分片包干管理的服务模式，厘清团队成员的职责，强化团队协作机制。

（二）业务工作流程

1.建立档案

慢性病患者档案可建立在社区居民健康档案的基础上，依托社区卫生信息系统提高建档效率。要做好档案的编码和管理，以便于实施个体化医疗服务和群体性社区健康管理，同时为科研教学提供资源，为区域卫生决策提供信息。

2.完善信息

个人信息档案主要是系统地记录管理对象健康状况，内容包括个人一般情况、生活行为状况与既往史、家庭生活史和疾病基本信息、危险因素及相关检查信息等。

3.实施评估

定期对患者疾病状况及各个健康管理指标展开评估，评估患者的健康状况，以便于慢性病管理团队及时掌握患者健康状况，便于患者清楚自身存在的健康危险因素和自身疾病进展情况。

4.制订方案

对疾病发展的风险进行预测，为患者制订具有针对性的综合干预方案。方案中包括健康教育、个性化饮食、合理用药等多项措施，既要指导患者执行好医疗、康复计划，又要促使患者生活行为习惯的改变，强化医患互动。

5.定期随访

随访的目的是了解患者的病情和疾病变化情况，及时为患者提供专业、便捷的自我管理指导，建立和谐、互信的医患关系，提高患者参与慢性病管理的主动性和依从性。随访方式按医患交流地点分为门诊随访、家庭随访和通信（电话、网络等通信工具）随访，按时间分为首次随访（建档后1个月内的第一次随访）和规律随访（长期、规律性的跟踪随访）。

6.反馈改进

汇总、分析慢性病患者季度或年度健康指标或病情变化，生活方式改善情况等信息，借助相关专业的效果评估工具，形成季度或年度疾病管理情况总结，说明是否达到管理目标及未达标原因，为制订下一步的管理目标和管理重点提供依据。

（张 帆）

参考文献

[1] 许培扬. 中国疾病预防控制工作进展(2015年)[J]. 首都公共卫生，2015，9(3): 97-101.

[2] 刘国莲. 社区常见慢性病预防与管理指南[M]. 宁夏：宁夏人民出版社，2015.

[3] 郭清. 健康管理学[M]. 北京：人民卫生出版社，2015.

[4] 武留信. 健康管理师（社区管理分册）[M]. 北京：人民卫生出版社，2015.

[5] 夏保京，王少清. 慢性病管理学[M]. 上海：第二军医大学出版社，2014.

[6] 田惠光，张建宁. 健康管理与慢性病防控[M]. 第2版. 北京：人民卫生出版社，2017.

[7] 国家卫生健康委员会. 2019中国卫生健康统计年鉴[M]. 北京：中国协和医科大学出版社，2019.

[8] 杨亚明，顾月，胡静，等. 慢性病常见干预模式的研究进展[J]. 上海预防医学，2013，25(08): 477-480.

[9] 严迪英. 社区干预［J］中国慢性病预防与控制，2000(1): 46-47.

[10] 金钰梅，朱胜春，邵翠颖，等. 中青年高血压患者实施家庭干预前后服药依从性评价研究[J]. 护理与康复，2006(1): 6-7.

[11] 蔡霞，王芳，张金梅. 慢性病自我管理研究进展[J]. 全科护理，2019，17 (8): 925-927.

[12] 傅华，李光耀. 健康自我管理手册[M]. 上海：复旦大学出版社，2009.

[13] 张丽. 社区慢性病管理的研究进展[J]. 中国卫生产业，2017，14(09): 175-177.

第三章

慢性病社区健康教育

 健康教育概念与要求

健康教育（health education）是通过有计划、有组织、有系统的社会教育活动，使人们自觉地采纳有益于健康的行为和生活方式，消除或减轻影响健康的危险因素，达到预防控制疾病、维护和促进健康、提高生活质量的目的。健康教育的核心是教育人们树立健康意识、促使人们改变不健康的行为和生活方式，养成良好的行为和生活方式，以降低或消除影响健康的危险因素。

当前，我国居民健康素养水平总体仍比较低。2017年居民健康素养水平只有14.18%。城乡居民关于预防疾病、早期发现、紧急救援、及时就医、合理用药、应急避险等维护健康的知识和技能相对缺乏，不健康行为和生活方式比较普遍。科学普及健康知识，提升健康素养，有助于提高居民自我健康管理能力和健康水平。

健康中国行动将健康知识普及行动列为重大行动之首位，明确了健康知识普及行动的指导思想、基本原则和主要任务，要求面向家庭和个人普及预防疾病、早期发现、紧急救援、及时就医、合理用药等维护健康的知识与技能，到2022年和2030年，全国居民健康素养水平分别不低于22%和30%；要求医务人员掌握与岗位相适应的健康科普知识，并在诊疗过程中主动提供健康指导；卫生及相关部门要将健康促进与教育工作纳入各级各类医疗机构绩效考核，纳入医务人员职称评定和绩效考核；要完善医保支付政策，鼓励基层医疗机构和家庭签约医生团队开展健康管理服务；各社区和单位要将针对居民和职工的健康知识普及作为一项重要工作，结合居民和职工的主要健康问题，组织健康讲座等健康传播活动。

健康教育对象与内容

　　健康教育的对象主要是患者、家属、社会人群和医务人员。

　　慢性病患者是健康教育的主要对象。由于慢性病病程长、易反复、难治愈，不但要向患者传授防治所患疾病的基本知识与技能，更重要的是提供心理上的帮助，协助他们树立与疾病斗争的信念，提高参与慢性病管理的积极性和主动性，力争达到慢性病管理的最佳效果。

　　慢性病管理需要家属的理解、支持、参与和监督，营造健康的家庭环境。鼓励家庭成员主动学习健康知识，树立健康理念，养成良好的生活方式，做到家庭和谐，互帮互助，互相提醒，定期体检，有经消化道传播疾病的患者家庭实行分餐制，有家族病史的家庭要针对性地做好预防保健。家庭中有老人和残疾人，以及慢性病失能的患者，家庭成员要主动参加照护培训，掌握有关护理知识和技能。

　　社会人群整体健康素养的提高是健康中国的标志。加强对社会人群健康知识宣传和教育，提高社会大众对慢性病的认识，形成全社会崇尚健康生活方式的氛围，降低人群整体发病率，提升全民健康水平。

　　医务人员是健康知识的传播者，也是健康行为和生活方式的示范者。三级医院要组建健康科普队伍，制订健康科普工作计划，开发健康教育处方等健康科普材料，定期面向患者举办针对性强的健康知识讲座；鼓励临床专家利用微博、微信等新媒体健康科普平台，向慢性病患者、社会人群提供慢性病防治科普资料；全科医生要不断提高健康促进与教育必备知识与技能，胜任家庭医生的角色和岗位。

 健康教育需求的评估

　　评估健康教育需求的目的是弄清慢性病患者的主要健康问题、行为和生活方式及其影响因素，为制订科学、合理、个性化的健康教育计划提供依据。

（一）健康教育需求的评估方法

　　健康教育需求的评估方法主要有文献资料分析、问卷调查和专题访谈。

1.文献资料分析

　　利用管理对象的门诊记录、住院记录等相关诊疗资料，查阅有关文献，总结分析管理对象的发病率、致病原因、症状、体征和预后等资料。

2.问卷调查

通过文献分析利用已公开发表、经过信度和效度检验的成熟问卷，了解管理对象的健康知识掌握程度、健康行为比例、不健康生活方式、预期获得健康知识的方式和内容等。也可以自行设计针对性调查问卷，但需要规范问卷设计的流程和内容，抽样方法、样本数量、统计方法要严谨、科学。

3.专题访谈

访谈的方式有面对面访谈和借助通信工具访谈、小组式访谈和一对一访谈。目的是了解管理对象的主观想法，以及对问题的看法、建议。访谈前要制订一个访谈提纲，明确需要了解的问题有哪些；要统筹好访谈流程，以保证访谈的效果和效率。

（二）健康教育需求的评估内容

健康教育需求的评估内容主要从社会学评估、流行病学评估、行为与环境评估、健康素养评估等方面着手。

1.社会学评估

评估管理对象所在区域基层卫生机构能力建设水平能否满足管理对象的医疗、预防、康复、健康教育及计划生育指导等基本卫生需求。

2.流行病学评估

评估管理对象所在区域慢性病发病率、疾病谱构成，以及管理对象本人行为和生活方式及现状。

3.行为与环境评估

评估管理对象所患慢性病的危险因素，如不合理膳食、吸烟、酗酒、体力活动不足等。评估区域健身场所设置、健身器材种类与保养状况等。

4.健康素养评估

评估管理对象的基本信息，如年龄、职业、文化程度、收入水平等。评估管理对象的健康知识知晓率、自我管理能力、个人健康关注度等。

健康教育计划的制订与实施

健康教育计划的制订与实施的主要环节是选择健康教育内容和设置健康教育

方式，其特点是计划持续性与动态改进的统一。健康教育内容的选择主要依据健康教育需求评估结果，针对性地选择教育内容。一般来说，健康教育内容包括基础知识教育、营养知识与营养管理、药物治疗指导、运动干预与管理、心理基础知识与技能等。

健康教育的组织实施方式主要有编写健康教育资料、出版健康教育海报与专栏、开展健康咨询活动、举办健康知识讲座等。

1.编写健康教育资料

针对管理对象的主要健康问题，考虑受教育对象的年龄、文化程度、理解能力和阅读爱好，组织相关专家编写文字、图片、动画等形式的健康教育资料，可以是纸质版，也可以是电子版。好的健康教育资料要具备知识性、趣味性、针对性和科学性。对中老年教育对象以提供纸质版资料为主，对青少年教育对象以电子版资料为宜。

2.出版健康教育海报与专栏

以海报、张贴画、报刊专栏等形式，传递某一主题的健康教育知识。这种方式要考虑教育的时效性和针对性，注意及时更新。

3.开展健康咨询活动

健康咨询主要针对某一类慢性病，解决管理对象的主要健康问题。咨询活动的安排要有周密的方案，要通过纸质通告、网络通告、手机通信等途径提前告知预期教育对象，要选择适宜的教育场所、教育时间，确保教育活动安全有序地按计划落实。

4.举办健康知识讲座

这种健康教育方式是指慢性病管理专家针对某一主题以授课形式进行的教育活动。讲座的主题要紧贴预期教育对象的实际健康需求，悉心安排讲座时间、授课场地，精心准备授课内容，在言语表达、授课风格上精益求精，打造健康教育精品课程。

健康教育处方的制订原则与实施流程

健康教育处方是由医疗机构依据某一种疾病的主要病因、常见症状、治疗原则、康复方法等相关的理论知识、操作技能，以书面形式告知慢性病患者和家属的健康教育材料，目的是改变患者的不良行为和生活方式，提高患者获得健康知识的主动性、积极性，内容包括用药原则、运动指南和心理疏导方法等。

（一）健康教育处方制订原则

1.科学性原则

健康教育的内容必须要有科学依据，未经科学论证和实践验证的观点不能出现在处方中。

2.个性化原则

健康教育处方要专病专方，不能以格式化健康教育处方应对不同的疾病。要针对不同疾病的特点、不同患者的健康需求，提出针对性的健康教育方案。

3.科普性原则

健康教育处方不是医疗机构内部的药方，也不是病历中的诊疗计划，要尽量避免使用难以理解的专业术语，要以通俗易懂、喜闻乐见的语言和形象生动的图画来传授健康教育知识。

4.实用性原则

健康教育处方要紧贴患者的实际需求，要考虑患者的文化程度、兴趣爱好，突出可操作性，确保实用、管用。

（二）健康教育处方实施流程

健康教育处方的实施流程包括病史资料收集、病情分析评估、治疗方案制订和总结反馈改进。

1.病史资料收集

患者来社区首诊时，门诊医师要详细记录患者的现病史、既往史、过敏史和个人生活史，明确诊断，弄清患者健康需求。

2.病情分析评估

对收集的病史资料整理分析，用准确、客观的语言描述患者的病情特点和生活行为方式。

3.治疗方案制订

通过病史资料收集、病情分析评估后，针对具体的疾病、患者具体的健康问题，设定治疗目标，选择合适的方法，形成初步的健康教育处方。

4.总结反馈改进

健康教育是一个动态、持续的过程，要根据社会环境和患者病情的变化，结合患者及家属的反馈意见，适时对健康教育处方进行补充完善，增强健康教育处方的科学性、个性化、实用性和可操作性，不断提高健康教育效果。

六 慢性病社区健康教育的原则

（一）制订针对性的健康教育计划

患者的年龄、职业、文化程度决定了对健康教育内容的接受能力，所患疾病种类影响了患者需要学习了解的是什么样的健康知识，社区地域经济社会发展水平和环境设施条件制约教育方法的选择。即使患同一类疾病，不同患者的教育内容、方法也可能不同。在制订健康教育计划时应当全面评估管理对象的健康教育需求，结合其学习能力，制订针对性强、可操作的健康教育计划，有的放矢，因人施教。

（二）选择适当的健康教育方法

要结合教育对象的年龄、职业和学习能力等特点，选择适宜的健康教育方法。如青少年兴趣广、反应快、接受能力强，可选择角色扮演、小组讨论、计算机辅助等方法；老年患者的视力、听力、记忆力往往有不同程度的下降，对他们实施健康教育时要用简洁易懂的语言、较慢的语速、大号的字体、必要的重复，以保证教育效果。

健康教育方法的选择要注意以下几点：一是以教学目标为导向；二是就地取材、因地制宜；三是综合集成、多方并举。

（三）突出理论与实践相结合

对慢性病患者健康教育的目的是帮助他们学习掌握必要的健康知识，提高自我管理能力，改进不良行为和生活方式，有效防控疾病，提高生活质量。教育内容既有理论学习，也有技术操作，社区医务人员在开展健康教育时要注重传授理论知识与教授操作技能相结合，紧贴慢性病患者健康需求和社区居民人群整体情况。运用科普性理论、实用性操作、生活性语言，确保教育对象学有所成、学有所用。

（四）注重循序渐进

慢性病病程长、易反复，患者需要学习掌握的知识比较多，激发和培养他们的学习兴趣很关键。社区医务人员在安排健康教育时，要考虑患者特点，遵循教学规律，由简到繁、由易到难，循序渐进地安排教学内容，既要有利于患者学习兴趣的培养，又要保证患者有充分的时间去巩固、理解学习内容，达到最好的教学效果。社区医务人员要利用社区卫生机构在初级卫生保健工作中的优势和经验，系统地制订社区健康教育计划，长远目标与阶段目标相结合，使患者能够及时得到有序连贯的健康指导。

（张　帆）

参考文献

[1] 吕姿之. 健康教育与健康促进[M]. 北京：北京大学医学出版社，2002.

[2] 傅华. 健康教育学[M]. 北京：人民卫生出版社，2017.

[3] 范道琼，杨丹，张芸莹. 健康教育对社区慢性病管理的意义分析[J]. 中国卫生产业，2019，3：98-100.

[4] 马龙. 上海市社区居民健康教育需求分析[J]. 健康教育与健康促进，2019，14(2)：164-166.

[5] 杨晓宏. 社区健康教育和追踪康复指导对慢性病患者就诊行为及健康状况的影响[J]. 社区医学杂志，2017，5(16)：73-74.

[6] 路怀梅. 慢性病患者进行社区健康教育的效果评价[J]. 医学理论与实践，2015，28(21)：3018-3019.

[7] 王俊芬. 社区慢性病患者施行护理管理的价值[J]. 社区医学杂志，2017，15(14)：84-86.

[8] 王莉莉，刘丽，刘淑梅，等. 社区慢性病患者社会支持与自我效能相关性研究[J]. 中国护理管理，2011，11(8)：69-70.

[9] 刘赛赛，单岩，张琳，等. 慢性病患者家庭照顾者积极情绪体验的研究进展[J]. 广东医学，2016，37(23)：3633-3635.

[10] 龚学军. 社区慢性病管理存在的问题分析与对策[J]. 中医药管理杂志，2015，23(12)：134-135.

[11] 赖承圭，陆意. 加强健康教育与健康促进课程建设的必要性[J]. 中国高等医学教育，2004，4：28-31.

第四章

健康管理概述

 健康管理的相关概念

（一）健康与疾病概念

在1946年7月22日的国际卫生会议上，61个国家代表签署《世界卫生组织正式记录》，明确"健康不仅为疾病或羸弱之消除，而系体格、精神与社会之完全健康状态"，该定义被写入于1948年4月7日生效的WHO《组织法》序言中。2010年，WHO《所有政策中的卫生问题阿德莱德声明》指出："健康是一个积极的概念，强调社会和个人资源以及身体能力。""健康可用可测量的数值（如身高、体重、体温、脉搏、血压、视力等）来衡量，但其标准很难掌握。""疾病，是产生症状或体征的异常生理或心理状态，是人体在致病因素的影响下，器官组织的形态、功能偏离正常标准的状态。"

（二）健康管理概念

由于不同专业视角的局限性，目前国内外对于健康管理的定义或概念还没有明确的表述。如从公共卫生角度来看：健康管理就是找出健康的危险因素，然后进行连续监测和有效控制。从预防保健角度来看：健康管理就是通过体检早期发现疾病，并做到早诊断及早治疗。从健康体检角度来看：健康管理是健康体检的延伸与扩展，健康体检加检后服务就等于健康管理。从疾病健康管理角度来看：健康管理就是更加积极主动的疾病筛查与及时诊治。

2009年，中华医学会健康管理学分会和中华健康管理学杂志组织的近百名专家经过反复讨论形成的专家共识，将健康管理定义为以现代健康概念（生理、心理和社会适应能力）和新的医学模式（生物-心理-社会）以及中医治未病为指导，通过采用现代医学和现代管理学的理论、技术方法和手段，对个体或群体整体健康状况及其影响健康的危险因素进行全面检测、评估、有效干预与连续跟踪服务的医学行为及过程。

健康管理的发展

（一）医学模式发展是健康管理的理念之基

医学模式是认识健康与疾病等医学问题的思维方法。自古至今，医学模式在持续演变。自古代神灵主义医学模式到自然哲学的医学模式，从生物医学模式到生物-心理-社会医学模式，人们逐渐认识到导致疾病的不只是生理因素，还有社会和心理因素，并且社会与心理因素在人的健康长寿或在疾病的发生、发展方面，起着决定性的作用。当今医学发展的趋势是对生命与健康规律的认识趋向整体，疾病的控制策略趋向系统，其核心是将预警、预防、个体化治疗及强调个体和群体的参与性有机结合为一体，全面提高人类的健康水平。

（二）经济社会进步是健康管理的动力之源

健康管理作为一门新兴的学科和行业，其发展极其迅速。2005年国家劳动和社会保障部明确了健康管理师职业，卫生部启动了健康管理师申报与培训工作。2007年中华健康管理学杂志创刊，2010年专业化健康管理教材《健康管理学概论》出版。2013年10月国务院发布《关于促进健康服务业发展的若干意见》，明确将健康管理与促进服务纳入国家发展健康服务业的发展目标及新兴业态。党的十九大报告更是将实施健康中国战略纳入国家发展的基本方略，要求"为人民群众提供全方位全周期健康服务"。目前，市场化独立运行的健康管理中心蓬勃发展，健康管理已是社区卫生工作的重要内容，二级以上医院相继成立了专职健康管理服务的科室，健康管理学科进入复旦版"中国医院最佳专科声誉排行榜"。

健康管理在我国的快速兴起，一方面是在经济全球化背景下，受西方发达国家健康产业和健康管理学科发展的影响，产业结构、学科技术与国际接轨。另一方面，随着我国老龄化社会进程的加快，慢性病发病率和防治成本的攀升，国家层面上政府卫生支出快速上升，家庭和个人层面上负担也日益加重。以健康管理的手段预防和控制慢性病，提高全民健康水平，合理控制国家、社会和个人卫生支出已成为共识。

（三）学科发展融合是健康管理的技术之本

健康管理学源于预防医学和临床医学，但又不同于传统的预防医学和临床医学，是一门新兴的综合性学科。健康管理学是把群体性的健康教育、健康促进活动进一步精细化、个性化，并结合临床医学的理论方法技术，运用管理学的"组织、计划"理念形成的一门交叉学科。健康教育和健康促进的学科发展为健康管理的教育、咨询和行为干预等方法提供理论基础，为制订健康计划、评价健康干预效果提供方法指导。流行病学的理论与方法是健康风险评估的科学基础，临床医学是疾病管理的实践指南，是健康管理更具有科学性、实用性和规范性的学科支撑。

中医学强调通过调理达到身体系统内部的平衡以及与外部环境的平衡，以提高自身免疫力和自我修复能力来防病治病。中医治未病的观点和方法与健康管理的理念和技能在实践上有高度契合性，因此健康管理的理念也易被国人所接受与推广。

 健康管理与慢性病防控

健康管理学的研究领域主要包括健康监测与评估、健康教育与健康干预、慢性病与生活方式管理、健康管理与健康保险、健康生产力管理、健康管理与卫生技术评估等。

研究健康和疾病的关系演变过程，制订疾病发生、发展和预防干预的策略是健康管理的主要内容。机体从健康状态发展到疾病状态，一般来说要经过"低危状态—高危状态—早期改变—临床症状—疾病确诊"的过程，这个过程可能很长，往往需要几年甚至数十年。早期变化往往不易觉察，阶段之间也没有明确的分界标志。关注健康与疾病的动态变化过程，预先实施针对性的预防干预措施，实现维护与促进健康、防止和延缓疾病的发生和发展、提高生活质量和生存时间的健康管理目的。

探索、发现疾病的危险因素，研究危险因素的干预方案，是健康管理的主要工作方法。慢性病是人体受危险因素长期作用的结果，遗传、社会环境、行为生活方式和心理因素以及医疗卫生服务条件等与慢性病发生密切相关。研究表明，与遗传因素和社会环境因素相比，对行为生活方式的危险因素进行干预，既经济可行，又成效明显。健康管理注重疾病发生发展的全过程，综合运用预防、保健、医疗、康复、运动、心理等多学科专业技术方法，为慢性病的生活方式管理提供科学指导。

健康管理学理论和实践的发展对慢性病防治以及社会卫生资源合理配置和监督评价等方面的作用，已经受到了国内各领域专家的高度关注和重视，未来将会有更大的发展。

《中国防治慢性病中长期规划（2017—2025年）》提出了建立健康管理长效工

作机制，实施全程健康管理。要明确政府、医疗卫生机构和家庭、个人等各方在健康管理方面的责任，完善健康管理服务内容和服务流程。逐步将符合条件的癌症、脑卒中等重大慢性病早诊早治技术按规定纳入诊疗常规。探索通过政府购买服务等方式，鼓励企业、公益慈善组织、商业保险机构等参与慢性病高危人群风险评估、健康咨询和健康管理，培育以个性化服务、会员制经营、整体式推进为特色的健康管理服务产业。

 ## 四　健康管理的基本步骤

健康管理是一种以目标为导向的卫生服务模式，一般来说，健康管理有三个基本步骤。

第一步：开展了解、掌握自身健康状况的知识和技能的教育活动，目的是让人群或个体，注重平时健康信息的自我收集，定时接受健康体检，了解和掌握自己的健康状况，有效地维护个人的健康水平。

第二步：开展识别健康风险、自我健康评价等方面的健康教育，目的是使管理对象了解、掌握相关的知识和技能，能够自我识别、评估自身的健康风险因素，帮助管理对象进行健康风险自评，强化纠正不正确健康行为和生活习惯的意识和能力，以及自觉遵循个体化健康管理计划的执行力。

第三步：帮助管理对象定期评价健康管理成效，及时修订管理计划，完善管理方法。健康管理是一个动态实施的过程，要以多种方式来帮助管理对象结合个人健康状况和管理目标，不断调整管理方法、技术和手段，实现健康管理的过程优化、效益最大化。

 ## 五　健康管理的工作流程

实践中的健康管理工作要以健康体检为切入点，以健康评估为手段，制订并严格落实科学化、个性化的健康干预措施是关键，实现维护与促进健康是目的。

（一）健康体检

健康体检是发现健康问题、评估健康状况的有效途径，目的是早预防、早发现、早诊断及为制订干预方案或治疗方案提供资料。健康体检要以体检人群的年龄、性别、职业等为参照，必要时也要考虑家族史、既往史等个体化信息来遴选检查项目。依据管理对象健康管理目标的不同，可分为年度健康体检、职业健康体检、综合体检和专项体检等。

（二）健康评估

通过全面汇总分析管理对象的个人健康状况、家族史、生活方式、饮食习惯和阳性体检结果等资料，评估其生活方式、主要疾病风险、健康危险因素等。这些资料可以为管理对象提供一系列评估报告，帮助管理对象全面认识自身健康风险。

（三）制订健康干预计划

按照合理饮食、适量运动、戒烟限酒、心理平衡的原则，针对健康评估的报告内容，重点制订个性化的膳食干预方案和运动干预方案，对不合理生活方式、习惯进行干预。要以面对面的形式，向管理对象讲解健康评估的各类报告和健康干预计划的内容、要求。

（四）健康管理跟踪随访

好的计划只是成功的一半，实施过程中的跟踪随访、指导监督是达到管理目标的关键。跟踪随访的主要内容包括检查管理对象健康管理计划执行情况，了解其健康或疾病危险因素的改善情况，参加健康教育及健康意识的提升情况，定期综合分析健康情况等，并根据跟踪随访掌握的信息，给予及时有效的指导。

（五）专项健康与疾病管理

专项健康与疾病管理是比较专业的医疗行为，需要对管理对象进行针对性、系统性健康管理活动，管理计划中要明确复诊的时间及要求，督促管理对象坚持定期全科访视和进行必要的专科检查，掌握疾病变化情况，及时调整健康管理计划和疾病治疗方案，完善健康干预措施，实现维护与促进健康、提高生命质量、延缓慢性病进程、减少并发症发生的目的。

社区健康管理

（一）国外社区健康管理模式

按照健康管理政府管理形式和筹资方式，国外社区健康管理主要有4种模式。

（1）多元化管理与经营模式　这种模式以美国为代表，在医疗高度市场化的经济社会背景下,社区健康管理注重一体化运作,从筹资来源、资源使用、服务内容等方面推行管理化保健,将生理服务与心理服务、医院服务与社区康复、急诊护理与长期护理有机结合。这种模式只是完成了健康管理阶段性工作,缺乏循环改进、反馈提升的过程,覆盖范围不够全面、深入,可能不适应慢性病健康管理服务。

(2)国家经营管理模式 这种模式以英国为代表,在推行全民免费医疗的背景下,国家作为医疗服务的出资方。20世纪40年代,英国就构建了功能完善的社区卫生服务体系,将全科医疗、康复、预防、保健等卫生服务与其他社区服务融为一体,形成了一个由国家卫生行政部门统一管理,社区健康管理机构和全科医师与社区居民进行签约式服务的管理模式。这种模式可以认为是社区健康管理的起源。

(3)国家计划管理与私人提供服务模式 这种模式以德国为代表。德国是世界上第一个建立医疗保险制度的国家,90%的居民享受法定医疗保险,以市场需求为导向,社会健康保险制度为基础,建立了由急救服务、基本医疗服务和社会补充服务组成的医疗卫生服务体系,以国家出资、第三方付费的模式向社区医院、私立诊所购买服务。德国的社区健康管理内容包括社区门诊的医疗服务,社区健康站、急救医疗网和劳动卫生服务。

(4)政府主导的项目管理模式 这种模式以芬兰为代表,是政府牵头对某类慢性病实施项目管理的健康管理模式。其主要做法是改变人群生活习惯、发挥基层社区卫生服务组织的预防功能、降低疾病危险因素。它的主要经验:一是政府主导、政策支持下的创新性媒体宣传和交流活动,提高健康教育、健康促进的效果;二是科学决策,既依据流行病学理论方法,也借鉴行为学和社会学的理论;三是基层卫生人员系统性参与(特别是全科医生和公共卫生护士),社区组织和基层健康保健机构协同作战;四是项目团队的坚定信念和意志力。1997年健康管理项目在芬兰全国推广,1969—2001年芬兰全国心血管病死亡率下降了66%。

(二)我国慢性病的社区健康管理

当前我国慢性病健康管理主要由城市的大型综合医院承担,但由于大型医院承担着繁重的临床诊疗任务,在慢性病健康管理上资源投入不足,存在重治疗、轻预防的弊端。

社区卫生机构是我国卫生体系中的重要组成部分,是基本医疗服务的主要提供者。结合社区卫生机构的工作特点和规律,依托社区卫生机构开展健康管理可在以下3个方面提供帮助:第一,识别、控制健康危险因素,实施个性化健康教育;第二,指导医疗需求和医疗服务,辅助临床决策;第三,实现全程健康信息管理。健康管理个性化的健康评估体系和完善的信息管理系统,有望成为社区利用健康管理服务的突破点和启动点。

在社区开展慢性病健康管理是预防和治疗慢性病最有效的途径,受益人群最多、最经济。健康中国行动推进委员会发布的《健康中国行动(2019—2030年)》要求"完善医保支付政策,鼓励基层医疗机构和家庭签约医生团队开展健康管理服务。鼓励和引导个人践行健康生活方式,加强个人健康管理"。

虽然国家对社区开展慢性病健康管理有明确要求、有政策支持,但由于我国社区健康管理起步较晚,目前实施中人力配置、专业设置、工作形式等方面仍存在问题,特别是在社区工作的全科医生数量相对不足、激励机制不完善等问题,影响着社区慢性病健康管理工作的持续有效推进。随着国家加大对基层卫生机构的投入、分级诊疗制度的稳步推进和健康中国行动的强力推动,强化以家庭为单位、以患者为中心、以健康为目标的健康照顾服务理念,在社区构建慢性病健康管理模式,加强社区健康管理工作的规范化管理和质量建设,探索有中国特色的社区健康管理服务模式与路径,不断完善信息化、智能化服务系统,提高居民整体健康水平,实现健康中国行动和慢性病中长期防治规划的目标要求。

(张 帆)

参考文献

[1] 陈君石,黄建始.健康管理概论[M].北京:中国协和医科大学出版社,2006.

[2] 郭清.健康管理学[M].北京:人民卫生出版社,2015.

[3] 武留信.健康管理师(社区管理分册)[M].北京:人民卫生出版社,2015.

[4] 夏保京,王少清.慢性病管理学[M].上海:第二军医大学出版社,2014.

[5] 田惠光,张建宁.健康管理与慢性病防控[M].第2版.北京:人民卫生出版社,2017.

[6] 王磊,巴葛敏,江萍,等.中医特色社区健康管理模式的构建[J].卫生软科学,2019,33(6):38-43.

[7] 乐小红,王谏珠,李代必.家庭医生团队签约服务应用于慢性病患者中的健康管理效果研究[J].中国实用医药,2019,14(4):193-194.

[8] 张怡青,王高玲.基于知识图谱的国内外健康管理研究对比分析[J].中国全科医学,2019,22(9):1112-1117.

[9] 潘恩春,张芹,李园,等.基层医务人员开展基本公共卫生服务项目高血压及糖尿病健康管理情况调查[J].中国全科医学,2014,17(28):3316-3320.

[10] 王荣英,贺振银,赵稳稳,等.慢性病管理研究进展[J].中国全科医学,2016,19(17):1989-1993.

第五章

健康体检

 ## 健康体检的重要性

健康体检是指通过医学手段和方法对受检者进行身体检查，以了解其健康状况、早期发现疾病线索和健康隐患的诊疗行为。其目的是依据体检数据来观察身体的功能状况，提前预防疾病，并对疾病进行早期发现、及时诊断、积极治疗。

随着人类寿命的不断延长，亚健康状态、带病生存状态的人群大量存在，人们对健康的理解和认识越发深刻，对健康需求也越发迫切，健康体检得到政府、社会和广大人民群众的普遍关注和重视。为了"防患于未然"，通过规范的体检流程、专业的医学仪器、针对性的检查检验和科学的诊断，定期了解自己的身体状况，已是现代人的共识，也是生活水平提升和福利待遇提高的标志。健康体检有以下作用。

一是可早期发现身体潜在的疾病。受检人（群）在没有主观症状的情况下，定期接受健康体检，分析体格检查、检验检查的阳性结果，可以发现身体潜在的疾病，实现早期发现、早期诊断、早期治疗的预防保健目的。

二是制订卫生政策和疾病预防措施的重要依据。以区域人群或特定人群的大量健康体检资料为依据，使用科学研究的方法，对该地区、该群体的健康状况及疾病发病情况的流行趋势进行统计分析，为政府部门制定卫生法规政策、疾病防控措施提供决策依据。

三是为有身体条件要求的行业或职业提供人员准入参考。社会上常见的招生体检、征兵体检、餐饮从业人员体检等，通过体检明确是否符合既定的体格条件、健康状况要求，是否有从事职业禁忌的传染病、遗传病等，既能为特定行业筛选出体格条件和健康状况符合要求的人群，也能够有效切断传染病传播途径。

四是为职业病防治、行业安全管理提供重要资料。定期对从事或接触有毒有害岗位的人员进行健康体检，重点监测与职业损害相关的检查指标，可以及时发现职业病隐患，为职业病防护、行业安全管理提供参考；为尽早采取有效防治措施，降低职业病发生率，阻止或减缓疾病发展，提高从业人员健康水平提供数据支撑。

五是优生优育的重要保证。婚前健康检查可以发现夫妻双方是否患有遗传病、传染病，以及其他应暂缓结婚或不宜结婚的疾病，是预防和减少后代患遗传性疾病、传染病，保证家庭幸福美满，提高人口素质的重要手段。

六是健康体检为早期预防疾病的有效手段，是健康管理的基本途径。

 ## 健康体检的项目选择与信息采集

随着社会发展和人们自我保健意识增强，健康体检的质量已是医疗保障水平的重要标志。体检机构和医务人员要依据受检者的具体情况，科学规范地选择体检项目、及时全面地采集相关信息，为受检者提供满意的、高质量的体检服务，这既是政府、社会对医疗保健行业的要求，也是广大人民群众的期盼。体检工作要把握以下原则。

一是健康体检以健康评价和健康风险筛查为目的，重点掌握受检者健康状况、早期发现疾病线索；二是体检采用的技术方法或手段要科学适宜，并有很好的可及性和可接受性；三是为保证健康体检的质量和安全，体检项目所采用的仪器、设备及试剂必须经国家食品药品监督管理局（CFDA）认证、有正式批准文号；四是体检项目要充分体现最佳成本效益原则，避免优先采用一些高精尖医疗技术设备，以免加重受检者的经济负担；五是体检前要尽可能详细地了解受检者的家族史、现病史、服药史、过敏史、生活习惯、饮食习惯、锻炼习惯、心理与睡眠状况等信息，为体检报告提供必要的参考。

（一）健康体检基本项目

2014年，中华医学会健康管理学分会、中华健康管理学杂志共同发布了《健康体检基本项目专家共识》，共识将健康体检基本项目分为必选项目和备选项目。

必选检查项目包括体格检查（一般检查、物理检查）、实验室检查（常规、生化、细胞学检查）和辅助检查（表5-1）。备选检查项目主要用于慢性病、癌症风险筛查，结合受检者年龄、家族史、疾病史和生活行为习惯等选择体检项目。

1.必选检查项目的主要内容

体格检查包括一般检查和物理检查两个部分。一般检查包括身高、体重、腰围、臀围、血压、脉搏；物理检查包括内科、外科、眼科、耳鼻咽喉科、口腔科、妇科检查等。

表5-1 健康体检必选检查项目目录

一级目录	二级目录	主要检查内容
体格检查	一般检查	身高、体重、腰围、臀围、血压、脉搏
	物理检查	内科：心、肝、脾、肺、肾 外科：浅表淋巴结、甲状腺、乳腺、脊柱四肢关节、肛门、外生殖器（男性） 眼科：视力、辨色力、内眼、外眼、眼压 耳鼻咽喉科：外耳道、鼓膜、听力、鼻腔、鼻窦、咽喉 口腔科：口腔黏膜、牙齿、牙龈、颞颌关节、腮腺 妇科：外阴、内诊
实验室检查	常规检查	血常规：白细胞计数（WBC）、红细胞计数（RBC）、血红蛋白（Hb）、血小板计数 尿液分析：尿蛋白（PRO）、尿潜血（BLD）、尿红细胞、尿白细胞、尿比重、亚硝酸盐 粪便常规+潜血
	生化检查	肝功能：谷草转氨酶、谷丙转氨酶、总胆红素 肾功能：血尿素氮、血肌酐 血脂：总胆固醇、三酰甘油、低密度脂蛋白胆固醇、高密度脂蛋白胆固醇 血糖：空腹血糖 血尿酸等
	细胞学检查	妇科病理学检查
辅助检查	心电图检查	心电图异常结论
	X线检查	胸片：肺部、心脏、胸廓、纵隔、膈肌
	超声检查	腹部超声：肝、胆、胰、脾、肾

实验室检查包括常规检查、生化检查、细胞学检查三个部分。常规检查包括血常规、尿常规、粪便常规+潜血；生化检查包括肝功能、肾功能、血脂、血糖、血尿酸等；宫颈刮片细胞学检查是女性宫颈癌的早期筛查项目。

辅助检查包括心电图检查、X线检查、超声检查三个部分。

2.备选检查项目的主要内容

备选检查项目包括心脑血管疾病（高血压、冠心病、脑卒中、外周血管病）、糖尿病、慢性阻塞性肺疾病（COPD）、慢性肾脏病、部分恶性肿瘤（食管癌、胃癌、直结肠癌、肺癌、乳腺癌、宫颈癌、前列腺癌）等慢性病早期风险筛查项目（表5-2）。

表5-2 健康体检备选检查项目目录

一级目录	二级目录	主要检查内容
心脑血管疾病风险筛查	高血压风险筛查（20岁以上）	早发高血压家族史、吸烟史、饮酒史、高盐饮食、长期精神紧张、头昏、头痛、眩晕等
		诊室血压（连续3次）、动态血压监测、脉搏波传导速度（PWV）、踝臂指数（ABI）、心电图、血管超声、胸部X线片、眼底血管照相
		空腹血糖、血脂四项、同型半胱氨酸、超敏C反应蛋白、肾素等
	冠心病风险筛查（40岁以上）	冠心病病史及早发家族史、心前区疼痛、压迫感及胸部不适等
		血压、PWV、ABI、血管内皮功能检查、心脏彩色超声、颈动脉超声、动态心电图、心电图运动试验、螺旋CT断层扫描冠脉成像（CTA）
		空腹血糖、血脂四项、载脂蛋白a、载脂蛋白b、脂蛋白（a）、血清乳酸脱氢酶及其同工酶、血清肌酸激酶及同工酶、肌红蛋白、肌钙蛋白Ⅰ、血肌酐、尿微量白蛋白、超敏C反应蛋白、白介素-6、肿瘤坏死因子、纤维蛋白原、同型半胱氨酸等
	脑卒中风险筛查（40岁以上）	高血压、慢性心房颤动（房颤）、扩张性心肌病、风湿性心脏病病史及早发家族史、头痛、头昏、眩晕及短暂性脑缺血发作（TIA）等
		血压及动态血压检查、PWV、ABI、血管内皮功能检查（FMD）、心脏彩色超声、颈动脉超声、经颅多普勒（TCD）、眼底血管照相、头颅CT
		空腹血糖、血脂（同冠心病）、血肌酶、尿微量白蛋白、血黏度检测、血小板聚集、超敏C反应蛋白、纤维蛋白原、同型半胱氨酸等
	外周血管病风险筛查（50岁以上）	高血压或脑卒中家族史、高血压、脑卒中、房颤、颈动脉狭窄、腹主动脉瘤等病史、头痛、头晕、乏力、下肢水肿及跛行等
		血压及四肢血压测量、足背动脉触诊、颈部及腹部听诊（血管杂音）、血管超声、PWV、ABI、FMD
		空腹血糖、血脂（同冠心病）、血肌酐、尿微量白蛋白、超敏C反应蛋白、纤维蛋白原、同型半胱氨酸等
2型糖尿病风险筛查（35岁以上）	空腹血糖受损（IFG）、糖耐量异常（IGT）、糖调节受损（IFG+IGT）	出生体重，糖尿病家族史、妊娠糖尿病、高血压、冠心病病史，血糖及血脂异常史，饮食与运动情况，口渴、多饮、多尿、多食、体重下降、倦怠乏力等
		体重指数、腰围与腰臀比、脂肪率、血压、PWV、ABI、FMD
		空腹血糖、餐后2小时血糖、OGTT、糖化血红蛋白、糖化白蛋白、血脂（同冠心病）、尿糖、尿酮体、尿微量白蛋白、胰岛素、C-肽、超敏C反应蛋白、同型半胱氨酸等
慢性阻塞性肺疾病（COPD）风险筛查（50岁以上，吸烟者40岁以上）		吸烟史、慢性支气管炎、哮喘病史、慢性咳嗽、咳痰、气短、喘息、胸闷等
		肺功能检查、肺部X线检查、肺部CT检查
		红细胞沉降率、白细胞、红细胞、红细胞压积等

续表

一级目录	二级目录	主要检查内容
慢性肾脏病（CKD）风险筛查（40岁以上）		肾脏疾病家族史，慢性肾炎及蛋白尿、高血压、糖尿病病史等，眼睑水肿、血尿、尿少、疲乏、厌食、恶心、呕吐等
		血压、肾脏超声检查
		血肌酐、尿微量白蛋白
恶性肿瘤风险筛查	肺癌（50岁以上）	肺癌家族史、吸烟史、咳嗽、胸痛、痰中带血、长期低热等
		肺部低剂量CT 肿瘤标志物：NSE、CYFRA21-1、CEA、SCC
	乳腺癌（35岁以上女性）	乳腺癌家族史，乳腺疾病史、婚育史、月经史，乳房胀痛（与月经周期无关）、乳头异常分泌物等
		乳腺超声检查、乳腺钼靶检查 肿瘤标志物：CA153、CA125、CEA
	宫颈癌（21岁以上女性）	宫颈癌家族史，月经史、生育史、不洁性生活史，白带异常、阴道出血等
		宫颈超薄细胞学检查（TCT）、人乳头瘤病毒测试（HPV） 肿瘤标志物：SCC、CEA
	直结肠癌（50岁以上）	直结肠癌家族史，慢性结肠炎及肠息肉病史，下腹痛、便血、黏液便、大便频次等
		肛诊、大便潜血、结肠镜、气钡双重造影 肿瘤标志物：CEA、CA199、CA242
	胃癌（50岁以上）	胃癌家族史，胃溃疡、胃肠息肉病史等，腹痛、腹泻、消瘦、柏油便等
		胃镜检查、气钡双重造影、幽门螺杆菌（HP）检查、胃蛋白酶原及胃泌素测定等 肿瘤标志物：CA724、CEA
	前列腺癌（45岁以上男性）	前列腺癌家族史，慢性炎症史，反复尿频、尿急及血尿等
		前列腺触诊检查、前列腺超声检查 肿瘤标志物：PSA、fPSA
其他项目		体适能检测、骨密度检测、心理测评、中医体质辨识、功能医学检测等

（二）健康体检相关信息的采集

体检者获取受检者健康相关信息的主要途径有面对面访谈、问卷调查、音（视）频对话交流等方式，通过自测问卷可以快速、便捷、高效、全面地获取受检者健康信息。《健康体检基本项目专家共识》推荐的自测问卷主要适用于18岁以上成人，主要内容如下。

1.基本信息

姓名：_____ 性别：□男□女 出生日期：___年___月___日

身份证号：_____

民族：□汉族□少数民族 出生地：_____省_____市_____县

婚姻状况：□未婚□已婚（含同居）□丧偶□离异□其他

文化程度：□小学及以下□初中□高中□中专及技校□大学本科/专科□研究生及以上

职业：□国家公务员□专业技术人员□职员□企业管理人员□工人□农民□学生□现役军人□自由职业者□个体经营者□无业人员□退（离）休人员□其他

医保类别：□城镇职工医保□城镇居民医保□新农合医保□其他□无

联系电话：_____

2.健康史－家族史

（1）您的父母或兄弟姐妹是否患有明确诊断的疾病？ A.是 B.否

① 请选择疾病的名称（可多选）：

A.高血压 B.脑卒中 C.冠心病 D.外周血管病 E.心力衰竭 F.糖尿病 G.肥胖症 H.慢性肾脏疾病 I.慢性阻塞性肺疾病 J.骨质疏松 K.痛风 L.恶性肿瘤 M.风湿免疫性疾病 N.精神疾病 O.其他

② 请确定所患的恶性肿瘤名称：

A.肺癌 B.肝癌 C.胃癌 D.食管癌 E.结直肠癌 F.白血病 G.脑瘤 H.乳腺癌 I.胰腺癌 J.骨癌 K.膀胱癌 L.鼻咽癌 M.宫颈癌 N.子宫癌 O.前列腺癌 P.卵巢癌 Q.甲状腺癌 R.皮肤癌 S.其他

③ 您的父亲是否在55岁、母亲在65岁之前患有上述疾病？ A.是 B.否

3.健康史－现病史

（2）您是否患有明确诊断的疾病或异常？ A.是 B.否

① 请您确认具体疾病或异常的名称（可多选）：

A.高血压 B.脑卒中 C.冠心病 D.外周血管病 E.糖尿病 F.脂肪肝 G.慢性肾脏疾病 H.慢性胃炎或胃溃疡 I.幽门螺杆菌感染 J.胃息肉 K.肠道息肉 L.慢性阻塞性肺疾病 M.哮喘 N.慢性胰腺炎 O.骨质疏松 P.慢性肝炎或肝硬化 Q.慢性胆囊炎、胆石症 R.结核病 S.类风湿关节炎 T.前列腺炎或肥大 U.慢性乳腺疾病 V.人乳头瘤病毒（HPV）感染 W.血脂异常 X.尿酸升高 Y.恶性肿瘤 Z.其他

② 请确定您所患的恶性肿瘤名称：

A.肺癌 B.肝癌 C.胃癌 D.食管癌 E.结直肠癌 F.白血病 G.脑瘤 H.乳腺癌 I.胰腺癌 J.骨癌 K.膀胱癌 L.鼻咽癌 M.宫颈癌 N.子宫癌

O.前列腺癌　P.卵巢癌　Q.甲状腺癌　R.皮肤癌　S.其他

③ 请填写您被诊断患有上述疾病或异常的年龄：_____岁

4.健康史－过敏史

（3）您是否出现过过敏？　A.是　B.否

请选择过敏原：（可多选）

A.青霉素　B.磺胺类　C.链霉素　D.头孢类　E.鸡蛋　F.牛奶　G.海鲜
H.花粉或尘螨　I.粉尘　J.洗洁剂　K.化妆品　L.其他

5.健康史－用药史

（4）您是否长期服用药物（连续服用6个月以上，平均每日服用一次以上）？
A.是　B.否

您长期服用哪些药物（可多选）？

A.抗高血压药　B.降糖药　C.调脂药（降脂药）　D.降尿酸药　E.抗心律失
常药　F.缓解哮喘药物　G.解热镇痛药（如布洛芬等）　H.泼尼松类药物　I.雌
激素类药物　J.利尿药　K.镇静药或安眠药　L.中药　M.避孕药　N.抗抑郁药
物　O.其他

6.健康史－手术史

（5）您是否因病进行过手术治疗？　A.是　B.否

请您选择手术的部位（可多选）：

A.头颅（含脑）　B.眼　C.耳鼻咽喉　D.颌面部及口腔　E.颈部或甲状
腺　F.胸部（含肺部）　G.心脏（含心脏介入）　H.外周血管　I.胃肠　J.肝胆
K.肾脏　L.脊柱　M.四肢及关节　N.膀胱　O.妇科　P.乳腺　Q.前列腺　R.其他

7.健康史－月经生育史

（6）您第一次来月经的年龄：_____岁

（7）您是否绝经？　A.是（绝经年龄：____岁）　B.否

（8）您的结婚年龄：____岁

（9）您是否生育过？　A.否　B.是（初产年龄：____岁，生产____次，流产
总次数____次）

① 您的孩子是母乳喂养吗？　A.是（哺乳时间____月）　B.否

② 您是否曾患有妊娠糖尿病？　A.是　B.否

③ 您是否曾患有妊娠高血压？　A.是　B.否

8.躯体症状（最近3个月）

（10）您感觉身体总体健康状况如何？　A.好　B.一般　C.差

（11）您感到疲劳乏力或周身明显不适吗？　A.没有　B.偶尔　C.经常

（12）您视力有下降吗？　A.没有　B.轻微　C.明显

（13）您听力有下降吗？　A.没有　B.轻微　C.明显

（14）您有鼻出血或脓血鼻涕吗？　A.没有　B.偶尔　C.经常

（15）您出现过吞咽不适、哽噎感吗？　A.没有　B.偶尔　C.经常

（16）您有明显的咳嗽、咳痰吗？　A.没有　B.偶尔　C.经常

（17）您有过咳痰带血或咯血吗？　A.没有　B.偶尔　C.经常

（18）您感到胸痛或心前区憋闷不适吗？　A.没有　B.偶尔　C.经常

（19）您感到胸闷气喘或呼吸困难吗？　A.没有　B.偶尔　C.经常

（20）您感到低热（体温偏高）吗？　A.没有　B.偶尔　C.经常

（21）您感到头晕或头昏吗？　A.没有　B.偶尔　C.经常

（22）您感到恶心、反酸或上腹部不适吗？　A.没有　B.偶尔　C.经常

（23）您有过食欲减退、消化不良或腹胀吗？　A.没有　B.偶尔　C.经常

（24）您有过不明原因跌倒或晕倒吗？　A.没有　B.偶尔　C.经常

（25）您感到明显的手足发麻或刺痛吗？　A.没有　B.偶尔　C.经常

（26）您双下肢水肿吗？　A.没有　B.偶尔　C.经常

（27）您排尿困难吗？　A.没有　B.偶尔　C.经常

（28）您有尿频、尿急、尿痛及尿血吗？　A.没有　B.偶尔　C.经常

（29）您有腹泻、腹痛或大便习惯改变（如厕时间、次数、形状等）吗？
A.没有　B.偶尔　C.经常

（30）您出现过柏油样便或便中带血吗？　A.没有　B.偶尔　C.经常

（31）您出现过不明原因的身体消瘦或体重减轻吗？（体重减轻超过原体重的
10%）A.是　B.否

（32）您是否发现乳房有包块，并伴有胀痛吗（与月经周期无关）？　A.是
B.否

（33）您有不明原因的阴道出血、白带异常吗？　A.是　B.否

（34）您身体有过明显的疼痛吗（外伤除外）？　A.是　B.否
请您选择疼痛的部位（可多选）：
A.头　B.颈肩　C.咽喉　D.腰背　E.胸部　F.腹部　G.四肢　H.关节

9.生活习惯-饮食

（35）您通常能够按时吃三餐吗？　A.能　B.基本能　C.不能

（36）您常暴饮暴食吗？　A.是　B.否

（37）您常吃夜宵吗？　A.不吃　B.偶尔吃　C.经常吃

（38）您有参加请客吃饭（应酬）的情况吗？　A.不参加或偶尔参加（1～2
次/月）　B.比较多（1～2次/周）　C.经常参加（3～5次/周）　D.非常频繁（＞5
次/周）。

（39）您的饮食口味是什么？　A.清淡　B.咸　C.甜　D.高油脂　E.辛辣

F.热烫

（40）您的饮食偏好是什么？　A.熏制、腌制类　B.油炸食品　C.甜点
D.吃零食（适量坚果除外）　E.吃快餐　F.喝粥（≥2次/天）　G.其他

（41）您的主食结构如何？　A.细粮为主　B.粗细搭配　C.粗粮为主　D.不
好说

（42）您喝牛奶吗？　A.不喝　B.偶尔喝（1～2次/周）　C.经常喝（3～
5次/周）　D.每天都喝（＞5次/周）

（43）您吃鸡蛋吗？　A.不吃　B.偶尔吃（1～2次/周）　C.经常吃（3～
5次/周）　D.每天都吃（＞5次/周）

（44）您吃豆类及豆制品吗？　A.不吃　B.偶尔吃（1～2次/周）　C.经常吃
（≥3次/周）

（45）您吃水果吗？　A.不吃　B.偶尔吃（1～2次/周）　C.经常吃（3～
5次/周）　D.每天都吃（＞5次/周）

（46）您平均每天吃多少蔬菜？　A.＜100g　B.100～200g　C.201～500g
D.＞500g

（47）您平均每天吃多少肉（猪、牛、羊、禽）？　A.＜50g　B.50～100g
C.101～250g　D.＞250g

（48）您吃肥肉吗？　A.不吃　B.偶尔吃一点　C.经常吃

（49）您吃动物内脏吗？　A.不吃　B.偶尔吃（1～2次/周）　C.经常吃
（≥3次/周）

（50）您吃鱼肉或海鲜吗？　A.不吃　B.偶尔吃（1～2次/周）　C.经常吃
（≥3次/周）

（51）您喝咖啡吗？　A.不喝　B.偶尔喝（1～2次/周）　C.经常喝（3～5
次/周）　D.每天都喝（＞5次/周）

（52）您喝含糖饮料（果汁、可乐等）吗？　A.不喝　B.偶尔喝（1～2次/周）
C.经常喝（3～5次/周）　D.每天都喝（＞5次/周）

10.生活习惯-吸烟

（53）您吸烟吗（持续吸烟1年以上）？　A.不吸　B.吸烟　C.吸烟，已戒
（戒烟1年以上）　D.被动吸烟（每天累计15分钟以上，且每周1天以上）

① 您通常每天吸多少支烟（含戒烟前）？____支，您持续吸烟的年限（含戒
烟前）？____年。

② 您戒烟多长时间了？____年

11.生活习惯-饮酒

（54）您喝酒吗（平均每周饮酒1次以上）？　A.不喝　B.喝　C.以前喝，现

已戒酒（戒酒1年以上）

① 您一般喝什么酒？　A.白酒　B.啤酒　C.红酒　D.什么都喝

② 您每周喝几次酒？（含戒酒前）A.1～2次　B.3～5次　C.>5次

③ 您每次喝几两？（1两相当于50mL白酒或100mL红酒或300mL啤酒）A.1～2两　B.3～4两　C.>5两。

④ 您持续喝酒的年限（含戒酒前）？____年

⑤ 您戒酒多长时间了？____年

12.生活习惯-运动锻炼

（55）您参加运动锻炼吗？　A.不参加　B.偶然参加　C.经常参加（平均每周锻炼3次及以上，每次锻炼>30分钟）

① 您常采用的运动锻炼方式（可多选）：

A.散步　B.慢跑　C.游泳　D.骑自行车　E.爬楼梯　F.球类　G.交谊舞　H.瑜伽　I.健身操　J.力量锻炼　K.登山　L.太极拳　M.其他

② 您每周锻炼几次？　A.1～2次　B.3～5次　C.>5次

③ 您每次锻炼多长时间？　A.<30分钟　B.30～60分钟　C.>60分钟

④ 您坚持锻炼多少年了？____年

（56）您工作中的体力强度如何？A.脑力劳动为主　B.轻体力劳动　C.中度体力劳动　D.重体力劳动　E.不工作

① 您每周工作几天？　A.<3天　B.3～5天　C.>5天

② 您每天平均工作多长时间？____小时

（57）除工作、学习时间外，您每天坐着（如看电视、上网、打牌等）的时间是？　A.<2小时　B.2～4小时　C.4～6小时　D.>6小时

13.环境健康

（58）您的工作/生活场所经常会接触到哪些有害物质？　A.无或很少　B.噪声、震动　C.电磁辐射　D.粉尘　E.化学污染　F.空气污染　G.建筑装修污染　H.烹饪油烟　I.其他

14.心理健康-精神压力（最近2周）

（59）您感到闷闷不乐，情绪低落吗？　A.没有　B.偶尔　C.经常

（60）您容易情绪激动或生气吗？　A.没有　B.偶尔　C.经常

（61）您感到精神紧张，很难放松吗？　A.没有　B.偶尔　C.经常

（62）您比平常容易紧张和着急吗？　A.没有　B.偶尔　C.经常

（63）您容易发脾气，没有耐性吗？　A.没有　B.偶尔　C.经常

（64）您感到心力枯竭，对人对事缺乏热情吗？　A.没有　B.偶尔　C.经常

（65）您容易焦虑不安、心烦意乱吗？　A.没有　B.偶尔　C.经常

（66）您感觉压抑或沮丧吗？　A.没有　B.偶尔　C.经常

（67）您注意力集中有困难吗？　A.没有　B.偶尔　C.经常

15. 睡眠健康

（68）最近1个月，您的睡眠如何？　A.好　B.一般　C.差

① 您睡眠差的主要表现：

A.入睡困难　B.早醒　C.多梦或噩梦中惊醒　D.夜起　E.熟睡时间短　F.其他

② 影响您睡眠差的主要原因：

A.工作压力过大　B.负性生活事件　C.环境干扰（如噪声、配偶或室友打鼾等）　D.身体不适或疾病　E.气候变化　F.药物　G.倒班或倒时差　H.其他

（69）您每天平均睡眠时间（不等于卧床时间）：

A.<5小时　B.5～7小时　C.7～9小时　D.>9小时

16. 健康素养

（70）您多长时间做一次体检？　A.从来不做　B.半年　C.1年　D.2～3年 E.>3年

（71）您是否主动获取医疗保健知识？　A.是　B.否

您获取医疗保健知识的途径：A.电视　B.广播　C.图书和报纸杂志　D.上网 E.卫生机构及医生　F.其他

（72）您如厕观察二便（大小便）吗？　A.从不　B.偶尔　C.经常

（73）您自测血压、心率吗？　A.从不　B.偶尔　C.经常

（74）您出差或旅游带常用或急救药品吗？　A.从不　B.偶尔　C.经常

（75）您乘坐私家车或出租车时系安全带吗？　A.从来不系　B.有时系 C.每次都系

（76）您经常晒太阳吗？　A.从不　B.偶然　C.经常

（77）您认为以下血压值哪个最理想？　A.140/90mmHg　B.120/80mmHg C.150/100mmHg　D.不知道

（78）您认为成年人腋下体温最理想的范围是？　A.35～36℃　B.36～37℃ C.37～38℃　D.不知道

（79）您认为安静状态下成年人最理想的脉搏次数是？　A.30～50次/分 B.51～70次/分　C.71～90次/分　D.>90次/分　E.不知道

（80）您认为成年人每天最佳食盐量不要超过多少？　A.<6g　B.<8g C.<10g　D.<12g　E.不知道

（81）您认为成年人正常体重指数[体重指数=体重（kg）/身高（m）^{2}]是多少？　A.≤18.5　B.18.5～24.9　C.25～29.9　D.30以上　E.不知道

（82）您认为成年人正常腰围是多少？

男性：A.≤80cm　B.≤85cm　C.≤90cm　D.≤95cm　E.不知道

女性：A.≤70cm　B.≤75cm　C.≤80cm　D.≤85cm　E.不知道

（83）您认为成人空腹血糖正常值是多少？　A.＜3.89mmol/L　B.3.89～6.1mmol/L　C.6.1～7.0mmol/L　D.≥7.0mmol/L　E.不知道

（84）您认为成人三酰甘油正常值是多少？　A.＜0.56mmol/L　B.0.56～1.7mmol/L　C.＞1.7mmol/L　D.不知道

（85）您认为成人总胆固醇理想值是多少？　A.＜5.2mmol/L　B.5.2～6.1mmol/L　C.＞6.1mmol/L　D.不知道

（86）答完该问卷后，您对自己的健康状态感觉如何？　A.很好　B.比较好　C.一般（还可以）　D.不好或较差　E.不好说

（87）您对该健康自测问卷的总体印象是？　A.很好　B.比较好　C.一般（还可以）　D.不好说　E.较差或不好

 健康体检重要异常结果的分类

健康体检的目的在于早期发现疾病线索和健康隐患，对体检异常结果分析研究是实现这一目的的重要途径。

体检异常结果是指受检者在无症状、无体征的情况下发现的某系统或某器官出现的异常，提示某些疾病存在的可能，需要进一步的医疗诊断甚至手术干预，包括临床危急值、重大疾病及其线索、急慢性病变以及需要动态观察的异常检查结果。

重要异常结果是指体检中发现的具有重要临床意义的异常检查结果，与重大疾病防治相关，患者出现重要异常结果需立即复查、进一步检查或转介临床专科诊治。

为及时、规范地处置体检重要异常结果，实现重大疾病的早发现、早诊断和早干预，有效提高重大疾病的诊疗效果，维护受检者健康，挽救受检者生命，中华健康管理学杂志编辑委员会和中华医学会健康管理学分会于2019年共同发布了《健康体检重要异常结果管理专家共识（试行版）》（以下简称《共识》）。

《共识》依据健康体检发现的重要异常结果的危急程度及干预策略，将体检后重要异常结果分为A类和B类。

A类：需要立即进行临床干预，否则将危及生命或导致严重不良后果的异常结果。

B类：需要临床进一步检查以明确诊断和（或）需要医学治疗的重要异常结果。

重要异常结果的具体项目及标准如下。

（一）A类重要异常结果

1.一般检查

血压：收缩压≥180mmHg（1mmHg=0.133kPa）和（或）舒张压≥110mmHg伴急性症状，或安静休息后复测仍达此标准。

2.物理检查

（1）内科 结合临床症状、心电图、胸片、腹部超声检查结果。

① 心脏听诊：心率≥150次/分；心率≤45次/分；严重心律失常。

② 肺部听诊：呼吸音消失或明显减弱。

③ 腹部触诊：急腹症体征。

（2）眼科 ① 疑似青光眼急性发作；② 突发视力下降；③ 疑似流行性出血性结膜炎。

（3）耳鼻喉科 ① 喉头水肿；② 活动性鼻出血；③ 眩晕发作。

（4）口腔科 急性传染病口腔病变的体征。

（5）妇科 妇科急腹症（结合盆腔超声检查结果）。

3.实验室检查

（1）血常规

① 血红蛋白（Hb）≤60.0g/L（首次），Hb≤30.0g/L（历次）。

② 血小板计数≤30.0×10^9/L（首次）或有明显出血倾向；血小板计数≥1000.0×10^9/L。

③ 白细胞计数≤1.0×10^9/L或中性粒细胞（NEU）绝对值≤0.5×10^9/L。

（2）生化检查

① 肝功能：丙氨酸转氨酶（ALT）≥15倍；天冬氨酸氨基转移酶（AST）≥15倍；总胆红素≥5倍。

② 肾功能：血肌酐（Scr）≥707μmol/L（首次）。

③ 血糖

低血糖：空腹血糖（FPG）≤2.8mmol/L（无糖尿病史）或FPG≤3.9mmol/L（糖尿病史）。

高血糖：FPG≥16.7mmol/L（糖尿病史）；FPG≥13.9mmol/L，合并尿酮体；随机血糖≥20.0mmol/L。

4.辅助检查

（1）心电图检查

① 疑似急性冠状动脉综合征：a.首次发现疑似急性心肌梗死的心电图改变；

b.首次发现疑似各种急性心肌缺血的心电图改变；c.再发急性心肌梗死的心电图改变（注意与以往心电图及临床病史比较）。

② 严重快速性心律失常：a.心室扑动、心室颤动；b.室性心动过速心室率≥150次/分，持续时间≥30s或持续时间不足30s伴血流动力学障碍；c.尖端扭转型室性心动过速，多形性室性心动过速，双向性室性心动过速；d.各种类型室上性心动过速，心室率≥200次/分；e.心房颤动伴心室预激，最短RR间期≤0.25s。

③ 严重缓慢性心律失常：a.严重心动过缓、高度及三度房室传导阻滞，平均心室率≤35次/分；b.长RR间期≥3.0s伴症状；≥5.0s无症状。

④ 其他：a.提示严重低钾血症心电图表现[QT（U）显著延长、出现快速性心律失常，并结合临床实验室检查]；b.提示严重高钾血症的心电图表现（窦室传导，并结合临床实验室检查）；c.疑似急性肺栓塞心电图表现（并结合临床及相关检查）；d.QT间期延长，QTc≥550ms；e.显性T波电交替；f.R-ON-T型室性早搏；g.心脏起搏器起搏及感知功能障碍（结合心电图检查结果）。

（2）X线检查

① 大量气胸：侧胸壁与肺切缘的距离＞2cm；急性气胸；液气胸。

② 大量胸腔积液：液体上缘可达第二肋间。

（3）超声检查（腹部）

① 腹腔脏器破裂。

② 胆囊：疑似急性梗阻性胆管炎；胆囊颈部结石伴嵌顿。

③ 腹部超声检查过程中一旦发现非基本体检项目中的下列情况同样属于重要异常结果A类：腹主动脉夹层；腹主动脉瘤。

（4）超声检查（盆腔） 异位妊娠、卵巢囊肿蒂扭转、卵巢囊肿破裂、黄体破裂等。

（二）B类重要异常结果

1.物理检查

（1）内科 腹部触诊（结合腹部超声检查结果）：触及高度可疑恶性包块的体征；巨脾。

（2）外科

① 高度可疑恶性甲状腺、淋巴结、乳腺病变的体征（结合甲状腺、淋巴结、乳腺超声检查结果）。

② 肛门指诊：高度可疑恶性直肠和前列腺病变的体征（结合前列腺超声检查结果）。

③ 高度可疑恶性外生殖器肿物的体征。

（3）眼科 ① 视盘水肿；② 眼压＞25mmHg；③ 疑似眼眶肿物；④ 角膜炎；⑤ 玻璃体积血（急性）；⑥ 虹膜睫状体炎。

（4）耳鼻喉科 外耳道、鼻腔、咽喉部肿物。

（5）口腔 高度可疑恶性口腔病变的体征。

（6）妇科 ① 阴道异常出血；② 高度可疑恶性的外阴、阴道、宫颈、盆腔肿物的体征（结合盆腔超声检查结果）。

2.实验室检查

（1）常规检查

① 血常规

a.Hb：≤60.0g/L（历次）；Hb≥200.0g/L。

b.血小板计数：$30.0×10^9$/L ～ $50.0×10^9$/L（首次）。

c.白细胞计数：≤$2.0×10^9$/L（首次）；≥$30.0×10^9$/L（首次）；发现幼稚细胞；白细胞分类严重异常。

② 尿液常规：尿潜血、尿蛋白3+（首次），尿红细胞满视野（首次）；酮体≥2+（糖尿病史）；酮体≥3+（无糖尿病史）。

③ 粪便常规（潜血）：潜血免疫法阳性。

（2）生化检查

① 肝功能：ALT≥正常上限5倍且＜正常上限15倍；AST≥正常上限5倍且＜正常上限15倍；总胆红素≥正常上限3倍且＜正常上限5倍。

② 肾功能：血肌酐≥707μmol/L（历次）；≥445μmol/L（首次）。

（3）细胞学检查（薄层液基细胞检测）

① 鳞状上皮细胞异常：不能排除高级别鳞状上皮内病变不典型鳞状细胞（ASC-H）；低级别鳞状上皮内病变（LSIL）；高级别鳞状上皮内病变（HSIL）；鳞状细胞癌。

② 腺上皮细胞异常：不典型腺上皮细胞（AGC）；腺原位癌（AIS）；腺癌。

③ 其他恶性肿瘤。

（4）肿瘤标志物 由于绝大多数肿瘤标志物的器官特异性不强，因此不能仅依据肿瘤标志物阳性或升高进行确诊，需结合家族史、现病史、个人史、体征及影像学检查综合分析，且动态观察。

① 甲胎蛋白（AFP）：AFP＞400μg/L；AFP＞200μg/L，结合影像学检查结果。

② 前列腺特异性抗原（PSA）、游离前列腺特异性抗原（fPSA）：PSA＞10μg/L和（或）fPSA/PSA比值＜0.15。

③ 糖类抗原125（CA125）：绝经后女性CA125增高到＞95U/mL的水平，可鉴别为恶性盆腔肿块，其阳性预测值达到95%。

④ 其余肿瘤标志物如糖类抗原242（CA242）、糖类抗原19-9（CA19-9）、

癌胚抗原（CEA）、细胞角蛋白19片段抗原（CYFRA21-1）、鳞状细胞癌抗原（SCC）、神经元特异性烯醇化酶（NSE）等，建议参考标准为≥2倍并结合其他检查结果。

3.辅助检查

（1）X线检查　①肺部占位，高度可疑恶性病变；②中量胸腔积液，积液上缘在第四肋前端平面以上，第二肋前端以下；③肺部炎症征象，大片肺实变或渗出性改变；④疑似活动性肺结核等肺部传染性疾病；⑤纵隔占位，高度可疑恶性病变；⑥骨骼占位性病变，高度可疑恶性病变。

（2）超声检查（腹部）

①肝脏

a.肝囊肿：囊肿直径≥10cm；单纯性肝囊肿诊断不够明确、不能排除胆管囊腺瘤（癌）等其他可能者；囊肿合并感染、出血者。

b.肝血管瘤：血管瘤直径＞10cm，或血管瘤直径5～10cm，但位于肝缘，有发生外伤性破裂危险，或血管瘤直径3～5cm并有明显临床症状者；血管瘤直径≥5cm且近2年临床随访观察影像学检查提示瘤体直径增大＞1cm。

c.肝脏占位：高度可疑恶性病变。

②胆囊

a.胆管：高度可疑恶性病变。

b.胆囊息肉：单发，病变直径＞10mm；病变直径＞8mm且年龄＞50岁；无蒂性或广基病变；病变在短期内基底变宽、有增大趋势或病灶周围黏膜有浸润、增厚表现。

c.胆囊占位：高度可疑恶性病变。

③胰腺

a.胰腺囊肿：主胰管扩张＞5mm，囊肿直径≥3cm。

b.胰腺占位：高度可疑恶性病变。

c.疑似急性胰腺炎。

④脾脏

a.脾大：中度以上且结合相关检查。

b.脾脏占位：高度可疑恶性病变。

⑤肾脏

a.肾囊肿：囊肿直径≥5cm。

b.肾脏占位：高度可疑恶性病变。

c.泌尿系梗阻伴中度以上肾积水。

⑥腹部超声检查过程中一旦发现非基本体检项目中的下列情况同样属于重要异常结果B类：腹膜后淋巴结肿大；胃肠道占位；其他器官可疑恶性病变者。

健康体检注意事项

（一）体检前注意事项

1.正常饮食，注意休息

受检者要在体检前3日内保持正常饮食，不要大吃大喝；体检前1日不吃太辣、太咸、过于油腻、高蛋白食品（高蛋白食品对肾功能检测有一定影响），不要酗酒及饮浓茶、咖啡等刺激性饮料，晚上早休息。

2.按体检项目要求空腹

有些体检项目要求空腹检查，如血糖、血脂、肝功能等，受检者体检前需禁食不少于8h。必要时可以饮少量清水，如服用平时必需的药物而饮少量水，一般不会影响体检结果。

3.提供准确的个人信息和健康相关资料

个人信息和健康相关资料是体检机构联系受检者和出具体检报告、评估健康状况、制订健康干预策略的重要依据。为了保证体检质量，以及受检者在体检后能及时、准确地了解自己的体检结果，受检者在体检前应认真填写体检表和与体检相关的调查问卷。

4.遵照医嘱用药

体检前不要服用非必需药物，也不要贸然停用常用药物。因为少量抗高血压药对实验室检查结果的影响轻微，高血压患者应按常规服药后再测血压，贸然停药或推迟服药可能会导致血压升高。糖尿病以及其他慢性病患者，应该在采血后及时服药，不要因为体检而影响常规治疗。体检前服用非必需的药物可能在体内发生相互作用，影响体检结果。

5.注意日常饮食对体检结果的影响

含碘高的食物（深海鱼油、藻类、海带、海蜇皮等）可能影响甲状腺功能检测结果；含嘌呤类的食物（动物内脏、海鲜类食品等）可能影响血尿酸检测结果；动物血液制品可能造成大便潜血实验阳性；含糖过高的食品可能影响血糖、尿糖的检测结果。

（二）体检中注意事项

1.衣着简单，方便穿脱

体检当日要穿着简单的衣物，如宽松的休闲装、运动装等，便于体检时穿脱。

女性最好不要穿连衣裙、高筒袜、连裤袜，男性不要穿高领套头衫或紧身衣。体检时随身携带的金属物品会影响X线检查结果，也会影响MRI检查，所以不要佩戴项链等饰品，不要穿带有金属物品的衣服，女性内衣尽量不要带钢托。

2.精神放松，不要化妆

把体检当做工作生活中的正常安排，用平常心态看待体检、参加体检，避免因为紧张而影响体检结果。体检当天既要客观、真实的向医生提供健康信息，也要以真实面目面对医生，切忌化妆。因为化妆可能影响医生对面容、皮肤和黏膜等外观肤色的判断，如贫血、心脏疾病或呼吸系统疾病、皮肤病等。

3.空腹项目先做，基本信息先查

体检当天要注意先做要求空腹检查的项目，如采血、空腹彩超等。内科检查前要先测血压、身高、体重，为内科体检提供参考依据。空腹血的采集要求在早上7:30～8:30完成，最迟不要超过9:00，否则会因为体内激素分泌而影响血糖检测值。

4.注意防护，确保安全

处于备孕期（拟在半年内怀孕）的夫妇、已怀孕的女士，要及时告知医生，体检时不要做X线检查、骨密度检查。静脉采血时要放松心情，有晕血史的受检者要提前告知采血人员；抽血后立即压迫针孔5min，按压时不要揉搓局部皮肤；静脉抽血后如出现针孔附近皮肤的小片青紫，可在24h后进行局部热敷，青紫将慢慢吸收。

5.提前准备尿便常规检查容器

有条件的情况下，提前将尿便常规检查的容器发给受检者，以方便受检者在家采集尿常规标本，满足膀胱、前列腺、子宫、附件彩超检查时需膀胱充盈的要求。做尿常规留取尿液标本时，需要保持外阴清洁并留取中段尿标本，以确保化验结果的准确性。女士取尿标本应避开月经期（至少经后3天）。如大便有黏液或血液，应注意选取黏液及血液部分，以便提供准确的信息。

6.密切配合医生，准确提供病史

在体检过程中要密切配合医生检查，按照预定体检项目逐科、逐项检查。要向体检医生尽可能提供全面准确的疾病史，以利于医生判断健康状况或疾病进展情况。

7.其他注意事项

测血压和心电图检查前应安静休息5min以上，不能在跑步、饱食、冷饮或吸烟后进行检查，这些因素都可以导致检测结果异常。

女士做妇科检查以及宫颈癌筛查时要避开经期，检查前24h阴道不上药、不冲洗，不过性生活。

经颅多普勒检查要求停用对脑血管有影响的药物3天以上，受检者在检查前一天应洗头，以满足设备对清洁皮肤的要求。

（三）体检后注意事项

1.妥善保存体检结果

体检结果是评估健康状况的重要信息。受检者要妥善保存好体检结果，以便在下次体检时提供以往体检信息，既可对健康状况做系统持续的对照评估，也可作为以后就医的参考资料。

2.养成良好的生活、饮食、行为习惯

如果体检结果反映身体状况良好，要继续保持良好的生活习惯。如果体检结果反映健康状况存在问题，要按照医生的建议，及时调整个人生活、饮食和行为习惯，定期接受体检。

3.及时治疗，定期复查

如果体检结果提示有疾病需要治疗或复查时，应及时到相关专科科室就医，明确诊断疾病，接受及时、规范的治疗，以免延误治疗加重病情；要按照体检医生建议进一步对异常指标进行补充检查，必要时再次全面检查，以明确病情。

（张帆 顾媛媛 李增鸣）

参考文献

[1]赵梅花，闫峻，张晗，等.健康体检中心实施慢性病健康管理的模式探讨及效果评价[J].中国慢性病预防与控制，2017，25(4): 301-304.

[2]桂淑珍，刘金莲，黄媛.健康管理在体检人群慢性病防治中的应用效果[J].中国老年保健医学，2017，15(5): 118-119.

[3]朱利芳.健康体检在我国健康与亚健康人群中的应用[J].中国现代药物应用，2016，10(8): 265-267.

[4]刘蓉，孔艳霞.现代健康管理理念在健康体检工作中应用分析[J].中医临床研究，2017，9(9): 142-144.

[5]张桂骞.慢性病健康管理中健康体检的意义研究[J].中国卫生产业，2019，2：109-110.

[6]戴萌，朱艳萍，冷芬，等.优化健康体检服务流程管理的探索与实践[J].中华医院管理杂志，2010，26(10)：772-773.

[7]胡少燕.探讨健康教育及管理在社区老年慢性病防治中的应用效果[J].中国医药科学，2017，14(7)：99-101，144.

第二篇

分论

第六章

高血压

 一 **高血压的定义和分类**

在未使用抗高血压药物的情况下，非同日三次测量血压，收缩压≥140mmHg和（或）舒张压≥90mmHg，可诊断为高血压。收缩压≥140mmHg和舒张压＜90mmHg，为单纯收缩期高血压。曾明确诊断高血压且正在接受抗高血压药物治疗，虽然血压＜140/90mmHg，也应诊断为高血压。血压水平分类和定义见表6-1。

表6-1　血压水平分类和定义

分类	收缩压/mmHg	舒张压/mmHg
正常血压	＜120	和＜80
正常高值血压	120～139	和/或80～89
1级高血压	140～159	和/或90～99
2级高血压	160～179	和/或100～109
3级高血压	≥180	和/或≥110
单纯收缩期高血压	≥140	和＜90

注：当收缩压和舒张压分属于不同级别时，以较高的分级为准。

高血压可分为两类。

1.原发性高血压

原发性高血压又称为高血压病，是一种以血压升高为主要临床表现而病因尚未明确的独立疾病，占所有高血压患者的90%以上。

2.继发性高血压

继发性高血压又称为症状性高血压，这类疾病病因明确，高血压仅是该种疾病的临床表现之一，血压可暂时性或持久性升高。

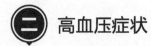 高血压症状

（一）一般症状

　　高血压按其临床表现特点和病程进展快慢，大致可分为缓进型高血压和急进型高血压。绝大多数原发性高血压属于缓进型高血压，多见于中、老年，其特点是起病隐匿，进展缓慢，病程长达10多年至数十年，因此初期很少有症状。约半数患者因体检或因其他疾病就医时测量血压后，才偶然发现血压升高。随着病程发展可出现头晕、头胀、失眠、健忘、耳鸣、乏力、心悸、胸闷等不适。高血压的症状与血压水平有一定关联，多数症状在紧张或劳累后可加重。也有一些患者症状一直不明显，直到出现严重并发症和靶器官功能性或器质性损害，出现相应临床表现才就医。

　　高血压在疾病发展过程中，或在某些诱因作用下，使血压突然升高，出现剧烈头痛、呕吐、心悸、眩晕等症状，严重时会发生神志不清、抽搐，导致高血压危象或高血压脑病等，以及由于高血压引起心、脑、肾等重要脏器的严重并发症，如脑卒中、心肌梗死、肾衰竭等。

　　继发性高血压的临床表现主要是原发病的症状和体征，高血压仅是其中的一个症状。但有时也可由于其他症状和体征不甚显著，高血压成为主要的临床表现。在不同病因的继发性高血压中，可有各自的特点，如主动脉缩窄所致的高血压，各肢体测得的血压值可有较大差异；嗜铬细胞瘤引起的血压增高呈阵发性，发作间隙血压可完全正常。

（二）靶器官损害症状

1.心脏

心悸、胸闷、憋气、呼吸困难、下肢水肿等表现。

2.脑

头痛、呕吐、眩晕、头胀、眼花、视力减退、抽搐、昏迷等表现。

3.肾脏

多尿、夜尿、口渴、恶心、呕吐、厌食等表现，甚至出现消化道出血、昏迷等。

4.眼

视物模糊、视力下降，甚至失明。

高血压的危险因素与危害

（一）高血压的危险因素

高血压危险因素包括遗传因素、年龄以及多种不良生活方式等。人群中普遍存在危险因素的聚集，随着高血压危险因素聚集的数目和严重程度增加，血压水平呈现升高的趋势，高血压患病风险增大。

1.高钠、低钾膳食

高钠、低钾膳食是我国人群重要的高血压发病危险因素，中国人群对钠普遍敏感。钠盐可显著升高血压以及高血压的发病风险，而低钾可导致血钠升高。

2.超重和肥胖

超重和肥胖显著增加全球人群全因死亡的风险，同时也是高血压患病的重要危险因素。内脏型肥胖和高血压的关系更为密切。

3.过量饮酒

饮酒过量（每日酒精摄入量男性大于或等于40g、女性大于或等于20g）可使高血压患病率增高，控制饮酒后，血压水平明显下降。目前有关少量饮酒有利于心血管健康的证据尚不足。相关研究表明，即使对少量饮酒的人而言，减少酒精摄入量也能改善心血管健康，减少心血管疾病的发病危险。

4.长期精神紧张

精神紧张包括焦虑、担忧、紧张、愤怒、恐慌、恐惧等，长期精神紧张是高血压患病的危险因素，精神紧张可激活交感神经从而使血压增高。

5.其他危险因素

包括年龄、高血压家族史、缺乏体力活动，以及糖尿病、血脂异常等。近年来大气污染也备受关注，暴露于PM2.5、PM10、SO_2等污染物中均伴随高血压的发生风险和心血管疾病的病死率增加。

（二）高血压的危害

高血压的危害主要在于靶器官的损害。

1.心脏

高血压的心脏损害主要与血压持续升高可加重左心室后负荷，导致心肌肥厚，继而引起心腔扩大和反复心力衰竭发作有关，包括左心室肥厚、冠心病、主动脉夹层、心力衰竭及猝死等。左心室肥厚是心肌梗死的一个潜在危险因素，并影响左心室收缩功能，因此高血压左心室肥厚是一个与心血管发病率和病死率密切相关的重要危险因素。长期的高血压易使冠状动脉发生粥样硬化，是冠心病的主要危险因子，出现心绞痛、心肌梗死等表现。血压长期升高，增加了左心室的负担，左心室因代偿而逐渐肥厚、扩张，形成了高血压性心脏病，可导致心力衰竭。主动脉夹层由于高血压动脉粥样硬化所致者占70%～80%，高血压可使动脉壁长期处于应急状态，弹力纤维常发生囊性变性或坏死，导致夹层形成，病死率极高。

2.脑

高血压最主要的脑部并发症是脑出血和脑梗死。持续性高血压可使脑动脉硬化，微动脉瘤形成，常在血压波动、情绪激动、用力等情况下突然破裂出血。脑出血的病变部位、出血量多少和紧急处理情况对患者的预后影响大，一般病死率较高，即使是幸存者也易遗留偏瘫或失语等后遗症。高血压引起的脑梗死多见于60岁以上伴有脑动脉硬化的老人，常在安静或睡眠时发生。

3.肾脏

原发性高血压肾损害主要与肾小动脉硬化有关，可出现肾功能减退，严重肾损害可出现慢性肾衰竭。

4.眼底

高血压使视网膜动脉出现硬化改变，严重时视网膜出现出血、渗出物及视盘水肿等。

 # 四 高血压的社区健康管理

（一）高血压社区健康管理的纳入标准及注意事项

在社区高血压防治工作中，高血压患者健康管理主要是对原发性高血压进行管理，而对继发性高血压要特别提高警惕，及时转诊到上级医院治疗引起高血压的原发疾病。

1.纳入标准

对辖区内35岁及以上常住居民，每年为其免费测量一次血压（非同日三次测量），除测量诊室血压、家庭血压外，必要时可测量动态血压。高血压确诊标准参见高血压定义。新发现高血压患者列入登记管理范围。对有以下情况的人群进行重点筛查，建议每半年测量一次血压。

（1）正常血压高值；

（2）超重或肥胖；

（3）高血压家族史（一、二级亲属）；

（4）长期过量饮酒（每日饮白酒≥100mL且每周饮酒≥4次）；

（5）男性≥55岁，更年期后妇女；

（6）长期高盐膳食（食盐量≥10g/d）；

（7）长期精神紧张；

（8）缺乏体力活动；

（9）吸烟。

高血压筛查流程见图6-1。

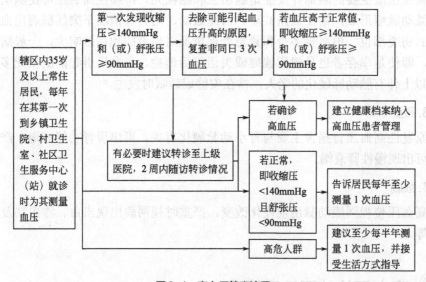

图6-1 高血压筛查流程

2.注意事项

第一，高血压的诊断依据是测量出的血压值，但并非测量一次即可做出结论，《中国高血压防治指南》要求高血压诊断时要测量非同日三次血压，三次血压都达到高血压的诊断标准时方可做出诊断。而且非同日严格意义上是指间隔1～2周，这样才能确保排除引起血压升高的多种因素。

第二，在测量血压的时间上有所选择，人的血压在一天中是不断变化的，但又有一定的规律，全天血压会出现两次高峰及一个低谷，即每天6：00～10：00、16：00～20：00是全天血压最高的时段，而夜间是全天血压最低的时段。高血压的诊断是以最高血压来诊断的，因此测量血压应选择在全天血压处于高峰的两个时段。

第三，注意测量血压的场所，很多人会发现在医院测量的血压往往高于自己在家测量的血压，这在医学上称为"白大衣现象"，具体原因不明，但确实存在。为此，在高血压的诊断上，在医院和在家适用的诊断标准不同。

第四，测量方法的准确性，家庭自测血压应使用上臂袖带式电子血压计，而不能是腕式血压计，且测量时取坐位，测量前要安静休息5min，袖带松紧适度，手臂与心脏位置平齐，双脚平放地面，不能跷二郎腿，并排空小便。测量三次，每次间隔2min，取后两次的平均值。

第五，注意隐匿性高血压，人体全天血压呈现两个高峰一个低谷的变化规律。正常情况下夜间低谷血压不超过120/70mmHg，但有些人白天血压正常，夜间血压却超过了120/70mmHg，即表明存在隐匿性高血压的可能，这种高血压危害大，需引起高度重视。

第六，经上述测量发现血压异常时，建议进行24小时动态血压监测，了解全天血压变化情况，全天平均血压高于135/85mmHg即可诊断为高血压，也更容易发现隐匿性高血压。同时也可为下一次制订干预治疗方案提供更加准确的依据。

（二）高血压社区健康管理的基本流程

1.一般评估

建立健康档案，进行一般资料评估。

2.病史评估

① 患者确诊为高血压的时间、血压水平、抗高血压治疗情况及依从性，明确引起血压升高的可逆和（或）可治疗的因素，如有无继发性高血压。

② 是否有糖尿病、冠心病、心力衰竭、脑血管病、肾脏疾病、外周动脉粥样硬化病、血脂异常、高尿酸血症、阻塞性睡眠呼吸暂停低通气综合征等合并症。

③ 是否有头晕、头痛、耳鸣、烦躁、心慌、恶心、呕吐等症状，以及症状持续时间、诱因、缓解方法，有无心前区憋闷和/或疼痛、一过性失语、肢体麻木、晕厥、视物模糊等。

④ 平日血压水平，肢体有无水肿，了解服用抗高血压药的种类和剂量，是否坚持服药及药物疗效。

⑤ 了解患者摄入热量、钠盐、脂肪的情况，有无吸烟、饮酒嗜好，体重和运动情况。

⑥ 了解家属有无患高血压、糖尿病、冠心病、高脂血症等疾病。

3.心理社会资料评估

患者个性特征、职业、生活方式、自我保健知识，家属对高血压的认识及对患者给予的理解和支持情况。

4.相关检查结果评估

了解患者的血常规、尿常规、生化检查（血糖、血脂、血清电解质、肌酐、尿素氮)、尿白蛋白/肌酐、心电图(识别有无左心室肥厚、心肌梗死、心律失常)、X线胸片、超声心动图等检查结果,以判断靶器官受损程度。

5.高血压水平分级评估

参见高血压的定义。

6.高血压患者心血管危险分层和心血管风险评估

尽管血压水平是影响心血管事件发生和预后的重要因素,但并非唯一因素。危险因素评估包括血压水平(1~3级)、年龄(男>55岁和女>65岁)、吸烟或被动吸烟、血脂异常(总胆固醇≥5.2mmol/L或低密度脂蛋白胆固醇≥3.4mmol/L或高密度脂蛋白胆固醇<1.0mmol/L)、糖耐量受损(餐后2h血糖7.8~11.0mmol/L)和(或)空腹血糖异常(6.1~6.9mmol/L)、腹型肥胖(腰围:男性≥90cm,女性≥85cm)或肥胖(体重指数≥28kg/m²)、早发心血管病家族史(一级亲属发病年龄<50岁)等。其中高血压是目前最重要的心血管危险因素;高钠、低钾膳食,超重和肥胖,饮酒,精神紧张以及缺乏体力活动等又是高血压发病的重要危险因素。高血压患者心血管危险分层见表6-2。

表6-2 高血压患者心血管危险分层

其他危险因素和病史	血压水平		
	1级高血压	2级高血压	3级高血压
无	低危	中危	高危
1~2个其他危险因素	中危	中危	很高危
≥3个其他危险因素或靶器官损害	高危	高危	很高危
临床合并症或合并糖尿病	很高危	很高危	很高危

(三)高血压社区健康管理的主要内容

1.高血压患者的健康教育内容

(1)原发性高血压目前尚无根治办法,必须教育患者树立长期治疗的思想准备,只有持之以恒才能降低高血压并发症的发病率。

(2)认识什么是高血压、高血压对人体的危害、高血压的分期、怎么监测血压等。

(3)非药物治疗措施适用于各种程度高血压,改变生活方式有助于降压。

(4)药物治疗宜采取个体化、联合治疗原则。提高服药的依从性并熟悉抗高血压药可能的不良反应。

2.非药物治疗管理

非药物治疗管理包括平衡膳食、规律运动、戒烟限酒、良好心态、充足睡眠、控制体重等。

（1）饮食管理　低脂、低胆固醇、低钠、高维生素和适当热量的清淡饮食。糖类应占总热量的50%～60%，多吃粗粮或全谷食品，含膳食纤维高的蔬菜，注重粗细搭配。保证每日进食新鲜蔬菜水果，以增加膳食中有益于心血管健康的维生素C、胡萝卜素、膳食纤维、钾等营养素的摄取量。蛋白质应占总热量的15%～20%，选择优质蛋白，以牛奶、豆类、鱼类、瘦肉、鸡鸭肉等低脂肪含量的蛋白为佳。动物内脏是高胆固醇食物，应该少吃或不吃。脂肪应占总热量的25%或更低，其中饱和脂肪的热量应小于10%。少食富含饱和脂肪的食物，如猪油、牛油、肥肉、人造奶油、乳酪、椰子油、氢化植物油。食用油应选择含饱和脂肪酸少的植物油，少用或不用动物油。WHO建议每日摄盐量应＜5g，高血压患者应适度限盐。烹调时使用标准盐勺，做到用盐心中有数。富含钾的食物进入人体可以对抗钠所引起的升压和血管损伤作用，包括豆类、冬菇、黑枣、杏仁、土豆、竹笋、瘦肉、鱼类、禽肉，根茎类蔬菜如苋菜、油菜及大葱等，水果如香蕉、枣、桃、橘子等。

（2）运动管理　运动时收缩压升高并伴有心排血量和心率增加，但舒张压并不升高。经过一个时期锻炼后，运动时的血压和心率增加幅度减少，而静息血压还可以下降。因为适当运动可以改善中枢神经系统的调节功能，降低交感神经的兴奋性，提高迷走神经的张力，缓解小动脉痉挛，扩张肌肉血管，改善微循环和新陈代谢。另外，体育运动还有助于减轻精神压力，改善情绪，达到心静、体松、气和的目的，故而起到稳定血压的效果。但高血压患者不宜参加剧烈运动。运动方式可选择能提高体内有氧代谢水平的耐力性运动，以促进多余脂肪的代谢，例如快走、慢跑、做体操、游泳、打太极拳、做瑜伽等。运动时间以8:00～10:00或者16:00～18:00为佳，21:00以后不宜锻炼。饭后不要立即活动，先休息20～30min再活动。确定运动强度的最简单的方法是用靶心率（THR）表示：靶心率（次/分）=170−年龄（岁）。对于Ⅰ期高血压患者，运动时的心率控制在102～125次/分或运动后心率增加不超过运动前的50%为宜。而对于Ⅱ、Ⅲ期高血压患者，运动后心率不应超过运动前的30%，应以缓慢运动为宜。运动应该每周不少于5天、每天不低于30min。

（3）戒烟限酒　烟草中所含的有毒物质如尼古丁能刺激心脏和肾上腺释放大量的儿茶酚胺，使心跳加快，血管收缩，血压升高。长期大量吸烟可引起小动脉的持续性收缩，导致小动脉壁的平滑肌变性，血管内膜渐渐增厚，形成小动脉硬化。吸烟还可使机体对抗高血压药的敏感性降低，使抗高血压治疗不易获得满意疗效。吸烟的高血压患者更容易发生或加重靶器官的损害，所以戒烟尤为重要。血压上升幅度随着饮酒量增加而增大，饮酒还会降低抗高血压治疗的疗效，且过量饮酒可诱发急性脑出血或心肌梗死。因此重视长期过量饮酒对高血压发生的危害作用，控制每日饮酒量很重要。成年男性一天饮用的酒精量不应超过25g，成年女性一天饮用的酒精量不超过15g。白酒、葡萄酒（或米酒）或啤酒饮用量应分别＜50mL、100mL、300mL。

（4）心理干预　高血压与精神压力互为因果。长期精神紧张可致高血压，但患了高血压又进一步加重患者的心理负担，患者可能会出现焦虑、沮丧、恐惧、抑郁、睡眠质量差等问题。对于高血压患者可评估心理状况，了解患者的性格特征和有无引起精神紧张的心理社会因素，也可通过抑郁或焦虑自评量表评估患者是否存在抑郁或焦虑情绪及严重程度。再根据患者不同的性格特征给予指导，训练自我控制的能力，同时指导亲属要尽量避免各种可能导致患者精神紧张的因素，尽可能减轻患者的心理压力和矛盾冲突。在保持健康生活方式和合理使用抗高血压药的基础上，采取自我放松的方法也可以有效地预防血压继续升高和辅助降压，可减轻患者心理负担，消除不良的认知和行为，使患者情绪稳定，从而获得更好的治疗效果，还可以减轻经济负担。

（5）改善睡眠　睡眠的时间、质量与血压的升高和心血管疾病发生风险有关。保证充足睡眠并改善睡眠质量对提高生活质量、控制血压和减少心脑血管疾病并发症有重要意义。中青年人群尽量保证每日睡眠在7～8h。睡眠打鼾者及高血压伴有阻塞性睡眠呼吸暂停低通气综合征者应积极治疗，提高睡眠质量。

（6）注意保暖　血压往往随着季节的变化而变化，尤其是老年人对寒冷的适应能力和对血压的调控能力差，常出现季节性血压波动现象。应保持室内温暖，经常通风换气；骤冷和大风低温时减少外出；适量增添衣物，避免血压大幅波动。

（7）保持理想体重　超重与肥胖的高血压患者可适当控制能量摄入和增加体力活动，每减少1kg体重可使收缩压降低1.6mmHg，舒张压降低1.3mmHg。维持理想体重（体重指数20.0～23.9kg/m²）、纠正腹型肥胖（腰围：男性≥90cm，女性≥85cm）有利于控制血压，减少心血管病发病风险，但老年人应注意避免过快、过度减重。

3.药物治疗管理

社区管理者应提醒高血压患者应用抗高血压药物治疗，遵循以下几项原则：①小剂量，初始治疗时通常采用较小的有效治疗剂量，并根据需要，逐步增加剂量；②长效，尽可能使用1次/天、24h持续降压作用的长效药物，有效控制夜间和清晨血压；③联合，若单药治疗疗效不满意，可采用两种或多种低剂量抗高血压药物联合治疗以增加降压效果，单片复方制剂有助于提高患者的依从性，多数高血压患者需要联合降压治疗，包括起始阶段；④个体化，根据患者具体情况、耐受性、个人意愿和经济承受能力，选择适合患者的抗高血压药物。

（1）常用抗高血压药物的种类和作用特点　常用抗高血压药物包括钙通道阻滞药（CCB）、血管紧张素转化酶抑制药（ACEI）、血管紧张素Ⅱ受体拮抗药（ARB）、利尿药、β受体阻滞药。其他种类抗高血压药有时亦可应用于某些特定人群。CCB、ACEI、ARB、利尿药及单片固定复方制剂，均可作为老年高血压降压治疗的初始用药或长期维持用药。根据患者的危险因素、亚临床靶器官损害以及合并临床疾病情况，优先选择某类抗高血压药。

① 利尿药　主要是噻嗪类利尿药，属于中效利尿药。噻嗪类利尿药根据分子结构又可分为噻嗪型（如氢氯噻嗪）和噻嗪样利尿药（如吲达帕胺）。保钾利尿药属于弱效利尿药，分为两类：一类为醛固酮受体拮抗药，代表药物包括螺内酯和依普利酮。另一类不依赖醛固酮，代表药物包括氨苯蝶啶和阿米洛利。利尿药尤其适合老年高血压、难治性高血压、心力衰竭合并高血压和盐敏感性高血压等患者。利尿药单药治疗推荐使用小剂量，以避免不良反应发生。

② CCB　根据血管和心脏的亲和力及作用比将其分为二氢吡啶类CCB与非二氢吡啶类CCB。不同制剂的二氢吡啶类CCB作用持续时间、血管选择性及药代动力学不同，其降压效果和不良反应存在一定差异。

③ ACEI　各类ACEI的作用机制大致相同。ACEI具有良好的靶器官保护和心血管终点事件预防作用，尤其适用于伴慢性心力衰竭以及有心肌梗死病史的老年高血压患者。ACEI对糖脂代谢无不良影响，可有效减少尿白蛋白排泄量，延缓肾脏病变进展，适用于合并糖尿病肾病、代谢综合征、慢性肾脏病、蛋白尿或微量白蛋白尿的老年高血压患者。

④ ARB　适用于高血压伴心血管事件高风险患者，ARB可以降低心血管死亡、心肌梗死、脑卒中或因心力衰竭住院等复合终点事件发生风险。ARB可降低糖尿病或肾病患者的蛋白尿及微量白蛋白尿，尤其适用于伴左室肥厚、心力衰竭、糖尿病肾病、代谢综合征、微量白蛋白尿或蛋白尿患者以及不能耐受ACEI的患者。

⑤ β受体阻滞药　β受体阻滞药适用于伴快速性心律失常、心绞痛、慢性心力衰竭的老年高血压患者。在与其他抗高血压药物的比较研究中，对于降低脑卒中事件发生率，β受体阻滞药并未显示出优势。因此，不建议老年单纯收缩期高血压患者和脑卒中患者首选β受体阻滞药，除非有β受体阻滞药使用强适应证，如合并冠心病或心力衰竭。

（2）用药观察

① 利尿药　主要的不良反应是低血钾或高血钾，影响血糖、血脂、血尿酸代谢。定期监测血钾、血糖、血脂、血尿酸，观察患者有无乏力、尿量增多表现。

② CCB　开始用药时有反射性交感活性增强，可引起心率增快、面部潮红、头痛、下肢水肿。

③ ACEI　主要不良反应是刺激性干咳和血管性水肿，干咳发生率10%～20%，可能与体内缓激肽增多有关，停药后可消失。观察患者有无刺激性干咳、血管性水肿、皮疹。血管紧张素转化酶抑制药禁用于严重肾衰竭（肌酐＞265mmol/L）或双侧肾动脉狭窄的患者以及准备妊娠或已妊娠妇女，育龄妇女慎用。定期监测血钾及肌酐水平。

④ ARB　血管紧张素 Ⅱ 受体拮抗药的适应证和禁忌证与血管紧张素转化酶抑制药相同，较之血管紧张素转化酶抑制药的优点是没有刺激性干咳，故应定期监测血钾及肌酐水平。

⑤ β 受体阻滞药　通过抑制中枢和周围肾素 - 血管紧张素 - 醛固酮（RAAS）系统，抑制心肌收缩力和减慢心率，发挥降压作用，故应监测心率。较高剂量治疗时突然停药可导致撤药综合征，应避免患者自行停药。对于有呼吸道阻塞性疾病和周围血管疾病的患者，高度房室传导阻滞或显著窦性心动过缓者，应避免使用 β 受体阻滞药。虽然糖尿病不是使用 β 受体阻滞药的禁忌证，但其可增加胰岛素抵抗，还可能掩盖和延长低血糖反应，糖尿病患者应注意血糖监测及低血糖反应的发生。

（3）用药指导

① 遵医嘱坚持服药。高血压患者常担心长期服抗高血压药成瘾或产生耐药性而时服时停，不知道突然停药后，会导致血压反弹，对健康更为有害。当血压达标、稳定且无不良反应，取得满意疗效后逐渐减量，使治疗量维持在一个较低而又能控制血压稳定的水平。用某种抗高血压药不能很快见到效果，就随意变换抗高血压药物种类也是不可取的，一种抗高血压药治疗效果不好，可以考虑联合用药。

② 调整最佳服药时间，按时服药。对于正常人和多数高血压患者，人体 24 小时内血压有两个高峰段，即 6:00 ～ 10:00 和 16:00 ～ 20:00，称为"勺形血压"。这类患者建议在血压高峰前半小时用药，降压效果理想，"勺形血压"患者切忌在睡前或夜间服药。还有少部分患者夜间血压高于日间血压，称为"反勺形血压"，这类患者可在睡前服用抗高血压药。

③ 平稳降压。有些患者一旦发现高血压就希望立刻将血压降下来才感觉安全，殊不知快速降压极易引起患者不适感。大多数高血压患者，根据病情可在数周至数月内将血压逐渐降至目标水平。年轻、病程短的高血压患者可较快达标。老年、病程长或已有靶器官损害或并发症的患者，降压速度宜适度缓慢。

④ 睡前慎重服用抗高血压药。当人入睡后，新陈代谢降低，血液循环减慢，血压也会有一定程度下降。如果睡前服药，2h 后是药效高峰期，此时血压下降，血流变缓慢，血液黏稠度升高，极易导致血栓形成，引发脑卒中或心肌梗死。

⑤ 不良反应应对。出现轻度药物不良反应，可将药物适当减量；如有明显不良反应则应更换其他种类抗高血压药。如治疗中出现痛风，应停用噻嗪类利尿药；心率 < 50 次 / 分者，停用 β 受体阻滞药；如出现不能耐受的干咳，则停用血管紧张素转化酶抑制药（ACEI）类抗高血压药物。

⑥ 控释制剂及大部分缓释制剂的抗高血压药不可掰开、碾碎、嚼服，服药前需要阅读说明书以选择正确服用方式。

⑦ 长期卧床的患者和老年人，应在服药时和服药后多喝水（不少于 100mL），以防止药物在胃内形成高浓度药液而刺激胃黏膜。

4.家庭照护者的培训

高血压的治疗是一个长期的过程，医院的治疗只是其中一部分，更重要的是社区及家庭康复，需要家属的支持和帮助。

① 督促患者按时服药、定期复查。

② 对患者多了解和关心，如果遇到患者被疾病困扰和情绪反常时，可以代替患者向医生咨询，帮助患者消除对疾病的恐惧。

③ 督促患者合理饮食和积极控制危险因素，比如坚决支持和耐心帮助患者戒烟。

④ 适量安排空余时间与患者共同度过，如一起锻炼、聊天等。

⑤ 留心观察患者，及时发现不良事件并及时就医，掌握高血压危象的家庭应对措施。

⑥ 参加社区医院组织的健康课堂、家庭保健员（简称"家保员"）培训、高血压俱乐部等。会使用电子或水银血压计，数脉搏，知道患者用药情况，了解药物的不良反应。

5.高血压患者的随访管理

（1）随访目的

① 有效控制血压，减少或延缓并发症的发生，降低高血压及其并发症的发病率、致残率、病死率。

② 及时评估治疗效果，调整治疗方案，规范治疗，提高患者对治疗的依从性，使血压稳定维持在目标水平以下。

③ 及时监测血压、其他危险因素及并存的相关疾病的变化，及时发现病情变化并及时转院。

④ 合理利用卫生资源，使不同情况的高血压患者得到合理、有效的治疗，同时减轻就医负担。

（2）随访形式

① 门诊随访管理：适用于定期去社区就诊的患者。社区医务人员通过接诊患者，结合随访要求进行检查并记录。

② 社区个体随访管理：适用于卧床、行动不便以及各种原因不能到门诊就诊的患者。由社区医务人员通过上门服务进行随访管理并记录。

③ 社区群体随访管理：适用于卫生资源不充裕，距离医疗机构较远，不方便患者定期就医的社区。由医务人员通过设立高血压俱乐部、高血压学校等形式或利用各种活动场所开展群体随访。

④ 电话随访和网络随访。

（3）随访内容

① 动态血压变化情况：指导患者定期测量血压；鼓励并指导患者进行家庭测量并记录血压；分析和评价近期血压控制情况。

② 健康行为改变情况：针对患者不健康生活方式和危险因素开展健康指导干预。

③ 药物治疗情况：了解药物使用情况及不良反应，评价药物治疗效果，及时调整治疗方案，提高患者治疗依从性。

④ 督促患者定期进行相关化验检查：根据管理要求督促患者定期进行相关检查，及时发现靶器官损害与并存疾病，及时转诊。

6.高血压社区管理的转诊

（1）社区初诊高血压转出条件　合并严重的临床情况或靶器官损害，需要进一步评估治疗；多次测量血压水平达3级，需要进一步评估治疗；怀疑继发性高血压患者；妊娠和哺乳期妇女；高血压急症及亚急症；经诊断需要到上级医院进一步检查。

（2）社区随诊高血压转出条件　采用2种以上抗高血压药物规律治疗，血压仍不达标者；血压控制平稳的患者，再度出现血压升高并难以控制者；血压波动较大，临床处理有困难者；随访过程中出现新的严重临床疾患或原有疾病加重；患者服抗高血压药后出现不能解释或难以处理的不良反应；高血压伴发多重危险因素或靶器官损害而处理困难者。

（杨军珂　李增鸣）

参考文献

[1] 刘力生. 中国高血压防治指南2018年修订版[J]. 心脑血管病防治，2019，19（1）：2.

[2] 华琦，范利. 中国老年高血压管理指南2019[J]. 中华老年多器官疾病杂志，2019，18（2）：85-88.

[3] 刘梅林. 老年高血压的诊断与治疗中国专家共识（2017年版）[J]. 中华内科杂志，2017，56（11）：11.

[4] 欧洲心脏病学会（ESC）和欧洲高血压学会（EHC）. 2018ESC/EHC动脉高血压管理指南[M]. ESC/EHC Guidelines，2018.

[5] 国家基本公共卫生服务项目基层高血压管理办公室. 国家基层高血压防治管理指南[M]. 北京：科学技术文献出版社，2017.

[6] 胡大一. 胡大一解读高血压兼谈心脏的日常养护[M]. 南京：江苏凤凰科学技术出版社，2010.

[7] Venkata C, Ram S. 高血压临床实用指导[M]. 北京：人民卫生出版社，2017.

第七章

冠心病与经皮冠状动脉介入治疗术后

一 冠心病与经皮冠状动脉介入治疗定义

（一）冠心病

1.定义

冠状动脉粥样硬化性心脏病（coronary atherosclerotic heart disease，CHD）是指由冠状动脉粥样硬化使管腔狭窄或闭塞导致心肌缺血、缺氧或坏死而引发的心脏病，统称为冠状动脉性心脏病或者冠状动脉疾病，简称冠心病，归属为缺血性心脏病，是动脉粥样硬化导致器官病变最常见的类型。

2.冠心病的临床分型

（1）急性冠状动脉综合征（acute coronary syndrome，ACS）急性冠状动脉综合征是以冠状动脉粥样硬化斑块破裂或侵袭，继发完全或不完全闭塞性血栓形成为病理基础的一组临床综合征，包括ST段抬高型心肌梗死（ST-segment elevation myocardial infarction，STEMI）、非ST段抬高型心肌梗死（non-ST segment elevation myocardial infarction，NSTEMI）和不稳定型心绞痛（unstable angina，UA），其中NSTEMI与UA合称非ST段抬高型急性冠脉综合征（NSTE-ACS）。

① ST段抬高型心肌梗死。若冠状动脉管腔急性完全闭塞，血供完全停止，导致所供血区域心室壁心肌透壁性坏死，临床上表现为典型的STEMI，即传统的Q波性心肌梗死。

② 非ST段抬高型心肌梗死。若UA伴有血清心肌坏死标志物水平明显升高，此时可确诊为NSTEMI。UA和NSTEMI是紧密相连的两种情况，两者的主要差别在于缺血是否严重到心肌损伤所产生的心肌坏死标志物足以被检测到。

③ 不稳定型心绞痛。UA指介于稳定型心绞痛和急性心肌梗死（AMI）之间

的临床状态，包括除稳定型劳力性心绞痛以外的初发型、恶化型劳力性心绞痛和各型自发性心绞痛。UA是在粥样硬化病变的基础上，发生了冠状动脉内膜下出血、斑块破裂、斑块糜烂、破损处血小板与纤维蛋白凝集形成血栓、冠状动脉痉挛以及远端小血管栓塞引起的急性或亚急性心肌供氧减少所致，是ACS中的常见类型。

（2）慢性冠状动脉综合征（chronic coronary syndrome，CCS） 慢性冠状动脉综合征又称慢性心肌缺血综合征、稳定性冠心病，包括隐匿型冠心病、稳定型心绞痛（stable angina，SA）及缺血性心肌病（ischemic cardiomyopathy，ICM），其最具代表性的类型是稳定型心绞痛。心绞痛是由冠状动脉供血不足，心肌急剧的、暂时的缺血与缺氧所引起的临床综合征。

① 稳定型心绞痛。稳定型心绞痛即稳定型劳力性心绞痛，亦称普通型心绞痛，是最常见的心绞痛。稳定型心绞痛指由心肌缺血缺氧引起的典型心绞痛发作，其临床表现在1～3个月内相对稳定，即每日和每周疼痛发作次数大致相同，诱发疼痛的劳力和情绪激动程度基本相同，每次疼痛发作的性质和疼痛部位无改变，疼痛时限相仿，服用硝酸甘油后也在相近时间内产生疗效。

② 隐匿型冠心病。隐匿型冠心病是无临床症状，但有心肌缺血客观证据（心电活动、心肌血流灌注及心肌代谢等异常）的冠心病，亦称无症状性冠心病。其心肌缺血的心电图表现可见于静息时，或在增加心肌负荷时才出现，常为动态心电图记录所发现，又被称为无症状性心肌缺血（silent myocardial ischemia，SMI）。这些患者经冠状动脉造影或尸检，几乎均证实冠状动脉有明显狭窄病变。

③ 缺血性心肌病。ICM属于冠心病的一种特殊类型或晚期阶段，是指由长期心肌缺血导致心肌局限性或弥漫性纤维化，从而产生心脏收缩和（或）舒张功能受损，引起心脏扩大或僵硬、充血性心力衰竭、心律失常等一系列临床表现的综合征，其临床表现与特发性扩张型心肌病相似。

（二）经皮冠状动脉介入治疗

1.定义

经皮冠状动脉介入治疗（percutaneous coronary intervention，PCI）是指经心导管技术疏通狭窄甚至闭塞的冠状动脉管腔，从而改善心肌的血流灌注的治疗方法。

2.介入治疗指征

① 对于慢性稳定型冠心病有较大范围心肌缺血证据的患者，介入治疗是缓解症状的有效方法之一。

② 不稳定型心绞痛和非ST段抬高型心肌梗死的高危患者，提倡尽早介入治疗。高危患者主要包括反复发作心绞痛或心肌缺血或充分药物治疗时活动耐量低

下；血心肌酶指标升高；心电图新出现的ST段压低；出现心力衰竭或出现二尖瓣反流或原有反流恶化；血流动力学不稳定；持续室速；6个月内接受过介入治疗；曾行冠脉旁路移植术等。

③ 对于急性ST段抬高型心肌梗死患者早期治疗的关键在于开通梗死相关血管（IRA），尽可能挽救濒死心肌，降低患者急性期的死亡风险并改善长期预后。

3. 技术分类

（1）经皮冠状动脉腔内成形术（percutaneous transluminal coronary angioplasty，PTCA） 采用股动脉途径或桡动脉途径，将指引导管送至待扩张的冠状动脉口，再将相应大小的球囊沿导引钢丝送到狭窄的节段，根据病变的特点用适当的压力和时间进行扩张，达到解除狭窄的目的。但单纯PTCA冠状动脉急性闭塞和再狭窄的发生率较高。急性闭塞多见于术后24h内，发生率在3%～5%，可导致患者急性心肌梗死，甚至死亡。再狭窄一般发生于术后6个月内，发生率在25%～50%，患者会再次出现心绞痛症状，多需再次血运重建。由于以上的局限性，目前已很少单独使用。

（2）冠状动脉支架植入术 将以不锈钢或合金材料制成的网状带有间隙的支架置入冠状动脉内狭窄的节段支撑血管壁，维持血流通畅，可减少PTCA后的血管弹性回缩，并封闭PTCA时可能产生的夹层，大大减少了PTCA术中急性血管闭塞的发生。但由于支架置入部位内膜增生性改变，术后支架内再狭窄仍是主要的问题。早期应用的是裸金属支架（bare metal stent，BMS），术后6个月内再狭窄率为20%～30%。药物洗脱支架（drug eluting stent，DES）在裸金属支架的表面增加具有良好生物相容性的涂层和药物，此种支架置入后，平滑肌增生被抑制，使再狭窄进一步降低（10%以下）。但DES使血管内皮化延迟而造成支架内血栓发生率较高。

（3）冠状动脉旋磨术（rotational atherectomy） 冠状动脉旋磨术是采用呈橄榄形的带有钻石颗粒的旋磨头，根据"选择性切割"的原理选择性地磨除纤维化或钙化的动脉硬化斑块，而不会切割有弹性的组织和正常冠脉。其主要应用于严重狭窄伴重度钙化的病变。

（4）冠脉内血栓抽吸 应用负压的抽吸导管将冠脉内的血栓抽出。其多用于血栓性病变或大隐静脉桥血管病变。

（5）切割球囊成形术 是在球囊上纵向安装3～4片微型刀片，当球囊开始扩张时，刀片将血管狭窄处的增生组织切成3～4份，而后球囊充分扩张病变处。其主要用于支架内再狭窄病变或纤维组织增生为主的病变。

（6）其他 准分子激光成形术、冠脉内放射治疗等。其可用于支架内再狭窄的治疗，但临床应用较少。

4. 介入路径

（1）股动脉路径 股动脉比较粗大，穿刺成功率高。缺点是术后卧床时间长，穿刺相关并发症发生率较高，如出血、血肿、假性动脉瘤、动静脉瘘和腹膜后血肿等。

（2）桡动脉路径 术后压迫时间短，无需卧床，患者不适感较股动脉路径轻，而且并发症较少，因此逐渐成为目前 PCI 的首选路径。

 ## 冠心病的临床表现

1.典型胸痛

因体力活动、情绪激动等诱发，突感心前区疼痛，多为发作性绞痛或压榨痛，也可为憋闷感。疼痛从胸骨后或心前区开始，向上放射至左肩、臂，甚至小指和无名指，休息或含服硝酸甘油可缓解。胸痛放射的部位也可涉及颈部、下颌、牙齿、腹部等。胸痛也可出现在安静状态下或夜间，由冠脉痉挛所致，也称变异型心绞痛。如胸痛性质发生变化，如新近出现的进行性胸痛，痛阈逐步下降，以至稍事体力活动或情绪激动甚至休息或熟睡时亦可发作。疼痛逐渐加剧、变频，持续时间延长，祛除诱因或含服硝酸甘油不能缓解，此时往往怀疑不稳定型心绞痛。发生心肌梗死时胸痛剧烈，持续时间长（常常超过半小时），含服硝酸甘油不能缓解，并可有恶心、呕吐、出汗、发热，甚至发绀、血压下降、休克、心力衰竭。

2.不典型症状

需要注意一部分患者的症状并不典型，仅仅表现为心前区不适、心悸或乏力，或以胃肠道症状为主。某些患者可能没有疼痛，如老年人和合并糖尿病的患者。

3.猝死

约有1/3的患者首次发作冠心病时表现为猝死。

4.其他

可伴有全身症状，合并心力衰竭的患者可出现。

5.心电图表现

心电图是诊断冠心病最简便、最常用的方法。尤其是发作时心电图是最重要的检查手段，还能够发现心律失常。不发作时多数无特异性。心绞痛发作时ST段异常压低，变异型心绞痛患者出现一过性ST段抬高。不稳定型心绞痛多有明显的ST段压低和T波倒置。心肌梗死时的心电图表现：① 急性期有异常Q波、ST段抬高。② 亚急性期仅有异常Q波和T波倒置（梗死后数天至数星期）。③ 慢性或陈旧性期（3～6个月）仅有异常Q波。若ST段抬高持续6个月以上，则有可能并发室壁瘤。若T波持久倒置，则称陈旧性心肌梗死伴冠脉缺血。

冠心病的危险因素与危害

（一）冠心病的危险因素

1.高血压

高血压与冠状动脉粥样硬化的形成和发展关系密切，无论收缩压还是舒张压升高均会增加冠心病的发生风险。大量研究表明，高血压是冠心病的主要危险因素之一，收缩压和舒张压均与冠心病发病率显著相关，而且随着血压升高，冠心病的发病率和死亡率均呈上升趋势。即使血压处于正常高值（120 ~ 139/80 ~ 89mmHg），其危险性也高于普通人群。在＞60岁的人群中，收缩压与不良心血管事件及心血管死亡率具有更密切的联系。

2.血脂异常

高胆固醇血症、高三酰甘油血症与冠心病的发病均存在关联。血清总胆固醇（TC）是动脉粥样硬化的重要组成物质，已经被大量的人群研究及动物实验所证实。研究证实，血清总胆固醇水平为200 ~ 220mg/dL时，冠心病发生风险相对稳定；超过此限度，冠心病发生风险将随血清总胆固醇水平升高而增加。血清总胆固醇分为不同组分，其中低密度脂蛋白胆固醇（low density lipoprotein cholesterol，LDL-C）与心血管疾病发生呈正相关，而高密度脂蛋白胆固醇（high density lipoprotein cholesterol，HDL-C）则与心血管疾病发生呈负相关。TC与HDL-C比值在预测冠心病发生风险中具有重要意义。高三酰甘油血症是冠心病的独立危险因素，研究发现冠心病和三酰甘油（triglyceride，TG）呈线性关系。

3.糖尿病

糖尿病是冠心病发病的高危因素之一。据估计至2030年，全球范围内糖尿病的患病率将升高至7.7%。中国18岁以上成人糖尿病患病率为11.6%，城市高于农村。流行病学研究显示糖尿病患者易发生冠心病。男性糖尿病患者冠心病发病率较非糖尿病患者高2倍，女性糖尿病患者冠心病发生风险则较非糖尿病患者高4倍。在糖尿病患者中，血糖水平的高低也与冠心病发生风险密切相关。大规模临床调查显示，糖负荷1h后的血糖水平和冠心病、脑卒中及全因死亡均呈显著正相关。

4.肥胖和超重

肥胖在冠心病危险因素中的作用是被逐步发现的。多项前瞻性研究证明，超重可增加冠心病的发生风险，向心性肥胖更是冠心病的高危因素。实际上，心血管疾病发生风险的增加不仅限于与重度肥胖有关，在"正常体重"范围上限时，心血管疾病的发生风险就开始增加，随着体重的增加，危险性逐步增大。

5. 吸烟

吸烟是冠心病的重要危险因素之一已经达成基本共识。发达国家人群的吸烟率有所下降，但全球烟草使用量却在增加。冠心病发生风险与每天吸烟量以及烟龄有关。研究发现每天吸烟大于、等于、小于20支烟的人群冠心病发生风险分别提高7.25倍、2.67倍、1.43倍。此外，吸烟者心肌梗死发生风险较不吸烟者高出1.5～2.0倍。

6. 不良饮食习惯

不良饮食习惯包括过多的热量摄入导致的超重和肥胖，过多的胆固醇摄入引起血脂紊乱，过多的盐摄入导致血压不稳等。

7. 性别

冠心病发病存在性别差异。研究发现，男性冠心病发病率高于女性。非绝经女性不容易发生冠心病，绝经女性冠心病发病率为非绝经女性的2倍。

8. 心理社会因素

心理社会因素包括环境应激源和个性特征模式两方面。暴露于应激源可以指急性的一次应激，也可以指高度紧张工作条件下的长期慢性紧张。个人应对环境紧张的行为反应包括抑郁等心理因素，还包括不健康的生活方式，如吸烟、不合理的饮食习惯、缺乏运动等。研究认为，沮丧和敌意等情绪因素对冠心病发病率和死亡率的影响独立于传统危险因素之外。在实际临床工作中，当我们面对患者时，需从整体观点出发加以评价，当其危险因素可能包括了社会环境、工作状况、个人情绪反应以及生活方式等多方面时，全面改善这些危险因素可能会提高治疗效果。

9. 遗传因素

遗传因素对冠心病有较强的影响。如家族性高脂血症中载脂蛋白基因多态性对血脂水平的影响，血管紧张素转化酶基因多态性对支架术后再狭窄的反应过程等，均可能影响冠心病的发病及治疗过程。

10. 年龄

冠心病相对来说是一个老年疾病，随着年龄的增长，冠心病的发病率不断提高。但是，现在冠心病发病有年轻化的趋势。

（二）冠心病的危害

冠心病严重影响患者活动耐受力，轻者如体力活动、体育运动、情绪激动时，重者日常活动甚至静息时，可出现胸闷、胸痛，明显降低生活、工作能力。发生心肌梗死造成整块心肌缺血坏死，可造成心脏扩大、心肌变薄，影响心功能，最终导致心力衰竭，表现为活动后气短、气促，夜间无法平卧等。心力衰竭逐渐恶化，治疗也较为棘手，最终往往因为心力衰竭而死亡。心脏缺氧可诱发致死性心律失常，严重者可发生心源性猝死。如果猝死发生在医院外，多数患者都来不及得到有效的治疗而发生死亡。

冠心病已成为威胁人类健康最严重的疾病之一，是全球第一位的死亡原因。中国人群冠心病死亡人数在总死亡人数中的比例由1990年的8.6%增加至2013年的15.2%；同期，冠心病死亡人数在所有心血管疾病死亡人数中的比例由29%增加至37%。随着老龄化进程的加快，我国冠心病的发病和死亡人数将持续增加。

 冠心病的社区健康管理

（一）冠心病社区健康管理的纳入排除标准

1. 纳入标准

符合冠心病诊断标准的慢性冠状动脉综合征和/或PCI术后的患者，以稳定型心绞痛为主，也包括缺血性心肌病稳定期及隐匿型冠心病，并经过二级以上医院规范化诊断治疗。

2. 排除标准

急性冠状动脉综合征患者，包括ST段抬高型心肌梗死、非ST段抬高型心肌梗死和不稳定型心绞痛。此类患者病情不稳定，甚至是危重，均需住院救治。此外，与冠心病相鉴别的有胸痛症状的疾病，如胸膜炎、心肌炎、心包炎、主动脉夹层等，均有进一步到上级医院检查诊断治疗的必要。

（二）冠心病社区健康管理的基本流程

1. 一般评估

对患者个人信息如年龄、性别、民族、文化、家庭经济收入等进行统计，建立健康档案，进行一般资料评估，明确是否可纳入社区健康管理。

2.病史评估

① 患者确诊为冠心病的时间及诊治经过。可分为慢性稳定型心绞痛患者、PCI术后患者、冠状动脉搭桥术后患者、冠心病发展到缺血性心肌病合并慢性心力衰竭的患者及少数隐匿型冠心病（有冠心病高危因素）的患者，对心功能进行分级。

② 是否伴有高血压、糖尿病、血脂异常、肝肾功能异常、其他动脉粥样硬化导致的疾病、高尿酸血症等合并症。

③ 心绞痛症状是否典型，发作的频率和严重程度加重与否，缓解方式；体力活动水平下降与否；是否有新的伴随疾病，已有的伴随疾病的严重程度，对其治疗是否加重了心绞痛；危险因素是否得到控制并增加了对危险因素的认识。

④ 患者生活方式是否健康，是否符合病情程度，患者饮食、运动、睡眠习惯及特殊嗜好，患者是否存在过量进食，高饱和脂肪酸、高胆固醇、高盐饮食，嗜甜食、运动不足、吸烟、酗酒等危险因素。血糖、血脂、血压的控制情况以及心功能情况。评估患者当前使用的所有药物，尤其是抗心绞痛药物、抗血小板药物、调脂药物及控制心力衰竭药物。掌握PCI术后用药时间和种类的特殊性。

⑤ 患者家族是否有冠心病、高血压、糖尿病、高脂血症等疾病患者。

3.体检情况评估

采集患者的体检资料，包括体重、血压、脉搏、颈静脉、颈动脉、心脏、肺、血管、肝脏、有无下肢及全身水肿等。

4.心电图检查结果评估

了解患者普通心电图、动态心电图（Holter）、超声心动图、平板运动试验检查结果，掌握既往选择性冠状动脉造影术、冠状动脉CTA、心肌核素灌注扫描等检查情况。

5.实验室检查结果评估

监测血尿便常规，监测血脂（总胆固醇、三酰甘油、高密度脂蛋白胆固醇、低密度脂蛋白胆固醇）、监测空腹及餐后2小时血糖（无糖尿病患者）、监测血糖及糖化血红蛋白（有糖尿病患者）、监测肝肾功能、肌酶（服调脂药物者）。

6.心理社会情况评估

了解患者性格特征、心理状态、家庭经济状况、家庭成员关系、近期家庭重要生活事件、患者及家属的应对方式与能力、可获得的社会支持等情况。

7.认知与技能评估

了解患者对冠心病及PCI的认知程度，现已掌握的相关技能，对改变不良生活方式的态度及保持健康行为的信心。

（三）冠心病社区健康管理的主要内容

1.冠心病患者的健康教育要点

① 生活要有规律，早睡早起，避免熬夜工作，保持良好的心态，避免情绪激动、精神紧张、焦虑等可能引起不适症状并加重心脏负担的不良情绪。

② 少吃动物脂肪和胆固醇含量高的食物，如蛋黄、鱼子、动物内脏等，多吃鱼、蔬菜、水果、豆类及其制品。糖类食品应适当控制。

③ 参加适当的体力劳动和体育活动，如散步、打太极拳、做广播操等。运动应根据自身的身体条件、兴趣爱好选择。运动要量力而行，使全身气血流通，减轻心脏负担。

④ 肥胖者要逐步减轻体重。

⑤ 治疗高血压、糖尿病、高脂血症等与冠心病有关的疾病。

⑥ 戒除不良嗜好，不吸烟，不酗酒。吸烟是造成心肌梗死、脑卒中的重要因素，应绝对戒烟，限制或不饮酒，避免烈性酒摄入。不饮浓茶、咖啡，因刺激性饮料可使心跳加快、血压升高，诱发心绞痛及心律失常。

⑦ 限制食盐，每日5g以下。饮食宜清淡，易消化。少食油腻食物、脂肪、糖类，要有足够的蔬菜和水果，少食多餐，晚餐量少。

⑧ 保持大便通畅，避免用力排便。

⑨ 随身携带硝酸甘油或速效救心丸等急救药品，心绞痛发作时舌下含服。若持续疼痛或服药不能缓解，应立即送医院急诊。

⑩ 按医生处方服药，每三个月门诊复查心电图、血脂等。

2.非药物治疗管理

（1）戒烟限酒　烟草中的有害物质包括尼古丁、烟焦油、一氧化碳等，吸烟与冠状动脉粥样硬化有明显关联，是诱发冠心病的重要因素。吸烟者冠心病和心肌梗死的患病率均高于不吸烟者，女性吸烟的危害比男性更大。吸烟的危害不完全可逆，越早戒烟越好。冠心病患者在戒烟后的即刻即可获益。酒精及其代谢产物——乙醛和醋酸盐，可直接毒害心肌。缺少某些维生素（维生素B_1等）、矿物质（硒等）或者电解质（镁、磷、钾等）会加重酒精对心肌功能的影响。饮酒导致利尿等原因可致上述物质缺乏。心肌细胞是构成心脏的基本单位，具有收缩和舒张的特性。饮酒会致心肌细胞和心肌间质纤维化，使得心肌收缩和舒张功能减退。世界卫生组织（WHO）曾声明"少量饮酒有益健康"的说法没有科学依据，并重申酒精消费是引起健康损害最严重的世界性问题。如果说适量饮酒是为了增加高密度脂蛋白胆固醇，那就有些得不偿失，因为完全可以通过戒烟、锻炼和平衡膳食等科学方式来提高高密度脂蛋白胆固醇，而无须采用饮酒这一有损健康的方式。酒精是仅次于烟草的第二号杀手，它引起的死亡比所有非法药物引起的死亡总和还多。因此，WHO建议，适度饮酒有益健康的口号应改为"饮酒越少越好"。

（2）饮食管理　饮食宜少量多餐，切忌暴饮暴食。

① 冠心病患者要少食甜食及纯糖，糖类摄入过多（包括主食量过多）可造成热量超标，在体内同样可转化生成脂肪，引起肥胖，并使血脂升高。

② 减少每日胆固醇的摄入，胆固醇的摄入量不应超过300mg/d。膳食胆固醇含量对体内脂质代谢会产生一定影响，应适当加以控制。脂肪的摄入不应超过总热量的30%，其中饱和脂肪酸应控制在占总热量的10%以内。尽量少用动物内脏（如猪肝、肾、脑及鱼子等）、墨斗鱼、松花蛋、肥肉、动物油脂、黄油、奶油、全脂乳、蛋黄、椰油等含胆固醇高的食物。可多选用水产鱼类，因其蛋白质优良，易消化吸收，且对血脂有调节作用，与畜肉类食品相比更有利于防治冠心病。应多选用豆类及豆制品，既可保证优质蛋白质供给，又能提供必需脂肪酸，避免动物性食物饱和脂肪酸和胆固醇的过多摄入，多吃一些瘦肉、鱼肉、鸡蛋、乳类、黄豆或豆制品。总热量限制在标准以内，使体重维持在标准水平，如果超重应进一步限制总热量，或适当增加体力活动。

③ 适当增加膳食纤维摄入，保持大便通畅。膳食纤维能吸附胆固醇，阻止胆固醇被人体吸收，并能促进胆酸从粪便中排出，减少胆固醇的体内生成，故能降低血胆固醇。

④ 多摄入新鲜蔬菜和水果，提供维生素C、B族维生素和适量膳食纤维。多吃蔬菜和水果的好处是既能补充体内所需的维生素和无机盐，又能通利大便，预防便秘。维生素C能促进胆固醇生成胆酸，从而有降低血胆固醇作用；还能改善冠状动脉循环，保护血管壁。烟酸能扩张末梢血管，防止血栓形成；还能降低血中三酰甘油的水平。维生素E具有抗氧化作用，能阻止不饱和脂肪酸过氧化，保护心肌并改善心肌缺氧，预防血栓发生。蔬菜中还存在着很多对心脏具有保护性作用的食物，如洋葱、大蒜、紫花苜蓿、黑木耳、海带、香菇、紫菜等。进食足量的水果、蔬菜能增加饱腹感，减少油脂及高糖类的摄入，有利于减肥和控制体重。

⑤ 保证必需的无机盐及微量元素供给。碘能抑制胆固醇被肠道吸收，降低胆固醇在血管壁上沉着，故能减缓或阻止动脉粥样硬化的发展，常食海带、紫菜等含碘丰富的海产品，可降低冠心病发病率。膳食中钙、镁、钾、钠、铜、铬等也同冠心病发病有关。

⑥ 减少钠的摄入。钠促进血液循环，增加心排血量，直接增加心脏负担，对心脏血流供应不足的冠心病患者是不利的。如果钠盐摄入过多，体内水分就要按比例地增加，全身血容量也就增多，直接增加心脏负担，往往会诱发心绞痛或加重心力衰竭的程度。因此，冠心病患者在饮食中必须限制食盐的摄入，低钠饮食，

一般每日不超过5g。心力衰竭患者更应严格控制钠和水的摄入，待病情好转后，再逐步恢复正常饮食与进水量。

（3）运动管理　冠心病患者适宜的运动可以通过心理调节、神经内分泌调节等途径，明显增强心肺功能，改善血液循环系统、呼吸系统、消化系统和内分泌系统的功能状况，有利于缓解人体紧张情绪、改善生理状态，从而有利于人体的新陈代谢、提高抗病能力、增强机体的适应能力和体质，使健康水平得以提升。但运动要注重科学性，养成良好的生活习惯和运动方法。过量、不科学的运动反而会抑制免疫功能，增强上呼吸道疾病的发生率，进而造成心血管功能损伤及其他内脏系统功能紊乱，可能诱发一些心脑血管急性事件，甚至导致猝死的危险增加。

① 运动方式选择。选择有氧运动，如步行、骑车、慢跑、做健身操、游泳、跳舞（慢速）、扭秧歌、踢毽子、打太极拳等，其中走路是最好的有氧运动。

② 运动频率维持。每周锻炼4～5次为宜，最好每天都运动，每周运动不少于3次。

③ 运动强度控制。在运动中维持适宜的心率即靶心率，靶心率可简单计算为170-年龄。

④ 运动时间把握。采用强度小而时间长的方法比较适宜，提倡每次运动15～20min，最好30min以上，最长不超过60min；同时注意根据不同病情、不同阶段，选择不同的运动时间。冠心病患者不提倡晨练，早晨交感神经兴奋，易促发心脑血管急性事件。

⑤ 运动注意事项。冠心病患者要特别强调：运动前体检，根据体检结果确定有无运动禁忌证，防止运动中出现意外；不宜做剧烈的、竞技性或刺激性很强的运动，这类运动可刺激机体内升血糖的应激性激素分泌增加，增强对抗胰岛素的作用，对血糖产生不利影响，甚至使血糖升高，产生酮体，过量运动还可能诱发血压升高、心绞痛等；运动中出现不适感觉应及时停止，就地休息，如出现胸闷伴胸痛、呼吸困难、恶心、眩晕或头痛、四肢肌肉剧痛、脉搏显著加快等不适时应及时到医院就诊；运动时选择适当的运动场地，根据气候环境变化和身体变化，适当调整运动。如果发生急性病症，如上呼吸道感染、心绞痛、发热等，要在症状消失2～3天以上才能逐渐恢复运动。

（4）心理干预　冠心病作为一种负性生活事件，且病情进展的危险性会产生或加重患者的心理压力，产生一些负面情绪，如焦虑、沮丧、愤怒、恐惧、抑郁，会加重病情、影响预后。因此克服心理压力、及时疏导不良情绪、缓解精神压力对冠心病的治疗有积极意义。均衡的饮食、充足的睡眠、有序的作息、健康的社交活动、适量的体育锻炼及正确地使用药物等均有助于减轻心理压力。

3.药物治疗管理

社区管理者应提醒冠心病患者应用药物治疗，只要无禁忌证，就要坚决落实冠心病 ABCDE 二级预防原则疗法，并长期坚持，防止已诊断的冠心病患者原有冠状动脉病变加重，降低相关死亡率。

A：抗血小板治疗，如阿司匹林和（或）氯吡格雷等；ACEI/ARB 类药物；（低分子）肝素抗凝（不稳定时）；抗心绞痛治疗，如用硝酸酯类药物及非二氢吡啶类 CCB。

B：β 受体阻滞药，血压控制至理想水平。

C：他汀类调脂药物使 LDL-C 降至理想水平，彻底戒烟。

D：控制糖尿病，合理膳食。

E：有氧性的适量体力运动与健康教育。

（1）冠心病用药分类

① β 受体阻滞药。β 受体阻滞药能够抑制心脏 β 肾上腺素能受体合成，从而减慢心率，减弱心肌收缩力，降低血压，减少心肌耗氧量和心绞痛发作，增加运动耐量。常用的 β 受体阻滞药有酒石酸美托洛尔片、琥珀酸美托洛尔缓释片、比索洛尔、卡维地洛等。见表 7-1。

表7-1 常用肾上腺素能拮抗药物

药物分类	药物名称	起始剂量	目标剂量	达峰时间	半衰期	用药须知
选择性 β₁ 受体阻滞药	美托洛尔	酒石酸美托洛尔片 12.5～25mg/次，bid	50～100mg/次，bid	1～2h	3～4h	高度房室传导阻滞、严重心动过缓、心力衰竭急性期、支气管痉挛性疾病、周围血管病患者禁忌
		琥珀酸美托洛尔缓释片 47.5mg/次，qd	47.5～190mg/次，qd	3～7h	12～24h	
	比索洛尔	2.5mg/次，qd	2.5～10mg/次，qd	3～4h	10～12h	
	阿替洛尔	6.25～12.5mg/次，qd	2.5～50mg/次，qd	2～4h	6～10h	可能掩盖甲状腺功能亢进和低血糖表现
α₁ 和 β 受体阻滞药	阿罗洛尔	5mg/次，bid	5～15mg/次，bid	2h	10～12h	长期应用者避免突然停药，在 1～2 周内逐渐减量停药
	卡维地洛	12.5mg/次，qd	12.5～25mg/次，bid	1h	6～7h	
	拉贝洛尔	100mg/次，bid	200～400mg/次，bid	1～2h	5.5h	

β 受体阻滞药用药后要求静息心率降至 55～60 次/分，严重心绞痛患者如无心动过缓症状，可降至 50 次/分。如无禁忌证，β 受体阻滞药应作为慢性稳定型心

绞痛（CSA）的初始治疗药物。β受体阻滞药能够降低心肌梗死后稳定型心绞痛患者死亡和再梗死的风险。目前可用于治疗心绞痛的β受体阻滞药有多种，给予足够剂量均能有效预防心绞痛发作。目前临床更倾向于使用选择性β_1受体阻滞药，如美托洛尔、阿替洛尔及比索洛尔或同时具有α和β受体阻滞的药物。

伴严重心动过缓和高度房室传导阻滞、窦房结功能紊乱、明显支气管痉挛或支气管哮喘患者禁用β受体阻滞药。外周血管疾病及严重抑郁均为应用β受体阻滞药的相对禁忌证。慢性肺源性心脏病患者可谨慎使用高度选择性β_1受体阻滞药。无固定狭窄的冠状动脉痉挛造成的缺血，如变异型心绞痛，不宜使用β受体阻滞药，此时CCB是首选药物。推荐使用无内在拟交感活性的β受体阻滞药。β受体阻滞剂的使用剂量应个体化，目前在住院和门诊治疗的患者中普遍未达到较为有效的治疗剂量，其使用方法应由较小剂量开始，逐渐增加，当达到上述静息心率时维持当前剂量。

② 硝酸酯类药物。硝酸酯类药物为内皮依赖性血管扩张剂，能够减少心肌耗氧量，改善心肌灌注，缓解心绞痛症状。硝酸酯类药物会反射性增加交感神经张力，使心率加快。因此，常联合负性心率药物如β受体阻滞药或非二氢吡啶类CCB治疗CSA。联合用药的抗心绞痛作用优于单独用药。舌下含服或喷雾用硝酸甘油可作为心绞痛发作时缓解症状用药，也可于运动前数分钟使用，以减少或避免心绞痛发作。长效硝酸酯类药物用于降低心绞痛发作的频率和程度，并可能增加运动耐量。长效硝酸酯类药物不适宜治疗心绞痛急性发作，而适宜长期治疗。每天用药时应注意给予足够的无药间期，以减少耐药性的发生。硝酸酯类药物可舒张动脉侧支循环，增加缺血区域的血流供应，预防和逆转冠状动脉收缩和痉挛。对于稳定型冠状动脉疾病，硝酸酯类药物治疗目的是预防和减少缺血事件的发生，提高患者生活质量。严重主动脉瓣狭窄或肥厚型梗阻性心肌病引起的心绞痛，不宜使用硝酸酯类药物。常用的硝酸酯类药物有硝酸甘油、硝酸异山梨酯、单硝酸异山梨酯等。见表7-2。

表7-2 常用硝酸酯类药物

药物名称	给药途径	起效时间	作用持续时间	剂量	用药须知
硝酸甘油	舌下含服	2～3min	20～30min	0.3～0.6mg/次，最大1.5mg，5min后可重复含服	可能出现头痛、头晕、低血压
	喷剂	2～3min	20～30min	0.4mg/次，舌下喷用，5min后可重复使用	
	静脉制剂	立即	连续静脉滴注12～24h即耐药	5～200mg/min	

续表

药物名称	给药途径	起效时间	作用持续时间	剂量	用药须知
硝酸异山梨酯	舌下含服	3～5min	1～2h	2.5～15mg/次，5～10min后可重复含服	避免用于严重低血压、贫血、机械性梗阻性心力衰竭、外伤性及出血性颅内高压者 舌下含服需保证舌下黏膜湿润
	平片	15～40min	4～6h	5～80mg/次，每日2～3次	
	缓释制剂	60～90min	10～14h	40mg/次，每日1～2次	
	静脉制剂	立即	连续静脉滴注12～24h即耐药	1.25～5.0mg/h，每日2次	
单硝酸异山梨酯	平片	30～60min	3～6h	10～20mg/次，每日2次	
	静脉制剂	30～60min	10～14h	30～60mg/次，每日1次	

③ 钙通道阻滞药（CCB）。CCB通过改善冠状动脉血流和减少心肌耗氧量发挥缓解心绞痛的作用，对变异型心绞痛或以冠状动脉痉挛为主的心绞痛，CCB是一线治疗药物。常用的CCB有硝苯地平（平片、缓释片、控释片）、苯磺酸氨氯地平、左旋氨氯地平、非洛地平、地尔硫䓬、维拉帕米等。地尔硫䓬和维拉帕米能够减慢房室传导，常用于伴有心房颤动或心房扑动的心绞痛患者。这两种药物不宜用于已有严重心动过缓、高度房室传导阻滞及病态窦房结综合征的患者。当稳定型心绞痛合并心力衰竭必须应用长效CCB时，可选择氨氯地平或非洛地平。β受体阻滞药和长效CCB联用较单药更有效。见表7-3。

表7-3 常用CCB类药物

药物分类	药物名称	剂型	起始剂量	目标剂量	达峰时间	半衰期	用药须知
二氢吡啶类CCB	硝苯地平	平片	10mg/次，tid	10～30mg/次，tid	0.5～1h	1.7～3.4h	可出现头痛、面部潮红、血管源性水肿、便秘、心功能恶化、心动过缓
		缓释片	10mg/次，bid	10～20mg/次，bid	1.6～4h	1.7～3.4h	
		控释片	30mg/次，qd	30～60mg/次，qd	6～12h	1.7～3.4h	

续表

药物分类	药物名称	剂型	起始剂量	目标剂量	达峰时间	半衰期	用药须知
二氢吡啶类CCB	氨氯地平	苯磺酸氨氯地平	2.5mg/次，qd	2.5～10mg/次，qd	6～12h	35～50h	非二氢吡啶类CCB可导致：房室分离、房室传导阻滞、心动过缓、窦房结功能障碍 短效二氢吡啶类CCB药物存在增加心血管意外风险 失代偿性心力衰竭患者禁用二氢吡啶类CCB
		左旋氨氯地平	2.5mg/次，qd	2.5～5mg/次，qd	6～12h	35～50h	
	拉西地平	平片	4mg/次，qd	4～8mg/次，qd	0.5～1.5h	8～10h	
	非洛地平	缓释片	2.5mg/次，qd	2.5～10mg/次，qd	2.5～5h	10～22h	
苯硫类CCB	地尔硫草	平片	30mg/次，bid～tid	30～90mg/次，bid～tid	1～2h	3.5h	
		缓释片	90mg/次，qd	90mg/次，qd～bid	6～11h	3.5h	
苯烷胺类CCB	维拉帕米	平片	120mg/次，qd～bid	120～240mg/次，qd～bid	5～7h	12h	

④ 抗血小板药

a.阿司匹林：通过抑制环氧化酶和血栓烷A_2（TXA_2）的合成发挥抗血小板聚集的作用，所有患者如无用药禁忌证均应服用。

b.氯吡格雷：为P2Y12受体拮抗剂，主要用于近期心肌梗死患者，与阿司匹林联合用于ACS患者（包括支架植入后），用来预防动脉粥样硬化血栓形成事件，同时可用于对阿司匹林禁忌患者。其常用维持剂量为75mg，每天1次口服。氯吡格雷可用于对阿司匹林不耐受患者的替代治疗。

c.替格瑞洛：为新型P2Y12受体拮抗剂，既往有1～3年心肌梗死病史且合并至少一项以上缺血高危因素[＞65岁、糖尿病、二次心肌梗死、冠状动脉多支病变、肾功能不全（肌酐清除率＜60mL/min）]的患者，可考虑采用阿司匹林联合替格瑞洛（60mg，每日2次）12～30个月的长期治疗，治疗期间严密监测出血。

⑤ 他汀类药物。3-羟基-3-甲基戊二酰辅酶A（HMG-CoA）还原酶抑制剂以降低血清、肝脏、主动脉中的TC及极低密度脂蛋白胆固醇、LDL-C水平为主，具有降血脂、保护血管内皮细胞功能、稳定粥样斑块等作用。在应用他汀类药物时，应严密监测转氨酶及肌酸激酶等生化指标，及时发现药物可能引起的肝脏损害和肌病。采用强化降脂治疗时，更应注意监测药物的安全性。临床常用他汀类药物有瑞舒伐他汀、阿托伐他汀、普伐他汀、辛伐他汀及氟伐他汀。见表7-4。

表7-4 常用他汀类药物

药物名称	给药途径	建议剂量和用法	主要不良反应
洛伐他汀	口服	25～40mg/次，每晚1次	
辛伐他汀	口服	推荐的起始剂量为20～40mg/次，每晚1次，建议剂量范围为每天5～80mg，剂量应根据基础LDL-C水平进行个体化调整。调整剂量应间隔4周或以上	
阿托伐他汀	口服	推荐的起始剂量为10mg/次，每晚1次，最大剂量为80mg/d，剂量应根据基础LDL-C水平进行个体化调整。调整剂量应间隔4周或以上	肌病和肝脏不良反应，其他少见不良反应还有胃肠反应、皮肤潮红、头痛等
瑞舒伐他汀	口服	推荐的起始剂量为5mg/次，每晚1次，最大剂量为20mg/d，剂量应根据基础LDL-C水平进行个体化调整。调整剂量应间隔4周或以上	
普伐他汀	口服	推荐的起始剂量为10～20mg/次，每晚1次，最大剂量为40mg/d，剂量应根据基础LDL-C水平进行个体化调整。调整剂量应间隔4周或以上	
氟伐他汀	口服	推荐的起始剂量为20～40mg/次，每晚1次，建议剂量范围为每天20～80mg，剂量应根据基础LDL-C水平进行个体化调整。调整剂量应间隔4周或以上	
匹伐他汀	口服	1～2mg/次，每晚1次	

⑥ 血管紧张素转化酶抑制药或血管紧张素Ⅱ受体拮抗药。血管紧张素转化酶抑制药（ACEI）是抑制血管紧张素转化酶活性的化合物。血管紧张素转化酶催化血管紧张素Ⅰ生成血管紧张素Ⅱ（AngⅡ），后者是强烈的血管收缩剂和肾上腺皮质类醛固酮释放的激活剂。ACEI通过抑制AngⅡ的生物合成而控制高血压；血管紧张素Ⅱ受体拮抗药（ARB）选择性阻断血管紧张素受体1（AT1），阻断了AngⅡ收缩血管、升高血压、促进醛固酮分泌、水钠潴留、交感神经兴奋等作用，产生与ACEI相似的降压作用。除有效降压外，ACEI和ARB还具有心肾保护作用，可减少各类心血管事件的发生。对于稳定型心绞痛患者合并糖尿病、心力衰竭或左心室收缩功能不全的高危患者均应使用ACEI。常用的ACEI有卡托普利、贝那普利、福辛普利、培哚普利、雷米普利等，ARB有氯沙坦、缬沙坦、厄贝沙坦、奥美沙坦、坎地沙坦等。见表7-5、表7-6。

表7-5　常用ACEI类药物

药物名称	起始剂量	目标剂量	达峰时间	半衰期	用药须知
卡托普利	12.5mg/次，tid	12.5～75mg/次，qd	1.0～1.5h	2h	主要不良反应：刺激性干咳、低血压、血管神经源性水肿、头痛、高血钾、低血钾、肾功能损伤
贝那普利	5mg/次，qd	5～40mg/次，qd	2～4h	11h	
福辛普利	10mg/次，qd	10～40mg/次，qd	3h	12h	
依那普利	5mg/次，qd	5～40mg/次，qd	1h	11h	
培哚普利	4mg/次，qd	4～8mg/次，qd	2～4h	30～120h	妊娠、双侧肾动脉狭窄、肾功能恶化（血肌酐＞225mmol/L）、高血钾者禁忌
雷米普利	2.5mg/次，qd	2.5～10mg/次，qd	1h	13～17h	避免用于主动脉狭窄或流出道梗阻，以及肾血管疾病者
赖诺普利	5mg/次，qd	5～40mg/次，qd	6～8h	12h	
咪达普利	2.5mg/次，qd	2.5～10mg/次，qd	2h	8h	使用前、使用期间应评估肾功能

表7-6　常用ARB类药物

药物名称	起始剂量	目标剂量	达峰时间	半衰期	用药须知
奥美沙坦	20mg/次，qd	20～40mg/次，qd	1～2h	13h	主要不良反应：低血压、血管神经源性水肿、头痛、高血钾、低血钠、肾功能损伤
厄贝沙坦	150mg/次，qd	150～300mg/次，qd	1～1.5h	11～15h	
坎地沙坦	4mg/次，qd	4～8mg/次，qd	3～4h	9h	
氯沙坦	25mg/次，qd	25～100mg/次，qd	3～4h	6～9h	妊娠、双侧肾动脉狭窄、肾功能恶化（血肌酐＞225mmol/L）、高血钾者禁忌
替米沙坦	20mg/次，qd	80mg/次，qd	0.5～1h	＞20h	
缬沙坦	80mg/次，qd	80～160mg/次，qd	2h	9h	避免用于主动脉狭窄或流出道梗阻，以及肾血管疾病者
阿利沙坦	80mg/次，qd	80～240mg/次，qd	1.5～2.5h	10h	
依普罗沙坦	600mg/次，qd	600～1200mg/次，qd	1～3h	5～7h	使用前、使用期间应评估肾脏功能

⑦ 代谢性药物。曲美他嗪通过调节心肌能源底物，抑制脂肪酸氧化，优化心肌能量代谢，改善心肌缺血及左心功能，缓解心绞痛。可与β受体阻滞药等抗心肌缺血药物联用。其常用剂量为60mg/d，分3次口服。

⑧ 祖国传统医药。包括通心络、冠心舒通胶囊、复方丹参滴丸、麝香保心丸、参芍片、速效救心丸等。

（2）用药观察

① β受体阻滞药。主要不良反应有低血压、心动过缓；使用胰岛素治疗的糖尿病患者的低血糖反应；支气管痉挛；肢端循环障碍，如四肢冰冷、发绀、脉搏消失；消化系统不良反应，如腹泻、恶心、胃痛、消化不良、便秘；中枢神经系

统不良反应，如多梦、幻觉、失眠、疲乏、眩晕以及抑郁等。

② 他汀类药物。常见的不良反应如失眠、头痛、腹泻、便秘等；较为严重的不良反应如肌病风险、糖尿病风险、肝酶异常、对认知功能的影响等。

③ 血管紧张素转化酶抑制药。咳嗽是最常见的不良反应，为无痰干咳，夜间为重；肾功能减退、蛋白尿，存在基础肾功能不全或心力衰竭的患者更易发生；高钾血症；首剂低血压是这类药物常见的不良反应，尤其在老年、血容量不足及心力衰竭患者中容易发生；肝功能异常、味觉及胃肠功能紊乱；皮疹、血管神经性水肿为药物的过敏反应，一旦出现应立即停药。

④ 血管紧张素Ⅱ受体拮抗药。耐受性好，安全可靠，而无明显ACEI类药物具有的不良反应，特别是少有咳嗽的不良反应。少数患者用药后可出现轻微头晕、头痛，发生率为4%。干咳发生率与安慰剂相仿为3%，比ACEI显著减少；头痛及水肿比钙通道阻滞药少，偶有高血钾。

⑤ 钙通道阻滞药。常见的不良反应包括外周水肿、便秘、心悸、面部潮红，低血压也时有发生，其他不良反应还包括头痛、头晕、虚弱无力等。

⑥ 硝酸酯类药物。头痛是硝酸酯类药物最常见的不良反应，此外还有面部潮红、心率加快、低血压等不良反应。舌下含服硝酸甘油可引起口臭；少见皮疹；长期大剂量使用可引起高铁血红蛋白血症。

⑦ 抗血小板药物。

a.过敏反应：一旦用药过程中出现皮疹、哮喘等过敏反应，应立即停药，并加用抗过敏药。

b.胃肠道反应为该药常见的不良反应，表现为上腹部不适、恶心、食欲减退。

c.出血倾向：部分患者可出现皮肤、黏膜出血，皮肤出血患者减小服药剂量或暂时停用抗血小板药物即可消失，黏膜出血以消化道出血比较常见，一旦发生须立即停药，并送医院进一步检查治疗。

此外还有肝酶水平升高及白细胞减少、血小板降低等不良反应。

⑧ 代谢性药物。曲美他嗪有头晕、食欲减退、皮疹等不良反应。

（3）用药指导

① 加强沟通。对患者的自理情况、文化程度、听力、视力、心理状况、容易引起复发的因素进行了解，制订详细的个体用药指导计划，尽可能向本人及家属反复宣教，讲解药物用法、剂量、不良反应、有效期及储藏方法，并用文字记录，放在容易找到的地方，做到患者能够复述和心中有数。协助患者找出影响服药依从性的主要原因：无自我症状，担心药物不良反应，对疾病危害性认识不足，就诊不便，药物疗效不好，药物太贵，忘记服药，疾病好转自动停药，药物不良反应等。要向患者介绍严格遵医嘱服药的重要性，嘱咐患者坚持规范用药。

② 定期检查。经常询问患者是否服药，服药时间是否定时、剂量是否适当，有无停服、漏服或过早停药；目前患者活动、饮食、睡眠，有无胸闷、心悸、气

促等情况。根据所掌握的情况，随时调整用药量或补充用药。对硝酸酯类、速效救心丸等药物告知要每6个月一换、放在棕色瓶中，随时随地均要随身携带。

③ 注意服药体位。在服药时，告知患者最好取端坐位，用温开水送服，一次不可过多，不易吞服的药物可磨碎，服完后再饮少量水。一次含服、吞服均不可过多。对自理缺陷、言语沟通困难者应助其张口，确保药物完全含化或吞服。用药后，要随时注意药物的不良反应。平时，尽可能用最小有效药物量，用药时，尽量有陪护者或家属在身边，如出现头晕、眼花、头痛、心悸、气促、胃部不适等情况，应立即来院就诊或打电话求助医师；用药后，嘱患者休息或平卧片刻，并向医师总结反映药物的疗效。

④ 不能随便加大药量。有些冠心病患者治病心切，恨不能一下子把病治好，不按照医嘱吃药，擅自加大药量，结果欲速则不达。例如硝酸甘油是缓解心绞痛的速效药，个别患者因一次含服不见效，就在短时间内连续服好几片，结果不仅疗效不佳，反而疼痛加剧。这是因为任意加大硝酸甘油量可以直接造成冠状动脉痉挛，还会产生耐药性。因此，遇到用药效果不佳时，应及时去医院就医。

⑤ 不能突然停药。冠心病是需要长期坚持用药的，患者用药不可随意而为，否则病情随时都可能发生变化甚至加重。有一部分冠心病患者在胸闷、憋气等症状时用药很准时，一旦病情有了好转，或者症状消失时就随意停药。患者最好听医生的建议，不要自作主张擅自停药。

⑥ 不能随便服用中成药。中成药治疗冠心病有明显的优势，尤其是对西药疗效不佳的患者。但很多人对中成药不了解，看到别人服用有效就拿来吃。其实中成药是不可以随便服用的，要分清年龄、性别、体质因素、居住环境等，应在医生指导下根据病症选药。

4.家庭照护者的培训

对家属进行宣传教育。评估家属对患者的关心程度、家庭经济状况、患者与家庭成员间的关系。指导家属掌握冠心病饮食、运动、用药、安全相关知识，掌握正确测量血压、脉搏的方法。让家属了解药物的具体用法、目的、方法、药物不良反应，药物要放在伸手可及处，并经常协助检查药品的失效期。掌握正确保存药物、监督患者服药及避免漏服药物的方法。在用药过程中让家属在旁边观察、监测、督促、提醒及协助，掌握患者发生急性情况时紧急处置的方法。对自理缺陷、视听障碍者要完全帮助。

5.冠心病患者的随访管理

（1）随访目的　监测冠心病的危险因素及并存的相关疾病的变化；监测心绞痛的症状，做到病情变化及时转诊；评估治疗反应，及时调整治疗方案，避免心脑血管急性事件的发生，延长寿命。

（2）随访步骤　建立或填写个人健康档案，有条件的输入计算机备案；建立规律的随访制度；制订相应的治疗计划和危险因素（吸烟、高胆固醇、高血压等）干预计划；建立转诊路径；建立急诊路径。

（3）随访内容　① 了解患者自觉症状，包括体力活动水平下降与否，治疗耐受程度，是否有新的伴随疾病，已有的伴随疾病的严重程度，对其治疗是否加重了心绞痛，心绞痛发作的频率和严重程度加重与否，是否成功地消除了危险因素并增加了对危险因素的认识。② 评估患者当前使用的所有抗心绞痛药物及抗血小板治疗情况。③ 评估患者生活方式，血糖、血脂、血压的控制情况以及心功能情况，评估患者当前使用的所有药物。④ 体检（体重、血压、脉搏、颈静脉、颈动脉、心脏、肺、血管、肝脏、有无水肿等）。⑤ 心电图检查。⑥ 必要的化验检查，包括血脂（血清总胆固醇、三酰甘油、高密度脂蛋白胆固醇、低密度脂蛋白胆固醇）、血糖、糖化血红蛋白、肝肾功能、肌酶（服调脂药者）。

6.冠心病社区管理的转诊

（1）社区初诊冠心病转出条件
① 怀疑或确诊为急性心肌梗死；
② 怀疑或确诊为不稳定型心绞痛；
③ 怀疑或确诊为慢性冠状动脉综合征；
④ 初始心电图即显示既往有心肌梗死；
⑤ 患者症状不典型，需要进一步确诊；
⑥ 有冠心病阳性家族史，且有多种危险因素；
⑦ 初次发现患有重大共存疾病，如糖尿病。

（2）社区随诊冠心病转出条件
① 冠心病患者出院后的定期医院专科复诊随访；
② 心脏听诊发生变化，怀疑有新病情出现；
③ 治疗无效或效果不佳；
④ 进行患者个体管理时出现困难，特别是具有较多危险因素者；
⑤ 患者不服从社区医生的治疗；
⑥ 患者或家属要求尽早转诊。

 经皮冠状动脉介入治疗术后社区健康管理

PCI术后的冠心病患者，其基本治疗管理仍与未行PCI术的冠心病患者相同。但多数接受PCI术的患者，其冠心病危险因素依然存在，由于植入支架后患者的心理压力，以及可能造成血管内再狭窄，需长期服用药物等，给患者的术后生活带来了极大的精神与经济负担，影响了患者工作能力恢复、生活质量改善和心脏功能康复。因此，随着PCI治疗技术的临床应用普及，开展PCI术后患者出院后的社区健康管理，建立完善的健康管理档案，制订科学的健康管理计划，实施针对性的、个性化的健康管理干预措施，控制冠心病的危险因素，积极进行康复及合理的药物治疗等二级预防措施，以增强冠心病患者的PCI术后效果，降低并发症，提高其生活质量和心脏功能康复水平，改善预后。

PCI术后康复治疗包括规律运动、合理膳食、改善生活习惯、心理调整和药物治疗等方面。

（一）以规律运动为主的心脏康复治疗

ACS患者PCI治疗后，心功能正常、Ⅰ级和Ⅱ级患者，在做家务活动的同时进行一些中低等强度的有氧运动，如打太极、慢走（或中等速度走）、骑脚踏车等，每次不低于10min（也可控制在10min以内）；每天2～3次，累计时间20～50min；每周运动3～5天，累计时间60～150min。对心功能Ⅲ级及以上术后患者，根据患者病情和承受能力，鼓励患者从事适度的家务活动，每天可适当进行低强度的有氧运动、抗阻锻炼及平衡能力锻炼。有氧运动要有家人陪伴，以打太极、慢走为主，根据个人情况每次运动时间不超过10min、每天运动2～5次。

抗阻锻炼主要锻炼四肢肌肉力量，以徒手或器械辅助方式为主，器械辅助要采取低负荷模式，逐渐增加锻炼强度，切忌剧烈运动。平衡能力锻炼采取单腿站立，由睁眼逐步过渡到闭眼模式，为防跌倒最好有辅助支撑，每次站立1～3min，两腿交替锻炼运动中若出现心绞痛或心律失常状况，则应立即暂停运动。

（二）建立良好的生活、饮食习惯

建立良好的生活、饮食习惯是保证PCI术后康复效果的重要因素。应保持良好的生活习惯，每天保持规律作息和充足睡眠，应注意合理的膳食。控制总热量和减少饱和脂肪酸、反式脂肪酸以及胆固醇摄入。超重和肥胖者在6～12个月内减重5%～10%，使体重指数≤25kg/m²，腰围控制在男性≤90cm、女性≤85cm。彻底戒烟，并避免被动吸烟；严格控制酒精摄入。

（三）加强心理干预管理

有研究显示，冠心病患者PCI术后焦虑、抑郁与术后10年全因死亡增加相关，其中抑郁是独立的预测因素。因此，需调整患者PCI术后的心理状态。

1.规范的健康教育

对患者进行多次、耐心的程序化教育，这是帮助患者克服不良情绪的关键之

一、教育内容包括什么是冠心病、冠心病的发病原因及诱发因素、不适症状的识别、发病后的自救、如何保护冠状动脉等，并教会患者监测血压和脉搏。使患者充分了解自己的疾病及其严重程度，缓解紧张情绪，提高治疗依从性和自信心，学会自我管理。

2. 及时识别心理问题

要注意识别患者的精神心理问题，并给予对症处理。其措施包括：① 评估患者的精神心理状态。② 了解患者对疾病的担忧、患者的生活环境、经济状况和社会支持，给予有针对性的治疗措施。③ 对患者进行健康教育和咨询。促进患者伴侣和家庭成员、朋友等参与患者的教育和咨询。④ 轻度焦虑、抑郁治疗以运动康复为主，对焦虑和抑郁症状明显者给予对症药物治疗，病情复杂或严重时应请精神科医师会诊或转诊治疗。

（四）科学用药

主要向患者及家属详细讲解患者居家时的自我管理注意事项和病情观察要点，指导患者坚持按出院医嘱正确用药，以保障疾病治疗效果。教育患者掌握正确用药方法、用药时间和用药量，以保证PCI治疗效果；教育患者认识到既要正确服用抗血小板药物，又要正确服用相关辅助药物。伴有高血压、高脂血症、糖尿病及其他慢性疾病患者，因服用药物多，容易产生焦虑、厌倦、矛盾心态，要及时掌握患者用药情况，协调相关专科医生合理调配药物，减轻患者服药多的生理、心理、经济负担。教育患者用药后严密观察病情和生命体征变化，注意有无用药不良反应，定期复诊，将药物的种类、数量、效果调整到最佳状态。

调脂治疗的用药：对ACS患者，无论是否接受PCI治疗，无论基线胆固醇水平高低，均应及早服用他汀类药物，必要时联合服用依折麦布，使低密度脂蛋白胆固醇（LDL-C）＜1.8mmol/L。对冠心病患者，不论何种类型，均推荐长期服用他汀类药物，使LDL-C＜1.8mmol/L，且达标后不应停药或盲目减小剂量。若应用最大可耐受剂量他汀类药物治疗后LDL-C仍不能达标，可联合应用非他汀类调脂药物。

冠心病PCI术后合并高血压的用药：进行有效的血压管理（包括药物和非药物治疗措施），控制血压＜140/90mmHg。抗高血压药物建议首选血管紧张素转化酶抑制药（ACEI）[不能耐受者可用血管紧张素Ⅱ受体拮抗药（ARB）代替]和β受体阻滞药。β受体阻滞药可改善心肌梗死患者生存率，应结合患者的临床情况采用最大耐受剂量长期治疗。

冠心病PCI术后合并糖尿病的用药：积极控制饮食和改善生活方式并给予降糖药物治疗。应尽量选择不易导致低血糖的药物，如二甲双胍、DPP-4抑制药、

SGLT2抑制药等。推荐将糖化血红蛋白控制在7%以下。

冠心病PCI术后合并心力衰竭的用药：建议冠心病合并心力衰竭或心肌梗死后LVEF＜40%的患者尽早服用ACEI；如不能耐受ACEI，选用ARB。所有心力衰竭或左心室功能不全患者如无禁忌，尽早服用β受体阻滞药至最大可耐受剂量，并长期服用，以降低PCI术后患者心肌梗死及心源性死亡发生率。症状持续（心功能Ⅱ～Ⅳ级）且LVEF＜35%的患者，可在服用ACEI/ARB及β受体阻滞药的基础上，给予醛固酮受体拮抗药。

（五）经皮冠状动脉介入治疗术后随访

对某些特定患者（从事危险行业，如飞行员、驾驶员或潜水员以及竞技运动员；需参与高耗氧量活动；猝死复苏；未完全血运重建；PCI过程复杂；合并糖尿病；多支病变术后非靶血管仍有中等程度狭窄），建议早期复查冠状动脉造影或CT血管成像。PCI术后＞2年的患者应常规行负荷试验，负荷试验提示中高危（低负荷出现缺血、试验早期出现缺血发作、多区域的室壁运动异常或可逆的灌注缺损）的患者应复查冠状动脉造影。高危患者（如无保护左主干狭窄）PCI术后无论有无症状，术后3～12个月复查冠状动脉造影。

（杨军珂　张帆）

参考文献

[1] 中华医学会心血管病学分会介入心脏病学组，中国医师协会心血管内科医师分会血栓防治专业委员会，中华心血管病杂志编辑委员会.中国经皮冠状动脉介入治疗指南（2016）[J].中华心血管病杂志，2016，44（5）：382-400.

[2] 国家卫生计生委合理用药专家委员会，中国药师协会.冠心病合理用药指南（第2版）[J].中国医学前沿杂志（电子版），2018，10（6）：1-130.

[3] 沈迎，张瑞岩，沈卫峰.2017欧洲ST段抬高型心肌梗死管理指南要点[J].心脑血管病防治，2018，18（3）：173-175.

[4] 中国医师协会急诊医师分会，国家卫健委能力建设与继续教育中心急诊学专家委员会，中国医疗保健国际交流促进会急诊急救分会.急性冠脉综合征急诊快速诊治指南（2019）[J].临床急诊杂志，2019，29（4）：253-262.

[5] 卫生部心血管病防治中心.中国心血管病报告2014[M].北京：中国大百科全书出版社，2014：112-113.

[6] 中华医学会心血管病学分会，中华心血管病杂志编辑委员会.中国心血管病预防指南[J].中华心血管病杂志，2011，39（1）：3-8.

第八章

血脂异常

一 血脂异常的定义及分类

（一）血脂的定义

1.血脂

血脂是血清中的胆固醇、三酰甘油（TG）和类脂（如磷脂）等的总称，与临床密切相关的血脂主要是胆固醇和三酰甘油。总胆固醇（TC）分为高密度脂蛋白胆固醇（HDL-C）和低密度脂蛋白胆固醇（LDL-C）。在人体内胆固醇主要以游离胆固醇及胆固醇酯的形式存在；TG是甘油分子中的3个羟基被脂肪酸酯化而形成。血脂不溶于水，必须与特殊的蛋白质即载脂蛋白（apolipoprotein，Apo）结合形成脂蛋白才能溶于血液，被运输至组织进行代谢。

2.脂蛋白

脂蛋白分为乳糜微粒（chylomicrons，CM）、极低密度脂蛋白（very low density lipoprotein，VLDL）、中间密度脂蛋白（intermediate density lipoprotein，IDL）、低密度脂蛋白（low density lipoprotein，LDL）和高密度脂蛋白（high density lipoprotein，HDL）。此外，还有一种脂蛋白称为脂蛋白（a）[lipoprotein（a），Lp（a）]。

（1）CM　来源于食物脂肪，颗粒最大，密度最低。健康人体空腹12h后采血时，血浆中无CM。餐后以及某些病理状态下血浆中含有大量的CM时，血浆外观混浊。将含有CM的血浆放在4℃的环境中静置过夜，CM会自动漂浮到血浆表面，形成一层"奶酪"，这是检查有无CM存在最简单而又实用的方法。

（2）VLDL　主要由肝脏产生，其TG含量仍然很丰富，占一半以上。由于VLDL分子比CM小，空腹12h的血浆是清亮透明的，只有当空腹血浆中TG>3.3mmol/L（300mg/dL）时，血浆才呈乳状光泽直至混浊，但不上浮成盖。

（3）IDL　是VLDL向LDL转化过程中的中间产物，与VLDL相比，其胆固醇的含量已明显增加。正常情况下，血浆中IDL含量很低。

（4）LDL　主要由CM和VLDL代谢后产生，是血浆中胆固醇含量最多的一种脂蛋白，其胆固醇的含量（包括胆固醇酯和游离胆固醇）在一半以上。血浆中胆固醇70%在LDL内，单纯性高胆固醇血症时，血浆胆固醇浓度的升高与血浆中LDL-C水平是一致的。由于LDL颗粒小，即使血浆中LDL的浓度很高，血浆也不会混浊。

（5）HDL　有多种来源，主要由肝脏合成，也可由CM和VLDL在代谢过程中其表面物质形成新生HDL颗粒。HDL颗粒最小，密度最高，其结构特点是脂质和蛋白质部分几乎各占一半。HDL可进一步再分为HDL2和HDL3两个亚组。HDL2颗粒大于HDL3，而其密度则小于HDL3。两者的化学结构差别是，HDL2中胆固醇酯的含量较多，而载脂蛋白的含量相对较少。

（6）Lp（a）　是1963年由北欧的一位遗传学家Berg利用免疫方法发现的一种新的脂蛋白。Lp（a）的脂质成分类似于LDL，但其所含的载脂蛋白部分，除Apo B100外还含有另一分子即Apo（a），两者以二硫键共价结合。目前认为Lp（a）是直接由肝脏产生的，不能转化为其他种类脂蛋白，是一类独立的脂蛋白。1987年，Mclean等首次成功地克隆了人Apo（a）的DNA，证明其与纤溶酶原有80%的同源性。现在被证实Lp（a）与动脉粥样硬化、主动脉瓣狭窄、心肌梗死、缺血性脑卒中及全因死亡率相关。

（二）血脂异常的定义

血脂异常通常指血清中胆固醇和/或TG水平升高，因为脂质不溶或微溶于水，必须与蛋白质结合以脂蛋白形式存在才能在血液中循环，所以是通过高脂蛋白血症表现出来的，统称为高脂蛋白血症（hyperlipoproteinemia），简称为高脂血症（hyperlipidemia）。实际上血脂异常也泛指包括低高密度脂蛋白胆固醇血症在内的各种血脂异常。

（三）血脂异常的分类

简单的分类有病因分类和临床分类两种。

1.病因分类

（1）继发性高脂血症　是指由其他疾病所引起的血脂异常。可引起血脂异常的疾病主要有肥胖、糖尿病、肾病综合征、甲状腺功能减退症、肾衰竭、肝脏疾病、系统性红斑狼疮、骨髓瘤、多囊卵巢综合征等。此外，一些药物如利尿药、非心脏选择性β受体阻滞药、糖皮质激素等也可能引起继发性血脂异常。

（2）原发性高脂血症　是由单一基因或多个基因突变所致。多具有家族聚集性，有明显的遗传倾向，特别是单一基因突变者，故临床上通常称为家族性高脂血症。例如编码LDL受体基因的功能缺失型突变，或分解LDL受体的前蛋白转化酶枯草溶菌素9基因的功能获得型突变可引起家族性高胆固醇血症（familial hypercholesterolemia，FH）。家族性高TG血症是单一基因突变所致，通常是参与TG代谢的脂蛋白脂解酶或Apo C2，或Apo A5基因突变导致，表现为重度高TG血症（TG＞10mmol/L）。

2.临床分类

根据临床血脂检测的基本项目TC、TG、LDL-C和HDL-C的值分类。

（1）高胆固醇血症　单纯胆固醇升高。

（2）高三酰甘油（TG）血症　单纯TG升高。

（3）混合型高脂血症　总胆固醇和TG均有升高。

（4）低高密度脂蛋白胆固醇（HDL-C）血症　HDL-C偏低。

 血脂异常症状

高脂血症的临床表现少见，主要包括脂质在真皮内沉积所引起的黄色瘤、脂质在血管内皮沉积所引起的动脉粥样硬化以及角膜弓和脂血症眼底改变。角膜弓以FH患者为多见，但特异性并不强。眼底改变常是严重的高TG血症并伴有乳糜微粒血症的特征表现。此外，严重的高胆固醇血症尤其是纯合子型FH（HoFH）可出现游走性关节炎，罕见但多为自限性。严重的高TG血症还可引起急性胰腺炎。

 血脂异常的危险因素与危害

近年来随着社会老龄化和城市化进程加快及不健康生活方式，我国居民动脉粥样硬化性心血管疾病（atherosclerotic cardiovasculardisease，ASCVD）危险因素普遍暴露，ASCVD死亡占居民疾病死亡构成40%以上，居首位。四种类型血脂异常中以低密度脂蛋白胆固醇（LDL-C）增高为主要表现的高胆固醇血症是ASCVD（包括冠心病、缺血性脑卒中以及外周动脉疾病）最重要的危险因素。

（一）血脂异常的危险因素

临床上血脂检测的基本项目为TC、TG、LDL-C和HDL-C。其他血脂项目如Apo A1、Apo B和Lp（a）的临床应用价值也日益受到关注。

TC是指血液中各种脂蛋白所含胆固醇之总和。LDL-C浓度基本能反映血液LDL总量。影响TC的因素均可同样影响LDL-C水平。影响TC、LDL-C水平的主要因素如下。

（1）年龄与性别　TC、LDL-C水平常随年龄而上升，但70岁后不再上升甚或有所下降，中青年女性低于男性，女性绝经后TC、LDL-C水平较同年龄男性高。

（2）饮食习惯　长期高胆固醇、高饱和脂肪酸摄入可使TC、LDL-C升高。

（3）遗传因素　与脂蛋白代谢相关酶或受体基因发生突变，是引起TC、LDL-C显著升高的主要原因。

（二）血脂异常的危害

血脂异常的危害在于增加ASCVD的风险，不同类型脂蛋白具有不同的作用。

1. CM

以TG为主，正常人空腹12h后，血浆中CM已完全被清除。以往认为由于CM颗粒大，不能进入动脉壁内，一般不致动脉粥样硬化，但易诱发胰腺炎。而近来的研究表明，餐后高脂血症（主要是CM浓度升高）亦是冠心病的危险因素。CM的代谢残粒可被巨噬细胞表面受体识别而摄取，可能与动脉粥样硬化有关。

2. VLDL

由于VLDL富含TG，因此与动脉粥样硬化的关系一直存在争议。TG轻至中度升高常反映VLDL及其残粒（颗粒更小的VLDL）增多，这些残粒脂蛋白由于颗粒变小，可能具有直接致动脉粥样硬化作用。但多数研究提示，TG升高很可能是通过影响LDL或HDL的结构而具有致动脉粥样硬化作用。调查资料表明，血清TG水平轻至中度升高者冠心病危险性增加。当TG重度升高时，常可伴发急性胰腺炎。目前多数学者认为，血浆VLDL水平升高是冠心病的危险因子。

3. IDL

一直被认为具有致动脉粥样硬化作用。但是，由于IDL的分离技术相对复杂，有关血浆IDL水平与冠心病的大型临床研究报道不多。有研究表明，血浆IDL浓度升高常易伴发周围动脉粥样硬化。

4. LDL

LDL是所有血浆脂蛋白中首要的致动脉粥样硬化性脂蛋白。已证明粥样硬化斑块中的胆固醇来自血液循环中的LDL。LDL主要是由CM和VLDL转化而来，含高量的胆固醇和胆固醇酯主要在肝外组织被利用，其代谢取决于与LDL受体结合活性。LDL是将胆固醇转运到肝外组织细胞加以利用的脂蛋白。由于体内

60%～70%的胆固醇存在于LDL中，血清TC水平升高主要为LDL-C升高所致。LDL-C增高是动脉粥样硬化发生、发展的主要危险因素。LDL通过血管内皮进入血管壁内，在内皮下层滞留的LDL被修饰成氧化型LDL（oxidized low-density lipoprotein，Ox-LDL），巨噬细胞吞噬Ox-LDL后形成泡沫细胞，后者不断增多、融合，构成动脉粥样硬化斑块的脂质核心。动脉粥样硬化病理虽表现为慢性炎症性反应特征，但LDL很可能是这种慢性炎症始动和维持的基本要素。一般情况下，LDL-C与TC相平行，但TC水平也受HDL-C水平影响，故最好采用LDL-C作为ASCVD危险性的评估指标。

5. HDL

HDL被认为是一种抗动脉粥样硬化的血浆脂蛋白，是冠心病的保护因子。胆固醇的逆转运主要依靠HDL的作用。HDL主要是由肝脏和小肠合成。流行病学调查表明，人群中HDL-C＜0.907mmol/L（35mg/dL）者，冠心病发病的危险性为HDL-C＞1.68mmol/L（60mg/dL）者的8倍。HDL-C水平每增加0.026mmol/L（1mg/dL），患冠心病的危险性则下降2%～3%。大量的流行病学资料表明，血清HDL-C水平与ASCVD发病危险呈负相关，可减少胆固醇在血管壁的沉积，起到抗动脉粥样硬化作用。

6. Lp（a）

Lp（a）血浓度高于300mg/L者患冠心病的危险性明显增高，提示Lp（a）可能具有致动脉粥样硬化作用。Lp（a）被氧化修饰后，可通过清道夫受体及通过吞噬作用被单核巨噬细胞大量摄取和降解，使之形成泡沫细胞，继发一系列的动脉粥样硬化过程。另外，天然Lp（a）可与纤维蛋白结合，氧化修饰后的Lp（a）与纤维蛋白原位点的结合增强，从而抑制纤溶酶原及组织纤维蛋白溶酶原激活剂（tPA）活性，使纤溶功能降低，凝血功能亢进，促进动脉粥样硬化斑块表面形成慢性或急性血栓，加速动脉粥样硬化病变的发展。

 血脂异常的社区健康管理

（一）血脂异常社区健康管理的纳入排除标准

早期检出血脂异常个体，监测其血脂水平变化，是有效实施ASCVD防治措施的重要基础。我国绝大部分医疗机构均具有血脂检测条件，血脂异常患者检出和监测工作主要通过对医疗机构就诊人群进行常规血脂检测来开展。这些人群既包括已经患有ASCVD的人群，也包括尚未患有ASCVD的人群。健康体检也是检出血脂异常患者的重要途径。

为了及时发现血脂异常，建议20～40岁成年人至少每5年测量1次血脂（包括TC、LDL-C、HDL-C和TG）；建议40岁以上男性和绝经期后女性每年检测1次血脂；ASCVD患者及高危人群，应每3～6个月测定1次血脂；因ASCVD住院患者，应在入院时或入院24h内检测血脂。

1.纳入标准

（1）有ASCVD病史者。

（2）存在多项ASCVD危险因素（如高血压、糖尿病、肥胖、吸烟）的人群。

（3）有早发性心血管病家族史者（指男性一级直系亲属在55岁前或女性一级直系亲属在65岁前患缺血性心血管病），或有家族性高脂血症患者。

（4）皮肤或肌腱黄色瘤及跟腱增厚者。

2.排除标准

我国人群血脂成分合适水平及异常切点的建议见表8-1，该建议标准是指正常人而言，对于有多种心血管病危险因素和心血管病发生危险增高的患者，则应考虑其他危险因素。

表8-1　我国ASCVD一级预防血脂合适水平和异常分层标准[mmol/L（mg/dL）]

分层	TC	LDL-C	HDL-C	非-HDL-C	TG
理想水平		<2.6（100）		<3.4（130）	
合适水平	<5.2（200）	<3.4（130）		<4.1（160）	<1.7（150）
边缘升高	≥5.2（200）且<6.2（240）	≥3.4（130）且<4.1（160）		≥4.1（160）且<4.9（190）	≥1.7（150）且<2.3（200）
升高	≥6.2（240）	≥4.1（160）		≥4.9（190）	≥2.3（200）
降低			<1.0（40）		

参照表8-1，达到理想血脂水平者和未达到理想血脂水平但拒绝参与社区管理者；合并其他疾病且病情不稳定，需要进一步诊疗者。

（二）血脂异常社区健康管理的基本流程

对患者的主观资料及客观资料进行全面评估，为健康管理提供依据。

1.一般评估

建立健康档案，进行基本健康信息采集与评估。

① 测量身高、体重、腰围、臀围，血压、血脂、血糖的测量与检查；

② 了解患者有无超重或肥胖；了解患者有无代谢综合征；

③ 了解患者血脂异常的性质（继发性、原发性）及类型。

2.病史评估

① 了解患者是否患有高血压、糖尿病、冠心病、脑卒中等相关疾病；

② 了解患者是否患有肝脏及肾脏疾患；

③ 了解患者有无高血压、糖尿病、心脑血管疾病家族史。

3.血脂异常的危险分层评估

干预血脂异常是为预防ASCVD。LDL-C或TC水平对个体或群体ASCVD发病危险具有独立的作用。血脂异常尤其是LDL-C升高是导致ASCVD发生、发展的关键因素。大量临床研究证实，无论采取何种药物或措施，只要血清LDL-C水平下降，就可稳定、延缓或逆转动脉粥样硬化病变，并能显著降低ASCVD的发生率、致残率和死亡率。全面评价ASCVD总体危险是防治血脂异常的必要前提。根据个体ASCVD危险分层判断血脂异常干预的目标水平。血脂异常危险分层以及目标值见表8-2。

表8-2 血脂异常危险分层以及目标值

危险分层	疾病或危险因素	LDL-C目标值
极高危	ASCVD[①] 患者	<1.8mmol/L
高位	LDL-C≥4.9mmol/L 或 TC≥7.2mmol/L	<2.6mmol/L
	糖尿病患者1.8mmol/L≤LDL-C<4.9mmol/L 或 3.1mmol/L≤TC<7.2mmol/L且年龄≥40岁	
	高血压+2项及以上危险因素[②]	
中危	无高血压，2项及以上危险因素[②]	<3.4mmol/L
	高血压+1项危险因素[②]	
低危	无高血压，0～1项危险因素[②]	<3.4mmol/L
	高血压，无危险因素[②]	

① ASCVD动脉粥样硬化性心血管疾病，包括急性冠脉综合征（ACS）、稳定性冠心病、血运重建术后、缺血性心肌病、缺血性脑卒中、短暂性脑缺血发作、外周动脉粥样硬化病等。

② 危险因素有吸烟，年龄（男性>45岁、女性>55岁），HDL-C<1.0mmol/L（40mg/dL）。

4.生活方式评估

详细了解患者饮食、运动、睡眠习惯及特殊嗜好。

（1）饮食评估内容 了解患者是否存在过量进食，高饱和脂肪酸、高胆固醇、高盐饮食，嗜甜食等现象。

（2）运动评估内容 患者运动的频率、强度、持续时间、选择运动的时间段及运动时的主观感受与异常症状，了解有无运动不足的状况。

（3）睡眠评估内容　患者有无失眠、早醒、入睡困难，服用药物等习惯。

（4）吸烟评估内容　吸烟的数量、频率，烟草的类型，开始吸烟的年龄，有无戒烟的愿望。

（5）饮酒评估内容　饮酒的数量、频率、类型、开始饮酒的年龄。

5.精神心理社会评估

了解患者性格特征、心理状态、家庭经济状况、家庭成员关系及所能获得家庭、社会支持力度等。

6.患者改善疾病愿望评估

了解患者对相关疾病知识的认知程度，对疾病的态度及改变本病症状的愿望。

（三）血脂异常社区健康管理的主要内容

血脂异常健康管理的宗旨是防控ASCVD，降低心肌梗死、缺血性脑卒中或冠心病死亡等心血管病临床事件发生危险。由于遗传背景和生活环境不同，个体罹患ASCVD危险程度显著不同，调脂治疗能使ASCVD患者或高危人群获益。应根据个体ASCVD危险程度，决定是否启动药物调脂治疗。

1.血脂异常患者的健康教育内容

（1）告知血脂异常的基本知识、血脂控制不达标可能带来的后果。

（2）制订详细的饮食治疗、运动、减重和血脂、肝肾功能监测方案。

（3）发放相关的健康处方、宣传材料。

（4）邀请其参加社区卫生服务中心（站）举办的血脂异常知识讲座及血脂异常俱乐部的活动。

（5）鼓励患者经常参加社区健康促进活动，建立健康行为。

2.非药物治疗管理

（1）一般治疗　尽量避免使用对血脂有不利影响的药物。尤其老年人常因合并许多其他慢性疾病而服用较多药物，所以要特别注意避免某些药物（如部分抗高血压药物等）对血脂代谢的不利影响。如治疗高血压时，避免使用β受体阻滞药和噻嗪类利尿药，宜选用血管紧张素转化酶抑制药、钙通道阻滞药或α受体阻滞药作为治疗老年高血压患者的一线药物。

（2）生活方式干预　血脂异常明显受饮食及生活方式的影响，饮食治疗和生活方式改善是治疗血脂异常的基础措施。健康的生活方式可以降低所有年龄段人群的ASCVD发病风险，延缓年轻人群危险因素发展的进程，也是代谢综合征的一级预防治疗策略。无论任何年龄阶段、无论是否进行药物治疗，都必须坚持控制饮食和健康的生活方式。健康的生活方式包括坚持健康饮食、规律运动、远离烟草和保持理想体重。生活方式干预是一种最佳成本/效益比和风险/获益比的治疗措施。

一些轻度或低危的血脂异常患者，经有效生活方式干预可将其血脂参数控制在理想范围。即便需用药物治疗者，积极有效的生活方式治疗也有助于减少用药剂量。同时，强化生活方式干预不仅有助于降低胆固醇水平，还可对血压、血糖以及整体心血管健康状况产生有益的影响，有效降低ASCVD的发病风险。生活方式治疗应作为血脂异常管理以及预防ASCVD的核心策略。

① 控制饮食中胆固醇的摄入量。在满足每日必需营养和总能量需要的基础上，当摄入饱和脂肪酸和反式脂肪酸的总量超过规定上限时，应该用不饱和脂肪酸来替代。建议每日摄入胆固醇小于300mg，尤其是ASCVD等高危患者，摄入脂肪不应超过总能量的20%～30%。一般人群摄入饱和脂肪酸应小于总能量的10%；而高胆固醇血症者饱和脂肪酸摄入量应小于总能量的7%，反式脂肪酸摄入量应小于总能量的1%。高TG血症者更应尽可能减少每日摄入脂肪总量，每日烹调油应少于30g。脂肪摄入应优先选择富含 n-3 多不饱和脂肪酸的食物（如深海鱼、鱼油、植物油）。

② 食物多样，谷类为主，是平衡膳食模式的重要特征。要求每日膳食应包括谷薯类，蔬菜水果类，畜、禽、鱼、蛋、奶类，大豆坚果类等食物。平均每天摄入12种以上食物，每周25种以上。

③ 多吃蔬果、奶类、大豆。蔬菜、水果是平衡膳食的重要组成部分。奶类富含钙，大豆富含优质蛋白质。餐餐有蔬菜，保证每天摄入300～500g蔬菜，深色蔬菜应占1/2。天天吃水果，保证每天摄入200～350g新鲜水果，果汁不能代替新鲜水果。吃各种各样的奶制品，相当于每天液态奶300g。

④ 适量吃鱼、禽、蛋、瘦肉。鱼、禽、蛋和瘦肉摄入要适量。每周食用鱼类280～525g，畜禽肉280～525g，蛋类280～350g，平均每天摄入总量120～200g。优先选择鱼和禽，吃鸡蛋不弃蛋黄。

⑤ 少盐少油，控糖限酒。培养清淡饮食习惯，少吃高盐和油炸食品。成人每天食盐不超过6g；控制糖的摄入量，每天摄入不超过50g，最好控制在25g以下。足量饮水，提倡饮用白开水和茶水，不喝或少喝含糖饮料。中等量饮酒（男性每天20～30g酒精，女性每天10～20g酒精）能升高HDL-C水平，即使少量饮酒也可使高TG血症患者TG水平进一步升高。饮酒对于心血管事件的影响尚无确切证据，提倡限制饮酒。儿童、青少年、孕妇、乳母不应饮酒。成人如饮酒，每日饮用酒的酒精量，男性不超过25g，女性不超过15g。

⑥ 控制体重。肥胖是血脂代谢异常的重要危险因素。血脂代谢紊乱的超重或肥胖者的能量摄入应低于身体能量消耗，以控制体重增长，并争取逐渐减少体重至理想状态。减少每日食物总能量（每日减少300～500kcal，1cal＝4.1868J），

改善饮食结构，增加身体活动，可使超重和肥胖者体重减少10%以上。维持健康体重（BMI 20.0 ～ 23.9kg/m²），有利于控制血脂。坚持日常身体活动，坚持规律的中等强度代谢运动，建议每周5 ～ 7天、每次30min（ASCVD患者应先进行运动负荷试验，充分评估安全性）。主动运动最好每天步行6000步。减少久坐时间，每小时起来动一动。

⑦ 戒烟。吸烟可升高血浆胆固醇和TG水平，降低HDL-C水平。停止吸烟1年，血浆HDL-C可上升至不吸烟者的水平，冠心病的危险程度可降低50%，甚至接近于不吸烟者。完全戒烟和有效避免吸入二手烟，有利于预防ASCVD。

（3）心理干预 进行针对性的疏导，协助患者采取正确的方法和态度去面对心理上的困难。血脂异常患者心理上一定要树立起长期防治的信心和决心，不要短时间内治疗没有明显效果，就认为方法不对而放弃。

3.药物治疗管理

目前我国临床常用的调脂药物主要包括他汀类、贝特类、烟酸类以及胆固醇吸收抑制药等。在上述各类药物中，他汀类药物具有最充分的随机化临床（RCT）研究证据，是被RCT证实可显著改善患者预后的调脂药物。对于伴或不伴胆固醇升高的心血管高危人群，他汀类药物可有效降低ASCVD的发生率和总死亡率，因而被视为防治心血管疾病的核心药物。贝特类与烟酸类药物一直广泛应用于临床。这两类药物不仅能够显著降低TG、升高HDL-C水平，还可中等程度降低LDL-C水平。然而近年来先后结束的数项随机化临床研究发现，贝特类与烟酸类药物虽可降低TG并升高HDL-C水平，却未能显著减少受试者主要心血管终点事件与全因死亡率。因此，不推荐首选这两类药物用于血脂异常药物干预，除非患者TG严重升高或患者不能耐受他汀类药物治疗。当患者经过强化生活方式治疗以及他汀类药物充分治疗后TG仍不达标时，可考虑在他汀类药物治疗基础上加用非诺贝特或烟酸缓释药。

（1）药物治疗的原则

① 临床上应根据个体ASCVD危险程度，决定是否启动药物调脂治疗。

② 将降低LDL-C水平作为防控ASCVD危险的首要干预靶点，非-HDL-C可作为次要干预靶点。

③ 调脂治疗需设定目标值。极高危者LDL-C＜1.8mmol/L；高危者LDL-C＜2.6mmol/L；中危和低危者LDL-C＜3.4mmol/L。

④ LDL-C基线值较高不能达目标值者，LDL-C至少降低50%。极高危患者LDL-C基线值在目标值以内，LDL-C仍应降低30%左右。

⑤ 临床调脂达标，首选他汀类调脂药物。起始宜应用中等强度他汀类药物，根据个体调脂疗效和耐受情况，适当调整剂量，若胆固醇水平不能达标，与其他调脂药物联合使用。

（2）常用调脂药物

① 他汀类药物。他汀类药物亦称3-羟基-3-甲基戊二酰辅酶A（HMG-CoA）还原酶抑制药，能够抑制胆固醇合成限速酶HMG-CoA还原酶，减少胆固醇合成，继而上调细胞表面LDL受体，加速血清LDL分解代谢。此外，还可抑制VLDL合成。因此他汀类药物能显著降低血清TC、LDL-C和Apo B水平，也能降低血清TG水平和轻度升高HDL-C水平。他汀类药物是血脂异常治疗的基石。

推荐将中等强度的他汀类药物作为我国血脂异常人群的常用药物，包括（每天的剂量）阿托伐他汀10～20mg；瑞舒伐他汀5～10mg；氟伐他汀80mg；洛伐他汀40mg；匹伐他汀2～4mg；普伐他汀40mg；辛伐他汀20～40mg；血脂康1.2g。对他汀类药物不耐受或LDL-C水平不达标者应考虑与非他汀类调脂药物联合应用，如依折麦布等，注意观察调脂药物的治疗反应。他汀类药物可在任何时间段每天服用1次，但在晚上服用时LDL-C降低幅度可稍有增加。他汀类药物应用取得预期疗效后应继续长期应用，如能耐受应避免停用。

② 胆固醇吸收抑制药。他汀类药物与胆固醇吸收抑制药依折麦布联合治疗可使血清LDL-C在他汀类药物治疗的基础上再下降18%左右，且不增加他汀类药物的不良反应。推荐剂量为10mg/d，安全性和耐受性良好，禁用于妊娠期和哺乳期女性。两种药物分别影响胆固醇的合成和吸收，可产生良好协同作用。对于中等强度他汀类药物治疗胆固醇水平不达标或不耐受者，可考虑中等强度他汀类药物与依折麦布联合治疗。

③ 贝特类药物。贝特类药物可降低血清TG水平和升高HDL-C水平。常用的贝特类药物有非诺贝特片每次0.1g，3次/天；微粒化非诺贝特每次0.2g/次，1次/天；吉非贝齐每次0.6g，2次/天；苯扎贝特每次0.2g，3次/天。贝特类药物能使高TG伴低HDL-C人群心血管事件危险降低10%左右，以降低非致死性心肌梗死和冠状动脉血运重建术为主，对心血管死亡、致死性心肌梗死或脑卒中无明显影响。

④ 高纯度鱼油制剂。鱼油主要成分为n-3脂肪酸即ω-3脂肪酸，主要用于治疗高TG血症。降低TG的剂量为每次1.0g，3次/天。大剂量高纯度鱼油（4g/d）能显著降低ASCVD患者不良心血管事件的发生风险。

⑤ 烟酸类药物。烟酸也称作维生素B_3，属人体必需维生素。大剂量烟酸具有降低TC、LDL-C和TG以及升高HDL-C的作用。调脂作用与抑制脂肪组织中激素敏感脂酶活性、减少游离脂肪酸进入肝脏和降低VLDL分泌有关。早期临床试验结果荟萃分析发现，烟酸无论是单用还是与其他调脂药物合用均可改善心血管疾病预后。然而，近年来大规模在他汀类药物基础上联合烟酸的临床研究提示与单用他汀类药物相比无心血管保护作用。此外，有研究发现使用烟酸影响糖尿病患者血糖的控制，升高空腹血糖和糖化血红蛋白，并可能增加非糖尿病患者初发糖尿病的风险。欧美多国已将烟酸类药物淡出调脂药物市场。

⑥ 普罗布考。普罗布考通过掺入LDL颗粒核心中，影响脂蛋白代谢，使LDL

易通过非受体途径被清除。其主要适用于高胆固醇血症，尤其是HoFH及黄色瘤患者，有减轻皮肤黄色瘤的作用。常用剂量为每次0.5g，2次/天。

⑦ 胆酸螯合剂。胆酸螯合剂为碱性阴离子交换树脂，可阻断肠道内胆汁酸中胆固醇的重吸收。临床用法：考来烯胺每次5g，3次/天；考来替泊每次5g，3次/天；考来维仑每次1.875g，2次/天。胆酸螯合剂与他汀类药物联用，可明显提高调脂疗效。

（3）用药观察

① 他汀类药物。第一，肝功能异常，主要表现为转氨酶升高，发生率0.5%～3.0%，呈剂量依赖性。他汀类药物治疗开始后每4～8周复查肝功能，如无异常，则逐步调整为每6～12个月复查1次。血清丙氨酸氨基转移酶（ALT）和/或天冬氨酸氨基转移酶（AST）轻度升高，无相关临床表现以及肝脏损害的其他证据无需减量或者停药，建议每4～8周复检测肝功能。肝酶升高达正常值上限3倍以上及合并总胆红素升高患者，应减量或停药，且仍需每周复查肝功能，直至恢复正常。对于ASCVD高危和极高危患者应重新开始小剂量他汀类药物治疗，并注意监测安全性指标。他汀类药物禁用于活动性肝病、不明原因转氨酶持续升高和任何原因肝酶升高超过3倍正常上限、失代偿性肝硬化及急性肝衰竭患者。第二，他汀类药物相关肌肉不良反应包括肌痛、肌炎和横纹肌溶解。第三，长期服用他汀类药物有增加新发糖尿病的危险，但他汀类药物对心血管疾病的总体益处远大于新增糖尿病危险。第四，认知功能减退多为一过性，发生概率不高。第五，其他不良反应包括头痛、失眠及腹痛、恶心等消化道症状。

② 胆固醇吸收抑制药。不良反应轻微且多为一过性，主要表现为头疼和消化道症状。

③ 贝特类药物。常见不良反应与他汀类药物相似，包括肝脏、肌肉和肾毒性等。

④ 高纯度鱼油制剂。不良反应少见，包括消化道症状，少数病例出现转氨酶或肌酸激酶轻度升高，偶见出血倾向。

⑤ 烟酸类药物。最常见的不良反应是颜面潮红，其他有肝脏损害、高尿酸血症、高血糖、棘皮症和消化道不适等，慢性活动性肝病、活动性消化性溃疡和严重痛风者禁用。

⑥ 普罗布考。常见不良反应为胃肠道反应；也可引起头晕、头痛、失眠、皮疹等；极为少见的严重不良反应为QT间期延长。室性心律失常、QT间期延长、血钾过低者禁用。

⑦ 胆酸螯合剂。常见不良反应有胃肠道不适、便秘和影响某些药物的吸收。

（4）用药指导

① 协助患者找出影响服药依从性的具体原因（无自我症状，担心药物不良反应，对疾病危害性认识不足，就诊不便，药物疗效不好，药物太贵，忘记服药，

疾病好转自动停药，药物不良反应），进行有针对性的帮助指导。宣讲一些基础知识，比如他汀类药物治疗是血脂异常防治以及ASCVD一级预防与二级预防的基石，只要合理用药，他汀类药物具有良好的安全性和耐受性，其肌肉与肝脏不良反应以及对血糖的不良影响发生率很低，长期治疗的获益远大于不良反应风险。

② 对于ASCVD的二级预防，尽管他汀类等药物治疗至关重要，仍需对患者充分强调生活方式治疗的重要性。不进行充分的生活方式治疗（特别是控制饮食、增加运动、维持理想体重、戒烟限酒），任何药物治疗措施均难以达到理想效果。

③ 血脂异常治疗后复查。药物治疗开始后4～8周复查血脂、肝功能、肌酸激酶，若无特殊情况且血脂达标可改为每6～12个月复查1次；长期达标者可每年复查1次。如血脂未达标则需调整调脂药剂量或种类，或联合应用不同作用机制的调脂药进行治疗。每当调整调脂药种类或剂量时，都应在治疗6周内复查。

④ 一般不建议他汀类和贝特类药物常规联合治疗，采用药物控制高三酰甘油血症的主要目的是减少胰腺炎发生的风险。

⑤ 孕妇禁用他汀类药物。

4. 家庭照护者的培训

① 以家庭为单位防治血脂异常可以降低家庭整体成员的发病危险，帮助患有血脂异常的家庭成员控制疾病并掌握应对突发事件的知识和技能，起到事半功倍的效果。

② 鼓励家属同时参与社区血脂异常的知识技能培训，包括什么是血脂异常、血脂正常值、血脂控制标准、血脂异常的症状与体征、常见并发症、危险因素、如何治疗和预防等，协同患者做好家庭管理和自我管理。

③ 掌握科学规范的服药方法及注意事项，掌握有效控制体重、合理食物烹调、正确运动方法等。

5. 血脂异常患者的随访管理

（1）健康状况评估　BMI、身高、体重、腰围、生活方式（饮食、运动、吸烟、饮酒等）。

（2）生物学指标检测结果　生化指标（血脂、肝功能、血糖、肌酸激酶及同工酶）、颈动脉血管超声等。

（3）用药情况　服药依从性，是否遵医嘱按时、按量正确规律服药。服药不良反应，是否影响肝功能，有无肌肉酸痛、血糖升高、胃肠不适等。

（4）非药物干预情况　是否接受有关疾病的宣教指导；了解发现患者目前有无生活方式问题和误区。

（5）健康档案管理　建立慢性病管理档案，记录每次用药情况及随访、体检内容。

（6）预约机制　根据患者随访情况，给予预约下次就诊服务。

（7）定期评价患者血脂知识的掌握、体重指数（BMI）、生活方式（饮食、运动、行为习惯）、相关化验检查指标、心理状态、不良行为的改善程度、病情控制的情况等。

6.血脂异常社区管理的转诊

① 怀疑用药过程中出现严重肝功能损害、肌肉不良反应尤其是横纹肌溶解者。

② 有明确ASCVD病史。

③ 年龄40～75岁，伴有ASCVD发生的危险因素，中等强度他汀类药物治疗未达到LDL-C目标值（＜1.8mmol/L）。

④ 年龄＜40岁且伴有ASCVD发生的危险因素；年龄＞75岁；合并3期以上慢性肾病。

⑤ 近期发生急性冠脉综合征的患者。

⑥ 反复调整调脂治疗方案，效果不佳，无法达到调脂目标，或对他汀类或贝特类药物无法耐受。

（杨军珂　张麟）

参考文献

[1] 中国成人血脂异常防治指南修订联合委员会.中国成人血脂异常防治指南（2016年修订版）[J].中国循环杂志，2016，31（10）：937-953.

[2] 心血管系统疾病基层诊疗指南编写专家组，中华医学会，中华医学会杂志社，等.血脂异常基层诊疗指南（2019年）[J].中华全科医师杂志，2019，18（5）：406-416.

[3] 2014年中国胆固醇教育计划血脂异常防治建议专家组，中华心血管病杂志委员会血脂与动脉粥样硬化循证工作组，中华医学会心血管病学会流行病学组，2014年中国胆固醇教育计划血脂异常防治专家建议[J].中华心血管病杂志，2014，42（8）：633-636.

[4] 袁小丽.《欧洲心脏病学会/欧洲动脉粥样硬化学会血脂异常管理指南》解读[J].中国临床医生杂志，2018，46（5）：510-513.

[5] 中国医师协会全科医师分会.2型糖尿病合并血脂异常的他汀类药物治疗专家共识（基层版）[J].中华糖尿病杂志，2017，9（12）：736-739.

[6] 马强，马文元.全科医生疾病防治-血脂异常防治[M].沈阳：辽宁科学技术出版社，2017.

第九章

脑卒中

脑卒中的定义

脑卒中是一种急性脑血管疾病，又称"脑血管意外"，是由脑部血管突然破裂或阻塞造成急性脑血液循环障碍的一组疾病，临床上表现为一过性或永久性脑功能障碍的症状和体征。脑卒中分为缺血性脑卒中和出血性脑卒中，其中缺血性脑卒中占全部脑卒中的60%～70%。

脑卒中的流行现状

中老年人是脑卒中的高危人群，随着我国人民生活水平的提高和老龄化加剧，脑卒中的发病率呈缓慢上升趋势。我国脑卒中发病率高达（120～160）/10万，每年新发病例＞200万，每年死亡病例＞150万，现存的脑卒中患者约700万，其中2/3存活者遗留不同程度的残疾。脑卒中是我国目前病死率最高的疾病之一，其病死率高达20%～30%，脑卒中的高发病率、高病死率、高致残率、高复发率给社会及家庭带来沉重的负担及痛苦，随着人口老龄化，脑卒中带来的危害日趋严重。更为严重的是，这种曾经的"老年病"在中国正呈现年轻化趋势。我国的脑卒中平均发病年龄为63岁，比美国的平均发病年龄早10年。

总体来讲，我国脑卒中的流行病学有以下几个特点：① 年轻化趋势；② 地域分布呈现"北高南低，中部突出"的特征；③ 农村脑卒中发病率、病死率高于城市；④ 农村男性脑卒中发病率、病死率高于城市；⑤ 出血性脑卒中发病率、病死率呈降低趋势。近年来，随着脑卒中诊治技术的发展，脑卒中患者的预后获得了很大改善，但是由于大多数脑卒中患者的病理生理过程无法逆转，因此减少脑卒中负担的最好方式还是预防，尤其是一级预防，即对脑卒中的高危因素积极早期干预以减少脑卒中的发生。

 ## 脑卒中的分类

中华医学会神经病学分会脑血管病学组结合1995年分类方法和国内外对脑血管病分类的新认识，于2017年发布了《中国脑血管疾病分类2015》，具体分类方法如下。

（一）缺血性脑血管病

Ⅰ.短暂性脑缺血发作：颈动脉系统（包括一过性黑矇），椎-基底动脉系统。

Ⅱ.脑梗死：包括脑动脉和入脑前动脉闭塞或狭窄引起的脑梗死。

1.大动脉粥样硬化性脑梗死：颈内动脉闭塞综合征、大脑前动脉闭塞综合征、大脑中动脉闭塞综合征、大脑后动脉闭塞综合征、椎基底动脉闭塞综合征、小脑后下动脉闭塞综合征、其他。

2.脑栓塞：心源性、动脉源性、脂肪性、其他（反常栓塞、空气栓塞）。

3.小动脉闭塞性脑梗死。

4.脑分水岭梗死。

5.出血性脑梗死。

6.其他原因（真性红细胞增多症、高凝状态、动脉夹层等）。

7.原因未明。

Ⅲ.脑动脉盗血综合征：锁骨下动脉盗血综合征、颈动脉盗血综合征、椎-基底动脉盗血综合征。

Ⅳ.慢性脑缺血。

（二）出血性脑血管病（不包括外伤性脑出血）

Ⅰ.蛛网膜下腔出血（SAH）。

1.动脉瘤破裂：先天性动脉瘤、动脉硬化性动脉瘤、感染性动脉瘤、其他。

2.脑血管畸形。

3.中脑周围非动脉瘤性蛛网膜下腔出血。

4.其他原因：烟雾病、夹层动脉瘤、颅内静脉系统血栓形成、血液病、抗凝治疗并发症等。

5.原因未明。

Ⅱ.脑出血。

1.高血压性脑出血：壳核出血、丘脑出血、尾状核出血、脑叶出血、小脑出血、脑室出血（无脑实质出血）、多灶性脑出血、其他。

　　2.脑血管畸形或动脉瘤。

　　3.淀粉样脑细胞病。

　　4.药物性（溶栓、抗凝、抗血小板治疗及应用可卡因等）。

　　5.瘤卒中。

　　6.脑动脉炎。

　　7.其他原因（烟雾病、夹层动脉瘤、颅内静脉系统血栓形成、血液病等）。

　　8.原因未明。

　　Ⅲ.其他颅内出血。

　　1.硬膜下出血。

　　2.硬膜外出血。

（三）头颈部动脉粥样硬化、狭窄或闭塞（未形成脑梗死）

　　Ⅰ.头颈部动脉粥样硬化。

　　Ⅱ.颈动脉狭窄或闭塞。

　　Ⅲ.颈内动脉狭窄或闭塞。

　　Ⅳ.大脑前动脉狭窄或闭塞。

　　Ⅴ.大脑中动脉狭窄或闭塞。

　　Ⅵ.椎动脉狭窄或闭塞。

　　Ⅶ.基底动脉狭窄或闭塞。

　　Ⅷ.大脑后动脉狭窄或闭塞。

　　Ⅸ.多发性脑动脉狭窄或闭塞。

　　Ⅹ.其他头颈动脉狭窄或闭塞。

（四）高血压脑病

（五）颅内动脉瘤

　　Ⅰ.先天性动脉瘤。

　　Ⅱ.动脉粥样硬化性动脉瘤。

　　Ⅲ.感染性动脉瘤。

　　Ⅳ.外伤性假性动脉瘤。

　　Ⅴ.其他。

（六）颅内血管畸形

　　Ⅰ.脑动静脉畸形。

Ⅱ.海绵状血管瘤。

Ⅲ.静脉性血管畸形。

Ⅳ.颈内动脉海绵窦瘘。

Ⅴ.毛细血管扩张症。

Ⅵ.脑 - 面血管瘤病。

Ⅶ.颅内 - 颅外血管交通性动静脉畸形。

Ⅷ.硬脑膜动静脉瘘。

Ⅸ.其他。

（七）脑血管炎

Ⅰ.原发性中枢神经系统血管炎。

Ⅱ.继发性中枢神经系统血管炎。

1.感染性疾病导致的血管炎（梅毒、结核、钩端螺旋体、HIV、莱姆病等）。

2.免疫相关性血管炎：大动脉炎、巨细胞动脉炎（颞动脉炎）、结节性多动脉炎、系统性红斑狼疮性脑血管炎、其他（抗磷脂抗体综合征、Sneddon综合征、白塞病等）。

Ⅲ.其他（药物、肿瘤、放射性损失等）。

（八）其他脑血管病

Ⅰ.脑底异常脑血管网症（烟雾病）。

Ⅱ.肌纤维发育不良。

Ⅲ.脑淀粉样血管病。

Ⅳ.伴有皮层下梗死及白质脑病的常染色体显性遗传性脑动脉病（CADASIL）和伴有皮层下梗死及白质脑病的常染色体隐性遗传性脑动脉病（CARASIL）。

Ⅴ.头颈部动脉夹层。

Ⅵ.可逆性脑血管收缩综合征。

Ⅶ.可逆性后部脑病综合征。

Ⅷ.其他。

（九）颅内静脉系统血栓形成

Ⅰ.上矢状窦血栓形成。

Ⅱ.横窦、乙状窦血栓形成。

Ⅲ.直窦血栓形成。

Ⅳ.海绵窦血栓形成。

Ⅴ.大脑大静血栓形成。

Ⅵ.脑静脉血栓形成。

Ⅶ.其他。

（十）无急性症状的脑血管病

Ⅰ.无症状性脑梗死（未引起急性局灶性神经功能缺损的脑梗死）。

Ⅱ.脑微出血（未引起急性局灶神经功能缺损的脑实质内小量出血）。

（十一）急性脑血管病后遗症

Ⅰ.蛛网膜下腔出血后遗症。

Ⅱ.脑出血后遗症。

Ⅲ.脑梗死后遗症。

Ⅳ.脑血管病后癫痫。

Ⅴ.其他。

（十二）血管性认知障碍

Ⅰ.非痴呆性血管性认知障碍。

Ⅱ.血管性痴呆。

1.多发梗死性痴呆。

2.关键部位的单个梗死痴呆（如丘脑梗死）。

3.脑小血管病性痴呆（包括皮质下动脉硬化性脑病、脑白质病变、脑淀粉样血管壁、脑微出血）。

4.脑分水岭梗死性痴呆（低灌注性痴呆）。

5.出血性痴呆（如丘脑出血、SAH、硬膜下血肿）。

6.其他（如CADASIL）。

（十三）急性脑血管病后抑郁

 脑卒中的临床表现

1.高级皮层功能

当患者症状及体征出现在右侧肢体时，会出现阅读、命名及复述障碍。当左侧肢体出现症状及体征时，会出现视觉及空间障碍。当大脑后动脉供血区受累时，可引起记忆异常。

2.意识水平

意识水平下降是颅内压升高、脑干网状激活系统病变或双侧大脑病变的重要标志。

3.视觉及眼动功能

大脑半球后部大面积病变可能仅仅导致视觉障碍，而语言、运动和其他感觉不受累。脑卒中患者最常见的眼动异常是共轭性凝视麻痹，眼震也是椎基底动脉系统脑卒中的重要标志。

4.步态

小脑卒中的患者往往在卧位或坐位时无异常，而站立行走时出现共济失调症状。

5.运动功能

脑卒中时最重要的肌肉无力部位通常是肩部外展肌群、手臂伸肌、手指屈伸肌群、腿部屈肌、脚趾背伸肌群及跖屈肌群。

6.躯体感觉功能

脑卒中患者高级感觉功能（位置觉、实体觉、两点辨别觉）比针刺觉和触觉更容易受影响。

 # 脑卒中的定位诊断

1.左侧半球病变

失语，右下侧肢体感觉、运动障碍，右侧视野缺损，右侧共轭凝视减少，阅读、写作和计算障碍。

2.右侧半球病变

左眼复视，绘图和模仿绘图障碍，左侧视野缺损，左下肢感觉、运动障碍，左侧凝视麻痹。

3.左侧大脑后动脉供血区病变

右侧视野缺损，阅读障碍而书写能力保留，命名障碍而口语复述正常，右侧肢体感觉障碍。

4.右侧大脑后动脉供血区病变

左侧视野缺损，通常伴有复视及左侧肢体感觉障碍。

5.椎基底动脉供血区病变

眩晕，复视，交叉性感觉运动障碍，共济失调，呕吐，眼震或凝视麻痹，双侧视野缺损，遗忘。

6.纯运动性卒中或共济失调性轻偏瘫

一侧面部和上下肢无力，没有高级皮层功能异常，没有感觉或视觉障碍，没有意识水平减退。患者仅出现一侧肢体无力和共济失调。

7.纯感觉性卒中（丘脑病变）

一侧面部、上下肢体麻木或感觉减退，没有无力、共济失调、视觉及高级皮层功能障碍。

 ## 脑卒中的影像学检查

（一）计算机断层扫描

计算机断层扫描（CT）可以可靠地诊断脑出血，脑出血后早期的CT可见边界清晰的高密度灶，在出血后的第一天即可出现水肿。当为缺血性卒中时，发病后数小时的CT扫描可发现一些梗死早期征象：灰白质分界不清，基底核边界模糊，岛叶皮层边界不清，梗死区域低密度灶，血管高密度影，动脉内钙化栓子。蛛网膜下腔出血（SAH）不能用CT可靠地诊断，当临床遇到头痛或烦躁的患者高度怀疑SAH时，应行腰椎穿刺检查以明确或排除。

（二）磁共振成像

梗死早期的磁共振成像（MRI）检查，梗死灶在T_1加权像表现为灰白质对比消失，信号强度降低，在T_2加权像上表现为高信号，弥散加权像（DWI）显示为高信号。

（三）腰椎穿刺术

腰椎穿刺术（LP）在SAH的诊断和治疗上有重要意义，而在怀疑感染引起的患者中，其诊断意义同样重要。

（四）颈部血管超声

血管超声能准确评估颈动脉管腔狭窄程度，识别溃疡和斑块内出血，并能描绘出血管壁表面的性质。

（五）经颅多普勒超声

经颅多普勒超声（TCD）能准确探测大脑底部主要脑动脉的狭窄性病变，也能用于检测 SAH 患者的血管痉挛情况。TCD 也可用于大动脉狭窄患者的侧支循环评估及栓子监测。

（六）心脏评估

心源性栓塞引起的脑栓塞很常见，各种影响心瓣膜、心脏节律、心内膜和心肌的疾病均可能导致心源性血栓。尤其是以下情况的患者：既往有心脏病史，临床表现提示脑栓塞，既往有周围动脉栓塞事件，年轻且无动脉粥样硬化危险因素。

 ## 脑卒中的治疗

（一）一般治疗

限制体位和活动：仰卧位或头低位，必要时可以使双腿轻微或中度抬高。

干预血压、血容量和心排血量：适度的血压升高，充足的血容量及心排血量是有效增加脑灌注的前提，针对血压降低、不能正常进食及心功能差的患者要做出有效应对。

（二）再灌注治疗

溶栓：发病 3h 内符合溶栓适应证且无溶栓禁忌证的患者可以启动溶栓治疗，常用的溶栓药物包括尿激酶（UK）、重组组织型纤溶酶原激活物（rt-PA）等。

血管成形术和支架术：随着医学和材料学的进步，血管成形术（包括机械取栓术和球囊扩张术）和支架术为缺血性脑卒中的患者提供了更多的治疗手段。

（三）抗血小板治疗

抗血小板治疗常用药物为阿司匹林及氢氯吡格雷，未行溶栓治疗的患者应尽早开始抗血小板治疗。

（四）抗凝治疗

抗凝治疗药物主要为低分子肝素和华法林，心房颤动相关性脑卒中患者应尽早开始抗凝治疗；对于合并高凝状态又形成深静脉血栓和肺栓塞的高危患者，也可以使用预防性抗凝治疗。

（五）脑保护治疗

脑保护治疗常用药物包括自由基清除药、阿片受体阻滞药、电压门控性钙通道阻滞药、兴奋性氨基酸受体阻滞药和镁离子等，但其有效性尚需更多临床研究证实。

（六）他汀类药物治疗

对急性脑卒中患者强化他汀类药物的调脂治疗可降低缺血性脑卒中患者的病死率及疾病复发率。

（七）脑水肿和颅内高压治疗

大面积脑梗死、脑出血和蛛网膜下腔出血可继发脑水肿或脑积水，引起颅内压升高。脱水药、减压术、血肿清除术、脑室分流术是处理颅内高压的有效方法。

（八）恢复期治疗

恢复期治疗主要是预防复发及康复训练。

 脑卒中的常见类型及临床表现

（一）短暂性脑缺血发作

发病突然，局部脑功能障碍持续时间短暂，最长时间不超过24h，不遗留后遗症。

1.颈动脉系统TIA

大脑中动脉供血区TIA可出现对侧肢体单瘫、轻偏瘫、面舌瘫，可伴有偏身感觉障碍和对侧同向偏盲，优势半球受累可出现失语和失用，非优势半球受累可出现空间定向障碍。大脑前动脉供血区受累可出现人格和情感障碍。

2.椎基底动脉系统 TIA

椎基底动脉系统 TIA 常见表现为眩晕、平衡障碍、眼球运动异常和复视。椎基底动脉系统 TIA 几种少见的特殊临床综合征有：① 跌倒发作；② 短暂性全面遗忘症；③ 双眼视力障碍发作。

（二）脑血栓形成

1.一般特点

多在安静或睡眠中发病，症状在发病十余小时至1～2天达到高峰，一般意识清楚。

2.临床症状

颈动脉系统血栓形成典型表现为"三偏"症状：对侧偏瘫（包括中枢性面舌瘫及肢体瘫）、偏身感觉障碍及偏盲，伴头眼向病灶侧凝视。椎基底动脉系统血栓形成典型症状为眩晕、呕吐、四肢瘫痪、共济失调、肺水肿及消化道出血。

（三）脑栓塞

1.一般特点

青壮年多见，多为运动中发病，症状进展迅速，多在数分钟内达到高峰，多数伴有心脏病、严重心律失常或心脏手术史。

2.临床表现

根据栓塞的血管不同，临床表现各异，和脑血栓形成相比，脑栓塞容易反复和出血，病情波动大。

（四）脑出血

1.一般特点

多有高血压病史，清醒激动或活动中发病，数小时内达到高峰，多伴有血压升高，出现头痛、呕吐及不同程度的意识障碍，前驱症状不明显。

2.临床表现

言语不清、大小便失禁、肢体活动障碍和意识障碍。位于非功能区的少量出血可以仅仅表现为头痛及轻度的神经功能障碍，而大量出血以及大脑深部出血、丘脑出血或者脑干出血等可以出现迅速昏迷，严重者甚至在数小时及数日内出现死亡。

（五）蛛网膜下腔出血

1.一般特点

中青年多见，发病急骤，多于用力后发病。

2.临床表现

剧烈头痛、恶心和呕吐，可伴有意识障碍，可出现脑膜刺激征。

 ## 脑卒中常见并发症及处理

脑卒中之后可以产生一系列并发症，且并发症可以导致神经系统症状进一步恶化。并发症可以发生在住院期间，也可发生在康复和神经功能恢复阶段。并发症包括神经系统并发症及内科并发症，有时并发症可能非常严重甚至导致死亡。脑卒中患者接受系统治疗是避免和减少并发症的关键。

（一）脑水肿

脑卒中最致命性并发症是大面积脑梗死和出血性脑卒中之后的脑水肿。在脑水肿急性期可出现以下临床表现：嗜睡；瞳孔不对称或对光反射消失；周期性呼吸；第Ⅵ颅神经麻痹；巴宾斯基征阳性；视盘水肿；头痛或呕吐；双侧下肢自发性伸直姿势。

处理：卧床、避免和处理引起颅内压增高的因素，如过度扭曲、激动、用力、发热、癫痫、呼吸道不畅、咳嗽、便秘等；抬高患者头位可以改善脑静脉回流及颅内压升高，建议对颅内压升高的患者采用抬高头位的方式，通常抬高床头大于30°，可使用甘露醇和高张盐水静脉滴注减轻脑水肿，降低颅内压，必要时也可用甘油果糖、呋塞米或白蛋白等。

（二）癫痫

脑卒中后可能发生癫痫，脑出血、大面积脑梗死、皮层下梗死发生癫痫概率偏高。

处理：不推荐预防性使用抗癫痫治疗；孤立发作一次或急性期痫性发作控制后，停用抗癫痫药；脑卒中后2～3月再发癫痫，建议按抗癫痫常规治疗进行长期药物治疗；脑卒中后癫痫持续状态，建议按癫痫持续状态治疗原则处理。

（三）肺炎

肺炎是脑卒中急性期及晚期的常见并发症，严重的神经功能缺损以及吞咽困难可能和肺炎有关。

处理：早期评估和处理吞咽困难和误吸问题，对意识障碍患者应特别注意预防肺炎，疑有肺炎的发热患者应给予抗生素治疗，但不推荐预防性使用抗生素。

（四）尿路感染和尿失禁

发生尿路感染与以下两个因素相关：一是膀胱及外括约肌功能障碍，二是留置导尿管导致细菌繁殖。

处理：对排尿障碍进行早期评估和康复治疗，记录排尿日记；尿失禁者应尽量避免留置尿管，可定时使用便盆或便壶，白天每2h一次，晚上每4h一次；尿潴留者应测定膀胱残余尿，可配合物理按摩、针灸等方法促进排尿功能恢复，必要时间歇性导尿或留置导尿；有尿路感染者应给予抗生素，但不推荐预防性使用抗生素。

（五）深静脉血栓形成和肺栓塞

肺栓塞是脑卒中患者内科并发症中最凶险及最为致命的，绝大多数肺栓塞患者有下肢深静脉血栓形成。肥胖、运动迟缓、充血性心力衰竭、单侧或双侧下肢瘫痪、血液高凝状态及意识障碍均为血栓形成的高危因素。

处理：鼓励患者尽早活动，抬高下肢，尽量避免下肢（尤其是瘫痪侧）静脉输液。对于发生深静脉血栓及肺栓塞高风险且无禁忌者，可给予低分子肝素或普通肝素，有抗凝禁忌者给予阿司匹林治疗。可联合加压治疗（长筒袜或交替式加压装置）和药物预防深静脉血栓形成，不推荐长期单独使用加压装置治疗；但对于抗血栓治疗有禁忌证的患者推荐单独使用，治疗和预防深静脉血栓形成和肺栓塞。抗凝治疗未显示显著改善神经功能及降低病死率，且增加出血风险，不推荐卧床患者常规使用预防性抗凝治疗。

（六）压疮

对于卧床无法活动的患者，一旦未给予频繁的翻身及复位，加之患者大小便失禁，很容易发生压疮，一旦形成压疮可明显影响患者恢复。

处理：对瘫痪者要定期翻身，以防止皮肤受压；保持良好的皮肤卫生，保持营养充足；易出现压疮患者建议使用特定的床垫、轮椅坐垫和座椅，直到恢复行动能力。

（七）代谢及营养障碍

营养不良是重要且易被忽视的脑卒中并发症，营养不良可导致脑卒中患者的预后变差。营养不良也可导致免疫力下降、心脏及消化功能紊乱、骨代谢异常及压疮。

处理：发病后注意营养支持，急性期伴吞咽困难者，应在发病7天内接受肠内营养支持，吞咽困难短期内不能恢复者可早期置鼻胃管进食，吞咽困难长期不能恢复者可行胃造瘘进食。

（八）脑卒中后情感障碍

在脑卒中发病前有抑郁病史的患者在脑卒中后更容易发生抑郁，无既往史的患者在脑卒中后6个月内，抑郁发病率也明显增加，出现新的人格变化或强化原先的人格特质，可能出现的症状为情感淡漠、顽固、严肃、冲动、感觉迟钝或对他人漠不关心等。

处理：应评估患者心理状态，注意脑卒中后焦虑与抑郁状态，必要时请精神心理科医师协助诊治，对有脑卒中后焦虑、抑郁症状的患者应该行相应干预治疗。

 # 脑卒中筛查

通过筛查早期发现高危人群，采取针对性的预防措施是防治脑卒中的最有效方法。

筛查对象：年龄≥40岁的人都需要进行脑卒中筛查。

1.神经系统检查

如头面部、皮肤及肢体感觉；四肢肌力、肌张力；生理反射、病理反射等。

2.实验室检查

血生化、凝血功能，同型半胱氨酸等。

3.辅助检查

（1）心脏彩超　动态显示心脏内结构、心脏的搏动和血液流动状态。

（2）颈动脉超声　可以显示颈动脉及椎动脉血管内膜是否增厚，有无斑块、溃疡形成以及部位、大小，是否有血管狭窄及狭窄程度、有无闭塞等。

（3）心电图检查　可以发现心肌梗死、心律失常、冠状动脉供血不足。

（4）超声心动图　可以检查有无心源性栓子的存在。

（5）经颅多普勒超声　可以检查到颅内动脉是否有狭窄或闭塞性病变。

（6）影像学检查　CTA/MRA可以发现主动脉、颈动脉狭窄，显示病变血管的部位，也可发现动脉夹层以及尚未破裂的动脉瘤。CT和MRI可进一步明确颅内缺血或梗死病灶。

4.脑卒中风险初筛评估记录表（表9-1）

表9-1 脑卒中风险初筛评估记录表

既往有无脑卒中		有☐ 否☐	*既往有脑卒中史或TIA病史者直接入组为脑卒中高危人群，标识为红色（高风险）
既往有无短暂性脑缺血发作（TIA）		有☐ 否☐	*TIA：表现为一过性讲话不清、偏瘫、偏身感觉障碍、单眼黑蒙、眩晕、步态不稳等
脑卒中家族史		有☐ 否☐	备注：8个因素为脑卒中危险因素，每个计1分 *n≥3者入组脑卒中高危人群，标识为红色（高风险） *n＜3，但患有慢性病（高血压、糖尿病、房颤或瓣膜性心脏病）之一者，入组脑卒中中危人群，标识为黄色（警示） *n＜3且无慢性病者入组为脑卒中低危人群，标识为绿色（低风险）
高血压（血压≥140/90mmHg或正在服用抗高血压药）		有☐ 否☐	
血脂异常（三酰甘油≥2.26mmol/L，或总胆固醇≥6.22mmol/L，或低密度脂蛋白胆固醇≥4.14mmol/L，或高密度脂蛋白胆固醇＜1.04mmol/L）		有☐ 无☐ 未知☐	
糖尿病		有☐ 否☐	
心房颤动		有☐ 否☐	
吸烟史		有☐ 否☐	
明显超重或肥胖（BMI≥26.0kg/m²）	身高 ☐☐☐cm 体重 ☐☐☐kg BMI ☐☐.☐kg/m²	是☐ 否☐	
运动缺乏或轻体力劳动患者（注：锻炼次数＜3次/周）且＜30min/次；参与工农业劳动视为有运动		是☐ 否☐	

初筛结果（系统生成）	风险分级	☐脑卒中	☐TIA	☐高危	☐中危	☐低危
	危险标示					
	管理分级	强化管理			规范化管理	健康管理

脑卒中评估

（一）一般评估

1.基础评估

进行相关健康信息采集与评估，了解患者有无超重或肥胖，建立脑卒中档案。

2.病史评估

发病时间、方式、有无明显的前驱症状和伴发症状，了解有无脑动脉硬化、高血压、血脂异常、糖尿病及短暂性脑缺血发作史，是否进行过治疗及目前用药情况，有无烟酒嗜好，有无脑卒中家族史。

3.辅助检查结果评估

评估患者的血常规、血小板聚集率、凝血功能、生化检查（血糖、血脂、血清电解质、肌酐、尿素氮）、尿常规、尿微量白蛋白/肌酐、心电图（识别有无左心室肥厚、心肌梗死、心律失常）、X线胸片、超声心动图、颈动脉超声等检查结果。

（二）专科评估

1.运动功能评估

脑卒中患者运动功能障碍多表现为偏侧肢体瘫痪，是致残的重要原因。评定可采用Brunnstrom偏瘫运动功能评价表（表9-2）、Fugl-Meyer平衡功能评定表（表9-3）、改良Ashworth分级法评定量表（表9-4）、改良Barthel指数评定表（表9-5）、步态评估量表（表9-6）、Constant-Murley肩功能评定量表（表9-7）、功能独立性评定（FIM）量表（表9-8）等。

表9-2 Brunnstrom偏瘫运动功能评价表

分级	上肢	手	下肢
1级	弛缓，无随意运动	弛缓，无随意运动	弛缓，无随意运动
2级	开始出现共同运动或其成分，不一定引起关节运动	无主动手指屈曲	最小限度的随意运动开始出现共同运动或其成分
3级	痉挛加剧，可随意引起共同运动，并有一定的关节运动	能全指屈曲，钩状抓握，但不能伸展，有时可由反向引起伸展	① 随意引起共同运动或其成分；② 坐位或立位时，髋、膝、踝可屈曲
4级	痉挛开始减弱，基本脱离共同运动，出现分离运动：① 手能置于腰后部；② 上肢前屈90°（肘伸展）；③ 屈肘90°，前臂旋前、旋后	能侧方抓握及拇指带动松开，手指能伴随着小范围伸展	开始脱离共同运动：① 坐位，足跟触地，踝能背屈；② 坐位，足可向后滑动，使屈膝大于90°

续表

分级	上肢	手	下肢
5级	痉挛减弱，基本脱离共同运动，出现分离运动：① 上肢外展90°（肘伸展、前臂旋前）；② 上肢前平举及上举过头（肘伸展）；③ 肘伸展位，前臂能旋前、旋后	① 用手抓握，能握圆柱状及球形物，但不熟；② 能随意全指伸开，但范围大小不等	从共同运动到分离运动：① 立位，髋伸展位能屈膝；② 立位，膝伸直，踝能背屈
6级	痉挛基本消失，协调运动正常或接近正常	① 能进行各种抓握；② 全范围伸指；③ 可进行单指活动，但比健侧稍差	协调运动大致正常：① 立位，髋能外展超过骨盆上提的范围；② 坐位，髋可交替地内外旋并伴有踝内、外翻

表9-3 Fugl - Meyer平衡功能评定表

项目	评分标准
无支撑坐位	0分：不能保持坐位 1分：能坐，但少于5min 2分：能坚持坐5min以上
健侧伸展防护反应	0分：肩部无外展或肘关节无伸展 1分：反应减弱 2分：反应正常
患侧伸展防护反应	0分：肩部无外展或肘关节无伸展 1分：反应减弱 2分：反应正常
支撑站立	0分：不能站立 1分：在他人的最大支撑下可以站立 2分：由他人稍给支撑即能站立1min
无支撑站立	0分：不能站立 1分：不能站立1min或身体摇晃 2分：能平衡站立1min以上
健侧单足站立	0分：不能维持1～2s 1分：平衡站稳达4～9s 2分：平衡站立超过10s
患侧单足站立	0分：不能维持1～2s 1分：平衡站稳达4～9s 2分：平衡站立超过10s

结果分析：最高评分为14分，对训练前后平衡能力变化进行比较。

注：1. 无支撑坐位时双足应着地。2. 检查健侧伸展防护反应时，术者要从患侧向健侧轻推患者至接近失衡点，观察有无反应，同理，检查患侧，要从健侧轻推。

表9-4 改良Ashworth分级法评定标准

分级	评定标准
0	无肌张力增加
1	肌张力略微增加：受累部分被动屈伸时，在关节活动范围的末时呈现最小阻力，或出现突然卡住和释放
1+	肌张力轻度增加：在关节活动范围后50%范围内突然卡住，然后在关节活动范围后50%均呈最小阻力
2	肌张力较明显的增加：通过关节活动范围内的大部分时，肌张力较明显的增加，但受累部分仍较容易被移动
3	肌张力严重增加：被动活动困难
4	僵直：受累部分被动屈伸时呈现僵直状态，不能活动

表9-5 改良Barthel指数评定表

项目	评分标准	分值	评定时间	分值	评定时间	分值	评定时间
大便	0分失禁或昏迷 5分偶尔失禁（每周<1次） 10分能控制						
小便	0分失禁或昏迷或需要他人导尿 5分偶尔失禁（每24h<1次，每周>1次） 10分能控制						
修饰	0分依赖别人 5分独立洗脸、梳头、刷牙、剃须						
用厕	0分依赖 5分需要帮助 10分自理						
进食	0分依赖 5分需要部分帮助（夹菜、盛饭、切面包） 10分全面自理						
转移	0分完全依赖别人（需2人以上或升降机） 5分需2人或1个强壮、动作娴熟的人帮助 10分需小量帮助或言语指导 15分自理						
活动	0分不能动 5分在轮椅上独立行动 10分需1人帮助步行 15分独立步行（可用辅助器）						
穿衣	0分依赖 5分需一半帮助 10分自理（能系开纽扣，关开拉链、穿脱鞋）						
上下楼梯	0分不能 5分需帮助（体力或语言指导） 10分自理						
洗澡	0分依赖 5分自理						
总分							
日常生活能力缺陷程度							
评定者							

　　日常生活能力缺陷程度：0～20分极严重功能缺陷，25～45分严重功能缺陷，50～70分中度功能缺陷，75～95分轻度功能缺陷，100分自理。

表9-6　步态评估量表

以舒适速度，使用辅具走3米，需____秒。

评价项目		分值	评定时间	分值	评定时间	分值	评定时间
起步　（1分）							
抬脚高度（2分）	a.左脚跨步						
	b.右脚跨步						
步长（2分）	a.左脚跨步						
	b.右脚跨步						
步态对称性（1分）							
步伐连续性（1分）							
走路路径：行走大约3m长（2分）							
躯干稳定（2分）							
步宽（脚跟距离）（1分）							
总分（满分12分）							
评定者							

注：无法实施测量请打"×"，并写出无法测量的原因。

表9-7　Constant-Murley肩功能评定量表

项目		评分标准	分值	评定时间
疼痛（最高15分）		无疼痛——15分 轻度痛——10分 中度痛——5分 严重痛——0分		
日常生活能力（ADL）（最高20分）	日常生活活动的水平	全日工作——4分 正常的娱乐和体育活动——3分 不影响睡眠——2分		
	手的位置	上抬到腰部——2分 上抬到剑突——4分 上举到颈部——6分 上举到头顶部——8分 举过头顶部——10分		
关节活动度（ROM）（每种活动最高10分）	前屈、后伸、外展、内收4种活动分别按右侧标准评分（4项最高40分）	0°～30°　　——0分 31°～60°　　——2分 61°～90°　　——4分 91°～120°　——6分 121°～150°——8分 151°～180°——10分		

121

续表

项目		评分标准	分值	评定时间
关节活动度（ROM）（每种活动最高10分）	外旋（最高10分）	手放在头后肘保持向前——2分 手放在头后肘保持向后——2分 手放在头顶肘保持向前——2分 手放在头顶肘保持向后——2分 手放在头顶再充分向上伸直上肢——2分		
	内旋（最高10分）	手背可达大腿外侧——0分 手背可达臀部——2分 手背可达腰骶部——4分 手背可达腰部L$_3$水平——6分 手背可达T$_{12}$椎体水平——8分 手背可达胛下角水平（T$_7$）——10分		
肌力（MMT）（最高25分）		0级——0分 Ⅰ级——5分 Ⅱ级——10分 Ⅲ级——15分 Ⅳ级——20分 Ⅴ级——25分		
总分（100分）				
评定者		中止原因：		

表9-8 功能独立性评定（FIM）量表

项目		1分	2分	3分	4分	5分	6分	7分	得分
自理能力	进食								
	梳洗、修饰								
	洗澡								
	穿裤子								
	穿上衣								
	上厕所								
括约肌管理	膀胱管理								
	直肠管理								
转移	床、椅、轮椅间								
	如厕								
	盆浴或淋浴								
行走	步行/轮椅								
	上下楼梯								
交流	理解								
	交流								
社会认知	社会交往								
	解决问题								
	记忆								
FIM总分									

结果分析：126分完全独立；108～125分基本独立；90～107分有条件的独立或极轻度依赖；72～89分轻度依赖；54～71分中度依赖；36～53分重度依赖；19～35分极重度依赖；18分完全依赖。

2.感觉功能评估

主要评估患者的深、浅感觉及复合感觉。

（1）浅感觉

① 痛觉：用大头针针尖轻刺被检者皮肤，询问患者有无疼痛感觉，两侧对比记录感觉障碍类型（过敏、减退或消失）与范围。

② 触觉：患者闭眼，用棉签或纸片轻触被检者的皮肤或黏膜，询问有无感觉或触到几次。

③ 温度觉：用两支玻璃试管或金属管分别装有冷水（5～10℃）和热水（40～50℃）交替接触患者皮肤，让其辨出冷、热感觉，接触时间为2～3s。

（2）深感觉

① 位置觉：患者闭眼，被动检查患者的肢体，如指、趾等，患者能正确说出这些部位的活动、方向和所处的位置。

② 运动觉：患者闭眼，检查者轻握患者手指或足趾的两侧，上下移动5°左右，让患者辨别移动的方向。

③ 震动觉：用128Hz的音叉置于突出的骨上，询问有无震动，并进行双侧和上下对比。

（3）复合觉检查　包括皮肤定位觉、两点辨别觉、实体觉、体表图形觉。

① 两点辨别觉：患者闭眼，嘱其指出刺激点是一点还是两点，并指出两点刺激的最小距离，与正常范围作对照。

② 实体觉：患者抚摸物体，让其说出物体的名称。

③ 定位觉：患者闭眼，检查者轻触患者皮肤，让患者用手指出被触及的部位。

④ 体表图形觉：嘱患者闭目，检查者用竹签或笔杆在患者皮肤上画一几何图形（圆形、方形、三角形等）或数字，看患者能否辨别。

3.认知功能评估

评估患者对事物的注意、识别、记忆、理解和思维是否出现障碍。常用评估量表有MMSE量表、MoCA量表等。

4.日常生活活动能力评估

常用Barthel指数评估量表。

5.卒中后抑郁评估

常用汉密尔顿抑郁量表。

脑卒中的预防

脑卒中已经成为居民的第一位死亡原因，是生命健康的第一杀手，在我国有1亿糖尿病患者，2.2亿高血压患者，2亿血脂异常患者，2.4亿超重和肥胖患者，3.5亿吸烟者，脑卒中高危人群数量庞大，因此我们必须做好脑卒中的早期预防工作。脑卒中的预防分为一级预防、二级预防和三级预防。

一级预防：对于有脑卒中危险因素，尚未发生脑卒中的人群采取控制措施，干预可控危险因素，预防脑卒中发作的策略。一级预防分为生活方式干预和药物干预。生活方式干预包括戒烟、膳食减少脂肪摄入、运动、控制体重和限酒等。药物干预包括抗高血压、降糖和调脂治疗，根据脑卒中风险评估决定是否进行抗血小板治疗。

二级预防：对于已发生脑卒中的患者采取干预、预防脑卒中复发的策略。二级预防主要包括强化生活方式干预和药物干预两方面措施。生活方式干预包括戒烟、适当运动、健康膳食、限酒等。药物干预包括针对危险因素采取的抗高血压、抗高调脂、降糖治疗等，如无禁忌，非心源性栓塞患者应长期运用抗血小板治疗，心房颤动心源性栓塞患者应运用抗凝治疗。对症状性颈动脉狭窄患者进行脑卒中风险评估后决定干预措施，目前常用的为药物治疗、颈动脉内膜剥脱术和支架植入术等。

三级预防：针对脑卒中患者加强治疗和康复护理，防止病情加重，预防或减轻残疾，促进功能恢复。

 脑卒中的危险因素

（一）脑卒中的危险因素——不可干预的因素

1.年龄

年龄是重要的独立的脑卒中危险因素之一，脑卒中发病率随年龄增加而增加，55岁后每10年增加1倍。脑卒中大多数发生于65岁以上的患者身上。脑卒中发生率高低排序为老年人＞中年人＞青年人。

2.性别

男性比女性的脑卒中发病率大约高30%，同年龄组的发病率男性＞女性。

3.家族史

脑血管病家族史是易发生脑卒中的一个因素，父母双方直系亲属发生脑卒中或心脏病时年龄小于60岁即为有家族史。

4.种族

不同种族的脑卒中发病率不同，有色人种脑卒中发病率高于白色人种。

5.社会因素

生活方式和环境也可能起一定作用。

（二）脑卒中的危险因素——可干预的因素

可干预因素有高血压、血脂异常、糖尿病、心房颤动、吸烟、酗酒、肥胖、运动量过少、既往有冠心病或心脏病发作史、既往有外周动脉疾病史、发生过脑卒中或有TIA史。

1.高血压

高血压是脑出血和脑梗死最重要的危险因素。老年人收缩压≥160mmHg，舒张压≥90mmHg是脑卒中的重要危险因素。在控制其他危险因素后，收缩压每升高10mmHg，脑卒中发病的相对危险增加49%；舒张压每增加5mmHg，脑卒中发病的相对危险增加46%。收缩压与舒张压的达标同等重要，且重点在收缩压的达标，当血压水平＜140/90mmHg时脑卒中的发生明显减少。合并糖尿病和肾病的高血压患者，降压目标应更低一些，以＜130/80mmHg为宜。

2.心脏病

各型心脏病都与脑卒中密切相关。研究结果表明，无论何种血压水平，患心脏病者发生脑卒中的危险要比无心脏病者高2倍以上。对缺血性脑卒中而言，高血压性心脏病和冠心病患者，其相对危险度均为2.2，先天性心脏病患者为1.7。

心房颤动是脑卒中非常重要的危险因素。对非瓣膜病性心房颤动患者，在有条件的医院可使用华法林抗凝治疗，但必须控制国际标准化比（INR）在2.0～3.0之间；对年龄＞75岁者，INR应在1.6～2.5之间为宜，或口服阿司匹林75～300mg/d，或其他抗血小板聚集药物；冠心病高危患者也应服用小剂量阿司匹林75～150mg/d，或其他抗血小板聚集药物。

3.糖尿病

糖尿病是脑血管重要的危险因素，2型糖尿病患者发生脑卒中的危险性增加2倍，脑血管病的病情轻重和预后与糖尿病患者的血糖水平以及病情控制程度有关，因此，应重视对糖尿病的预防和控制。有心脑血管病危险因素的人应定期检测血糖，必要时测定糖化血红蛋白（HbA1c）和糖化血浆白蛋白。糖尿病的诊断标准同中国糖尿病防治指南一致，糖尿病患者应首先控制饮食、加强体育锻炼，

2 ～ 3个月血糖控制仍不满意者，应选用口服降糖药或使用胰岛素治疗，糖尿病患者更应积极治疗高血压。

4. 血脂异常

有无脑卒中或冠心病的危险因素以及血脂水平决定治疗方式。患者治疗性生活方式改变（TLC）是治疗血脂异常的首要步骤，必须贯穿治疗全过程。TLC包括：减少饱和脂肪酸（＜总热量的7%）和胆固醇（＜300mg/d）的摄入，选择能加强降低LDL效果的食物，如植物甾醇（2g/d）和可溶性黏性纤维（10 ～ 25g/d），戒烟，减轻体重，增加有规律的体力活动等。血脂异常，尤其合并有高血压、糖尿病、吸烟等其他危险因素者首先应改变不健康的生活方式，并定期复查血脂。改变生活方式无效者采用药物治疗，对既往有TIA、缺血性脑卒中或冠心病史，且TC高于5mmol/L的患者采用他汀类药物治疗。

5. 吸烟

吸烟是脑卒中的独立危险因素，吸烟者发生缺血性脑卒中的相对危险度为2.5 ～ 5.6。

6. 饮酒

长期大量饮酒和急性酒精中毒是导致青年人脑梗死的危险因素。老年人大量饮酒也是缺血性脑卒中的危险因素。限制饮酒可能会减少心脑血管病的发生。

7. 脑动脉、颈动脉狭窄

对无症状性脑或颈动脉狭窄患者一般不推荐手术治疗或血管内介入治疗，首选阿司匹林等抗血小板药或他汀类药物治疗；对于重度动脉狭窄（＞70%）的患者，在有条件的地方可以考虑行颈动脉内膜切除术或血管内介入治疗术。

8. 肥胖

肥胖人群易患心脑血管病，超过标准体重20%以上的肥胖者患高血压、糖尿病或冠心病的危险性明显增加。

9. 高同型半胱氨酸血症

一般认为空腹血浆半胱氨酸水平在5 ～ 15μmol/L之间属于正常范围，≥16μmol/L可定为高半胱氨酸血症。叶酸与维生素B$_6$和维生素B$_{12}$联合应用，可降低血浆半胱氨酸水平。

10. 其他危险因素

其他危险因素包括代谢综合征，缺乏体育活动，饮食营养不合理，口服避孕药，促凝危险因素等。

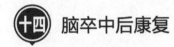 **脑卒中后康复**

约75%的脑卒中患者会有神经系统、认知和行为方面的异常，患者的行动能力受到限制，常常需要他人的帮助才能完成日常生活活动，这给患者参与正常的社会生活造成极大障碍。急性期尽早的康复治疗可以预防和治疗合并症和并发症，防止长期卧床造成的生理功能减退，提高患者争取康复的欲望，为顺利进入恢复期的治疗打下基础。预防、认识和处理脑卒中时的各种神经功能缺损和合并症、并发症，避免"废用综合征"和"误用综合征"，使患者最大限度地独立生活，使患者和家庭成员在心理上获得最大限度的适应。

1.软瘫期被动训练

一般在生命体征平稳48h后进行干预，以不影响抢救、不加重病情为前提。

（1）良肢位摆放　保持良肢位，2h协助更换一次体位是早期抗痉挛治疗的重要措施之一，可预防和减轻上肢屈肌、下肢伸肌痉挛模式。

（2）运动锻炼　患肢关节全范围被动活动，每日2～3次，活动顺序从大关节到小关节，循序渐进，缓慢进行。

（3）按摩　按摩患肢，预防深静脉血栓、压力性损伤，促使淋巴液回流、减轻水肿，刺激运动感觉神经。按摩手法要轻柔。

2.软瘫期主动训练

（1）翻身训练

（2）髋关节控制训练

3.痉挛期康复训练

软瘫期2～3周开始出现痉挛，逐渐加重，持续3个月左右。此阶段康复主要是抑制痉挛，促进分离运动。

（1）抗痉挛训练　患侧上肢屈肌痉挛，肩胛骨后缩，肩部下垂，肩内收、内旋，肘屈曲，前臂旋前，腕屈曲伴尺侧偏，手指屈曲内收；患侧下肢伸肌痉挛，骨盆旋后上提，髋伸，内收，内旋，伸膝，足趾屈内翻。

（2）下肢控制能力训练　为行走做准备。

4.恢复期康复护理及训练

（1）坐位静态、动态平衡训练

（2）起与坐下训练

（3）行走训练

（4）日常生活能力训练

（5）手功能训练

（6）口面功能训练

（7）排便训练

5. 后遗症期康复

发病一年左右的时间，重症患者留有不同程度的后遗症，如患侧肢体肌力减退、肌肉痉挛、关节挛缩畸形、运动姿势异常等，通过康复恢复功能的可能性不大。患者生活自理能力下降，需要使用健侧肢体代偿。指导家属改善患者周围生活环境，尽量恢复生活自理。

6. 心理康复

① 了解患者康复心理需求，耐心倾听，适时给予满足。

② 遵守职业道德，尊重患者，不受患者地位、金钱、身体障碍影响。

③ 严密观察，细心分析，了解身体任何不适给患者造成的心理负担，同理移情。

④ 帮助答疑解惑，及时化解患者疑虑。比如康复器具的选择、使用。

⑤ 提供适宜的康复修养环境，协助布置便利的家居环境，有利于康复训练。

⑥ 尽量解除患者疼痛，避免其产生焦虑、抑郁等心理问题。

7. 健康教育与健康促进

（1）提供康复知识　掌握训练量，每周3～5次，每次30～40min，根据缺失功能及时调整训练计划，了解训练效果；强化自我健康管理，确保患者安全出行，防止走失等意外发生；培训家属和直接照护者掌握必要训练技巧，监督、督促、协助患者日常常规训练。

（2）提供疾病相关知识　根据中国脑卒中护理指导规范意见，控制体重，适度有氧运动、循序渐进；饮食营养均衡，摄入适量水果蔬菜及富含纤维的食物，每日食盐摄取量低于5g、钾元素摄取量至少3510mg，每月至少进食一次鱼类食物；控酒，男性每日饮酒的酒精含量不超过25g，女性不超过15g；控烟，戒烟，避免被动吸烟；控制血压，血糖、血脂，按时服药；预防便秘，多饮水，降低血液黏稠度，减少脑血栓形成，防止泌尿系感染；促进排痰，预防呼吸系统感染；保持心情愉快，预约家庭医生式服务，终身康复训练。

（3）提供社会支持　积极联系康复中心、居委会、家属、志愿者全程参与，督导其训练任务执行，确保质量。鼓励患者参与社会活动，如残疾人俱乐部活动。对孤寡、困难者，及时联系相关领导，发挥社会力量，实际解决其就诊费用问题，使患者早日融入社会。

家庭陪护者的培训

　　北京市家保员的培养与使用是一种较好的健康促进形式，能发挥家属在脑卒中患者家庭健康管理中的作用。鼓励家属或直接照护者参与此类的社区健康教育讲座和健康促进活动，培训有能力的家属或直接照护者共同承担患者健康指导的职责，强化家属或直接照护者在患者家庭健康管理中的责任意识，提高家属或直接照护者维护患者身心健康的能力。

　　针对脑卒中危险因素干预，向家属或直接照护者讲解脑卒中防治知识、合理膳食、体重控制、规范用药、情绪疏导、家庭康复训练、疼痛缓解等知识与管理方法，技能技巧的培训（血压、血糖监测），帮助家属或直接照护者了解脑卒中相关知识，掌握相关技能。可在患者居家康复过程中，督促提醒患者坚持每日按时完成康复任务，指导患者正确康复锻炼，不断推进康复进程。借助这种自己人帮自己人的服务方式，更为便利地服务患者。通过对患者锻炼的监督提醒、锻炼方法的纠正指导以及不良生活方式的行为干预等，唤起患者对疾病治疗康复的重视，提高自我管理意识与能力，实现家庭医生团队—患者—家庭一体化管理，延缓病情进展，提高生活质量。由于患者的康复是长期的，甚至是终生的，因此照护者的培训也是不断递进的，每次内容不宜多，一次2～3个知识点或一项康复锻炼技能，知识反复巩固，不断强化掌握。

 脑卒中患者的社区随访管理

（一）随访目的

　　进行康复训练指导，了解康复目标实现的程度，确定康复患者回归社会的程度。

（二）康复管理形式

　　全科门诊进行药物治疗和非药物生活方式干预。康复科门诊或社区康复站进行康复训练及指导。家庭康复训练（入户训练指导和自我训练指导）。必要时住院康复训练指导。

（三）随访内容及要求

　　脑卒中患者的随访以分级管理为原则，具体内容和要求见表9-9。

表9-9 脑卒中患者分级随访管理

项目	一级管理	二级管理	三级管理
管理对象	低危患者	中危患者	高危、极高危患者
建立健康档案	立即	立即	立即
药物治疗	随访观察3个月血压仍≥140/90mmHg，血糖≥7mmol/L，三酰甘油≥2.26mmol/L，总胆固醇≥6.62mmol/L，同型半胱氨酸≥10μmol/L，立即服药	随访观察1个月血压仍≥140/90mmHg，血糖≥7mmol/L，三酰甘油≥2.26mmol/L，总胆固醇≥6.62mmol/L，同型半胱氨酸≥10μmol/L，立即服药	TIA首次发病2周内可发生脑卒中，给予血小板或抗凝治疗；脑卒中发病半年内容易复发进行对因用药治疗
非药物治疗	立即开始控烟、控制体重、适量运动	立即指导养成良好生活习惯、遵医行为，预防并发症	立即功能评估、康复训练，生活方式干预、培训家保员，预防残疾
血压、血糖、血脂、糖化血红蛋白测量	每次就诊或至少1次/3个月	每次就诊或至少1次/2个月	每次就诊或至少1次/月
家庭自测血压、血糖	鼓励患者每周至少自测1次并记录	鼓励患者每周至少自测2~3次并记录	鼓励患者每周至少自测2~3次并记录
健康教育	每次就诊发健康处方，诊疗记录，有个体化健康指导记录/3个月	每次就诊发健康处方，诊疗记录，有个体化健康指导记录/3个月	每次就诊发健康处方，诊疗记录，有个体化健康指导记录/月
效果评估	1次/年	1次/季度	1次/月
测BMI、腰围、足背动脉	6个月一次	3个月一次	3个月一次
监测血脂	12个月一次	12个月一次	至少6个月一次
监测血糖	12个月一次	3个月一次	至少3个月一次
监测尿常规	12个月一次	至少6个月一次	至少3个月一次
监测肝、肾功能	12个月一次	6个月一次	至少6个月一次
心电图检查	12个月一次	6个月一次	3个月一次
眼底、颈动脉超声	自选	12个月一次	12个月一次
尿微量白蛋白	12个月一次	6个月一次	3个月一次
转诊	首次确诊建议转上级医院排除继发性高血压；糖尿病必要时	首次确诊建议转上级医院排除继发性高血压；糖尿病必要时	必要时

（四）随访流程

脑卒中患者的随访重点要关注血压、血脂等风险因素控制或改善情况，及时给予下一步处理意见。具体内容见图9-1。

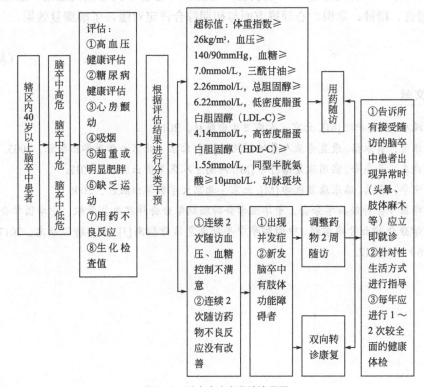

图9-1 脑卒中患者随访流程图

（五）健康管理效果评价

效果评价是实施管理一段时间后管理者为了解管理方案是否可行，是否需要修正，管理是否有效以及效果是否符合期待的一种评价方式。可分为过程评价及阶段评价两种形式。

1.过程评价

针对患者的短期目标完成情况进行的评价。主要包括经过上一次、上一周、上一个月或上一季度管理指导后，患者所获得知识、技能掌握情况、不良生活方式改变情况、居家自身康复锻炼完成情况、患者功能改善情况、居家锻炼过程中遇到的问题等改善情况，进行综合评估，可以通过问诊评估获得，记录到健康档案中。

2.阶段评价

针对患者的中长期康复管理目标完成情况进行的总体评价。主要包括年度评价，3～5年内的评价。对照患者首次评估逐项进行，是对患者身心健康状况的全面评价与了解。针对患者的一般状况，还要针对患者不同时期的运动、感觉、认知、语言、精神、意识、心理等方面与初期综合评定对照，了解康复效果。

（林浩）

参考文献

[1] 胡鸿雁.康复护理[M].北京：人民卫生出版社，2014.

[2] 周维金，黄永禧.康复专业人员培训教材[M].北京：北京大学医学出版社，2005.

[3] 冯晓东，马高峰.实用康复治疗学[M].河南：人民军医出版社，2012.

[4] 王宁华，黄真.临床康复医学[M].北京：北京大学医学出版社，2006.

[5] 中华医学会神经病学分会，中华医学会神经病学分会神经康复学组，中华医学会神经病学分会脑血管病学组.中国脑卒中早期康复治疗指南[J].中华神经杂志，2017，50（06）：405-412.

第十章

糖尿病

非传染性慢性疾病是导致死亡的主要原因，也是疾病负担的主要原因。糖尿病作为重要的慢性非传染性疾病目前越来越受到全世界的关注，糖尿病的慢性并发症的严重后果不仅给社会家庭带来沉重的经济负担，也严重影响了糖尿病患者的生活质量。

近年来，我国成人糖尿病患病率显著增加。1980年全国14省市30万人的流行病学资料显示，糖尿病的患病率为0.67%。2010年中国疾病预防控制中心（CDC）和中华医学会内分泌学分会调查了中国18岁及以上人群糖尿病的患病情况，显示糖尿病患病率为9.7%。2013年我国慢性病及其危险因素监测显示，18岁及以上人群糖尿病患病率为10.4%。我国糖尿病以2型糖尿病为主，1型糖尿病及其他类型糖尿病少见。老年人、城镇居民和经济发达地区生活的人群糖尿病患病率较高，未诊断糖尿病比例较高。大量的循证医学证据显示，严格控制血糖、血脂、血压等多种危险因素可降低患者的急慢性并发症发生率，常见的慢性并发症包括糖尿病视网膜病变、糖尿病肾病、糖尿病足、大血管并发症（冠心病、脑卒中、外周动脉性疾病）等，这些并发症是导致失明、肾衰竭、心脑血管意外和截肢的主要病因。糖尿病可防可控，糖尿病的早期发现和综合管理可以预防和控制糖尿病并发症，可显著降低致残率、致死率，并且减轻社会及家庭的经济负担。糖尿病已经成为中国公共卫生的重要问题，是我国目前实施综合防治管理策略的主要慢性病。2009年起，糖尿病基层防治管理工作作为国家基层公共卫服务项目在全国推广实施。2013年中国慢性病及其危险因素监测报告显示，全国糖尿病知晓率、治疗率和控制率分别为38.6%、35.6%和33.0%，防治任务艰巨，面临巨大挑战。2015年起，糖尿病作为国家分级诊疗首批试点疾病，依托家庭医生签约制度推动糖尿病患者的基层首诊、基本诊疗和防治管理。糖尿病社区防控发挥着越来越重要的作用。合理、规范诊治糖尿病，让糖尿病患者及早诊断、及早得到合理治疗，血糖达标并同时控制好其他相关危险因素，延缓并发症的发生，减轻经济负担，从而提高患者的生存质量。

糖尿病的定义

糖尿病（diabetes mellitus，DM）是一组多病因引起的以慢性高血糖为特征的代谢性疾病，由胰岛素分泌和（或）作用缺陷所引起，长期糖类以及脂肪、蛋白质代谢紊乱可引起多系统损害，导致眼、肾、神经、心脏、血管等组织器官的慢性进行性病变、功能减退及衰竭；病情严重或应激时可发生急性严重代谢紊乱，如糖尿病酮症酸中毒、高渗高血糖综合征。

 糖尿病的临床表现

（一）代谢紊乱症状群

糖尿病是一种慢性进行性疾病，临床表现与病情轻重、病程长短及是否合并糖尿病并发症密切相关。除1型糖尿病（T1DM）起病较急外，2型糖尿病（T2DM）早期轻度高血糖时常无临床自觉症状，仅于健康体检或因各种疾病就诊化验时发现高血糖。血糖明显升高者可出现"三多一少"的典型症状，即多尿、多饮、多食、体重下降。有时也可表现为反复感染或感染迁延不愈（泌尿系感染、生殖道感染、皮肤疖肿、肺结核等），伤口不易愈合，皮肤瘙痒，反应性低血糖，视物模糊等，女性患者易合并外阴瘙痒。

（二）并发症表现

1.急性严重代谢紊乱

（1）糖尿病酮症酸中毒（diabetic ketoacidosis，DKA） 为最常见的糖尿病急症。由胰岛素绝对缺乏或拮抗胰岛素激素过多共同作用，导致代谢紊乱，以高血糖、酮症和酸中毒为主要表现。绝大多数患者有诱因，最常见诱因有感染、胰岛素治疗中断或不适当减量、饮食不当，各种应激如创伤、手术、妊娠和分娩、精神刺激等。

DKA分为三个阶段。

① 早期血酮升高称酮血症，尿酮排出增多称酮尿症，统称为酮症；

② 酮体进一步升高消耗体内储备碱，初期血pH正常，为代偿性酮症酸中毒，晚期血pH下降，为失代偿性酮症酸中毒；

③ 病情进一步发展，出现神志障碍，称糖尿病酮症酸中毒昏迷。

早期三多一少症状加重，酸中毒失代偿后，病情迅速恶化，出现疲乏、食欲减退、恶心呕吐、多尿、口干、头痛、嗜睡、呼吸深快、呼气中有烂苹果味（丙酮气味）；后期严重失水，出现尿量减少、眼眶下陷、皮肤黏膜干燥、血压下降、心率加快、四肢厥冷；晚期不同程度意识障碍，反射迟钝、消失，昏迷。少数患者表现为腹痛，酷似急腹症。尿糖强阳性、尿酮阳性，当肾功能严重损害而肾糖阈增高时尿糖和尿酮可减少或消失，可有蛋白尿和管型尿。血糖增高，一般为16.7～33.3mmol/L，有时可达55.5mmol/L以上。血酮正常＜0.6mmol/L，当血酮＞1.0mmol/L时为高血酮，血酮＞3.0mmol/L提示酸中毒。酸中毒失代偿后血pH下降，剩余碱负值增大，阴离子间隙增大。血钾初期正常或偏低，尿量减少后可偏高，治疗后若补钾不足可严重降低。血钠、血氯降低，血尿素氮和肌酐常偏高。血浆渗透压轻度上升。部分患者即使无胰腺炎存在，也可出现血清淀粉酶和脂肪酶升高，治疗后数天内降至正常。即使无合并感染，也可出现白细胞数及中性粒细胞比例升高。

治疗原则为尽快补液以恢复血容量、纠正失水状态，降低血糖，纠正电解质及酸碱平衡失调，同时积极寻找和消除诱因，防治并发症，降低病死率。

（2）高渗高血糖综合征（hyperosmolar hyperglycemic syndrome，HHS） 是糖尿病急性代谢紊乱的另一临床类型，以严重高血糖、高血浆渗透压、脱水为特点，无明显酮症酸中毒，患者常有不同程度的意识障碍。诱因为引起血糖增高和脱水的因素，如急性感染、外伤、手术、脑血管意外等应激状态，使用糖皮质激素、免疫抑制剂、利尿药、甘露醇等药物，水摄入不足或失水，透析治疗，静脉高营养疗法等。有时在病程早期因误诊而输入大量葡萄糖液或因口渴而摄入大量含糖饮料可诱发本病或使病情恶化。

本病起病缓慢，最初表现为多尿、多饮，但多食不明显或反而食欲减退，以致常被忽视。逐渐出现严重脱水和神经精神症状，患者反应迟钝、烦躁或淡漠、嗜睡，逐渐陷入昏迷、抽搐，晚期少尿甚至闭尿。就诊时呈严重脱水、休克，可有神经系统损害的定位体征，但无酸中毒样深大呼吸。与DKA相比，脱水更为严重、神经精神症状更为突出。

实验室检查：血糖达到或超过33.3mmol/L、有效血浆渗透压达到或超过320mmol/L可诊断本症。血钾正常或增高。尿酮体阴性或弱阳性，一般无明显酸中毒，但有时两者可同时存在。本症病情危重、并发症多，患者病死率高于DKA，强调早期诊断和治疗。临床上凡遇原因不明的脱水、休克、意识障碍及昏迷均应想到本症的可能性，尤其是血压低而尿量多者，不论有无糖尿病史，均应进行有关检查以肯定或排除本症。

（3）低血糖症（hypoglycemia） 糖尿病在治疗过程中可能会发生血糖过低现象。严重的低血糖会危及生命。非糖尿病患者一般以血浆葡萄糖浓度低于2.8mmol/L作为低血糖症的标准。而糖尿病患者降糖药物治疗时当血糖低于3.9mmol/L就属于低血糖，要分析原因，及时调整饮食、运动、药物等。

临床表现分为两种。

自主（交感）神经过度兴奋表现：低血糖发作时交感神经和肾上腺髓质释放肾上腺素、去甲肾上腺素和一些胺类物质，表现为出汗、颤抖、心悸、紧张、焦虑、饥饿、流涎、软弱无力、面色苍白、心率加快、四肢冰凉、收缩压轻度升高等。

脑功能障碍表现：低血糖时中枢神经的表现可轻可重。初期表现为精神不集中，思维和语言迟钝，头晕、嗜睡、视物不清、步态不稳，可有幻觉、躁动、易怒、行为怪异等精神症状。皮层下受抑制时可出现骚动不安，甚而强直性惊厥、锥体束征阳性。波及延脑时进入昏迷状态，各种反射消失，如果低血糖持续得不到纠正，常不易逆转甚至死亡。

低血糖时机体的个体反应差别很大，低血糖症状在不同的个体可不完全相同，但在同一个体可基本相似。长期慢性低血糖者多有一定的适应能力，临床表现不太显著，以中枢神经功能障碍表现为主。糖尿病患者由于血糖快速下降，即使血糖高于2.8mmol/L也可出现明显的交感神经兴奋症状，称为"低血糖反应"。部分患者虽然血糖降低但无明显症状，往往不被觉察，极易进展成严重低血糖症，陷入昏迷或惊厥，称为未察觉的低血糖症。

2.慢性并发症

（1）大血管病变 与非糖尿病患者群相比较，糖尿病患者群中动脉粥样硬化的患病率较高，发病年龄较轻，病情进展较快。作为代谢综合征的重要组分，已知动脉粥样硬化的易患因素如肥胖、高血压、脂代谢异常等在糖尿病（主要是T2DM）人群中的发生率均明显增高。

动脉粥样硬化主要侵犯主动脉、冠状动脉、脑动脉、肾动脉和肢体外周动脉等，引起冠心病、缺血性或出血性脑血管病、肾动脉硬化、肢体动脉硬化等。下肢动脉病变是外周动脉疾病的一个组成成分，表现为下肢动脉的狭窄或闭塞，其主要病因是动脉粥样硬化，但动脉炎和栓塞等也可导致下肢动脉病变，因此糖尿病患者下肢动脉病变通常是指下肢动脉粥样硬化性病变（LEAD）。

（2）微血管病变 微血管是指微小动脉和微小静脉之间，管腔直径在100μm以下的毛细血管及微血管网。微血管病变主要表现在视网膜、肾、神经和心肌组织，其中尤以糖尿病肾病和视网膜病变最为重要。

① 糖尿病肾病。常见于病史超过10年的患者，是T1DM患者的主要死亡原因。在T2DM中，其严重性仅次于心脑血管病。病理改变有3种类型。

a.结节性肾小球硬化型，有高度特异性。

b.弥漫性肾小球硬化型，最常见，对肾功能影响最大，但特异性较低，类似病变也可见于系膜毛细血管性肾小球肾炎和系统性红斑狼疮等疾病。

c.渗出性病变，特异性不高，也可见于慢性肾小球肾炎。

肾活检所见组织学改变与临床表现和肾功能损害程度缺乏恒定的相关性。糖尿病肾损害的发生、发展可分为五期。

Ⅰ期：为糖尿病初期，肾体积增大，肾小球入球小动脉扩张，肾血浆流量增加，肾小球内压增加，肾小球滤过率（GFR）明显升高；

Ⅱ期：肾小球毛细血管基底膜增厚，尿白蛋白排泄率（UAE）多数正常，可间歇性增高（如运动后、应激状态），GFR轻度增高；

Ⅲ期：早期肾病，出现微量白蛋白尿，即UAE持续在20～200μg/min（正常＜10μg/min），GFR仍高于正常或正常；

Ⅳ期：临床肾病，尿蛋白逐渐增多，UAE＞200μg/min，即尿白蛋白排出量＞300mg/24h，相当于尿蛋白总量＞0.5g/24h，GFR下降，可伴有水肿和高血压，肾功能逐渐减退；

Ⅴ期：尿毒症，多数肾单位闭锁，UAE降低，血肌酶升高，血压升高。

肾脏血流动力学异常是本病早期的重要特点，表现为高灌注（肾血浆流量过高）状态，可促进病情进展。美国糖尿病协会（American Diabetes Association, ADA）（2007）推荐筛查和诊断微量白蛋白尿采用测定即时尿标本的白蛋白/肌酐比值（UACR），UACR＜30μg/mg、30～299μg/mg和≥300μg/mg分别为正常、微量白蛋白尿和大量白蛋白尿。在3～6个月内重复检查UACR，3次中有2次尿蛋白排泄增加，排除感染等其他因素即可诊断白蛋白尿。UACR测定存在较多影响因素，如感染、发热、显著高血糖、显著高血压、24小时内运动、心力衰竭、月经等，结果分析时应考虑这些因素。糖尿病肾病诊断确定后，应根据估算的肾小球滤过率（eGFR）进一步判断CKD严重程度。

② 糖尿病视网膜病变。糖尿病病程超过10年，大部分患者合并程度不等的视网膜病变，是失明的主要原因之一。视网膜改变可分为六期，分属两大类。

Ⅰ期：微血管瘤、小出血点；

Ⅱ期：出现硬性渗出；

Ⅲ期：出现棉絮状软性渗出；

Ⅳ期：新生血管形成、玻璃体积血；

Ⅴ期：纤维血管增殖、玻璃体机化；

Ⅵ期：牵拉性视网膜脱离、失明。

以上Ⅰ～Ⅲ期为背景性视网膜病变。

以上Ⅳ～Ⅵ期为增殖性视网膜病变（PDR）。

当出现PDR时，常伴有糖尿病肾病及神经病变。

③ 其他。心脏微血管病变和心肌代谢紊乱可引起心肌广泛灶性坏死，称为糖尿病心肌病，可诱发心力衰竭、心律失常、心源性休克和猝死。此并发症可以影响那些同时患有糖尿病和其他心脏病患者的预后。

（3）神经系统并发症 可累及神经系统任何一部分。

① 中枢神经系统并发症。a.伴随严重DKA、高渗高血糖综合征或低血糖症出现的神志改变；b.缺血性脑卒中；c.脑老化加速及阿尔茨海默病患病危险性增高等。

② 周围神经病变。最为常见，通常为对称性，下肢较上肢严重，病情进展缓慢。先出现肢端感觉异常，可伴痛觉过敏、疼痛；后期可有运动神经受累，出现肌力减弱甚至肌萎缩和瘫痪。腱反射早期亢进、后期减弱或消失，音叉震动感减弱或消失。电生理检查可早期发现感觉和运动神经传导速度减慢。单一外周神经损害较少发生，主要累及脑神经。

③ 自主神经病变。也较常见，并可较早出现，影响胃肠、心血管、泌尿生殖系统功能。临床表现为瞳孔改变（缩小且不规则、对光反射消失、调节反射存在）、排汗异常（无汗、少汗或多汗）、胃排空延迟（胃轻瘫）、腹泻（饭后或午夜）、便秘等，直立性低血压、持续心动过速、心搏间距延长等，以及残尿量增加、尿失禁、尿潴留、阳痿等。

（4）糖尿病足 指与下肢远端神经异常和不同程度周围血管病变相关的足部溃疡、感染和（或）深层组织破坏。轻者表现为足部畸形、皮肤干燥和发凉、胼胝（高危足）；重者可出现足部溃疡、坏疽。糖尿病足是截肢、致残的主要原因。

目前临床上广为接受的糖尿病足的分级方法主要是Wagner分级和Texas分级。

Wagner分级：此分级方法首先由Meggitt于1976年提出，Wagner后来加以推广，是目前临床及科研中应用最为广泛的分级方法。见表10-1。

表10-1 糖尿病足的Wagner分级

分级	临床表现
0级	有发生足溃疡的危险因素，但目前无溃疡
1级	足部表浅溃疡，无感染征象，突出表现为神经性溃疡
2级	较深溃疡，常合并软组织感染，无骨髓炎或深部脓肿
3级	深部溃疡，有脓肿或骨髓炎
4级	局限性坏疽（趾、足跟或前足背），其特征为缺血性坏疽，通常合并神经病变
5级	全足坏疽

Texas分级法：Texas分级法是由美国Texas San Antonio大学Lavery等提出的，此分级方法从病变程度和病因两个方面对糖尿病足溃疡及坏疽进行评估，更好地体现了创面感染和缺血的情况，相对于Wagner分级在评价创面的严重性和预测肢体预后方面更好。见表10-2。

表10-2　糖尿病足的Texas分级

分级	特点	分期	特点
0级	足部溃疡史	A期	无感染和缺血
1级	表浅溃疡	B期	合并感染
2级	溃疡累及肌腱	C期	合并缺血
3级	溃疡累及骨和关节	D期	感染和缺血并存

 ## 糖尿病的危险因素与危害

　　糖尿病的危险因素分为可改变和不可改变两类，可改变危险因素包括糖尿病前期、代谢综合征、超重、肥胖、抑郁症、饮食热量摄入过高、体力活动减少、使用可增加糖尿病发生风险的药物、致肥胖或糖尿病的社会环境等。不可改变的危险因素包括年龄、家族史或遗传倾向、种族、妊娠糖尿病史或巨大儿生产史、多囊卵巢综合征、宫内发育迟缓或早产。预防糖尿病的发生应通过积极的生活方式干预，纠正可改变的危险因素。

　　大多数糖尿病患者死于心、脑血管动脉粥样硬化或糖尿病肾病。与非糖尿病患者群相比，糖尿病患者群所有原因的死亡高1.5 ～ 2.7倍，心血管病高1.5 ～ 4.5倍，失明高10倍，下肢坏疽及截肢高20倍。此外，糖尿病肾病是致死性肾病的第一或第二位原因。

　　糖尿病肾病是指由糖尿病所致的CKD。我国20% ～ 40%的糖尿病患者合并糖尿病肾病，现已成为CKD和终末期肾病的主要原因。糖尿病肾病的危险因素包括年龄、病程、血压、肥胖（尤其是腹型肥胖）、血脂、尿酸、环境污染物等。诊断主要依赖于尿白蛋白和eGFR水平，治疗强调以降糖和降压为基础的综合治疗，规律随访和适时转诊可改善糖尿病肾病预后。

　　下肢动脉粥样硬化性病变的患病率随年龄的增大而增加，糖尿病患者与非糖尿病患者相比，发生LEAD的危险性高2倍。依据调查方法和调查对象的不同，LEAD的患病率报道不一。在我国，多次大样本的调查显示，根据踝肱指数（ABI）检查结果判断，50岁以上合并至少一种心血管危险因素的糖尿病患者中，五分之一左右的患者合并LEAD。LEAD对机体的危害除了导致下肢缺血性溃疡和截肢外，更重要的是这些患者发生心血管事件的风险性明显增加，死亡率更高。LEAD患者的主要死亡原因是心血管事件，在确诊1年后心血管事件发生率达21.1%，与已发生心脑血管病变者再次发作风险相当。ABI越低，预后越差，下肢多支血管受累者较单支血管受累者预后更差。

糖尿病足是糖尿病最严重和治疗费用最高的慢性并发症之一，重者可以导致截肢和死亡。我国14省市17家三甲医院调查显示，2007—2008年住院慢性溃疡患者中糖尿病患者占33%，而1996年调查时仅为4.9%，提示目前我国慢性皮肤溃疡的病因与发达国家相似。新近调查研究发现，我国50岁以上糖尿病患者1年内新发足溃疡的发生率为8.1%，治愈后糖尿病足溃疡患者1年内新发足溃疡的发生率为31.6%。2010年的调查显示，我国三甲医院中，由糖尿病所致截肢占全部截肢的27.3%，占非创伤性截肢的56.5%。2012—2013年的调查发现我国糖尿病足溃疡患者的总截肢（趾）率降至19.03%，其中大截肢率2.14%，小截肢（趾）率16.88%；糖尿病足溃疡患者的年病死率为14.4%，而截肢（包括大截肢和小截肢）后的5年病死率高达40%。因此，预防和治疗足溃疡可以明显降低截肢率及病死率。

糖尿病视网膜病变是糖尿病最常见的微血管并发症之一，也是处于工作年龄人群第一位的不可逆性致盲性疾病。糖尿病视网膜病变尤其是增殖期视网膜病变，是糖尿病特有的并发症，罕见于其他疾病。糖尿病视网膜病变的主要危险因素包括糖尿病病程、高血糖、高血压和血脂紊乱，其他相关危险因素还包括糖尿病合并妊娠（不包括GDM和妊娠期显性糖尿病）。另外，缺乏及时的眼底筛查、吸烟、青春期发育和亚临床甲状腺功能减退也是糖尿病视网膜病变的相关危险因素，常被忽略。而遗传是糖尿病视网膜病变不可干预的危险因素。2型糖尿病患者也是其他眼部疾病早发的高危人群，这些眼病包括白内障、青光眼、视网膜血管阻塞及缺血性视神经病变等。

糖尿病神经病变是糖尿病最常见的慢性并发症之一，病变可累及中枢神经及周围神经，以后者多见。糖尿病神经病变的发生与糖尿病病程、血糖控制等因素相关，病程达10年以上者，易出现明显的神经病变临床表现。

 糖尿病的社区健康管理

社区的全科医生经培训考核合格、具备糖尿病诊疗资质，可在机构内根据患者健康评价结果做出诊断，并对所有确诊患者进行分型诊断、制订治疗方案。对诊断有困难者，应及时转至二级及以上医院由专科医生诊治。糖尿病患者初次评估表，若在社区医疗机构无法完成的可列为登记项目；建议患者到上级医院完成之后，回社区复诊时登记结果。

（一）糖尿病社区健康管理的纳入排除标准

1.纳入标准

年龄≥18岁的2型糖尿病患者，初次发现血糖异常的患者若临床分型不明确需到二级以上医院明确诊断。

2.排除标准

糖尿病并发症较严重，或合并有其他内科疾病且病情不稳定，需要进一步的诊疗干预的患者。智力障碍、交流困难、精神疾病患者；拒绝参与慢性病管理者。

（二）糖尿病社区健康管理的基本流程

1.信息采集

采集健康状况、既往史、家族史、生活习惯、体格检查、辅助检查、心理社会因素等信息。

（1）一般情况调查　年龄、性别、文化程度、经济收入、婚姻状况。

（2）病史　发病年龄、起病特点（如有无糖尿病症状、酮症、DKA）；饮食与运动习惯、营养状况、体重变化，儿童和青少年要了解生长发育情况；是否接受过糖尿病教育；复习以往治疗方案和治疗效果（如HbA1c记录），目前治疗情况（包括药物、治疗依从性及所存在的障碍、饮食和运动方案以及改变生活方式的意愿、血糖检测的结果和患者数据的分析与使用情况）；DKA发生史，发生频率、严重程度和原因；低血糖发生史，发生频率、严重程度和原因；糖尿病相关并发症和合并疾病病史，包括以下几点。

① 微血管并发症：糖尿病视网膜病变、糖尿病肾病、糖尿病神经病变（感觉性神经病变包括足部损伤，自主神经性病变包括性功能异常、胃轻瘫等）；

② 大血管并发症：心、脑血管病，外周动脉疾病；

③ 合并疾病：如高血压、血脂紊乱、代谢综合征、高尿酸血症；

④ 家族病史；

⑤ 其他：口腔疾病、心理问题等。

（3）体格检查　身高、体重、BMI、腰围、臀围、血压、心率、心电图、眼底检查、甲状腺触诊、皮肤检查（黑棘皮、胰岛素注射部位）、详细的足部检查（望诊、足背动脉和胫后动脉搏动触诊、膝反射、震动觉、痛觉、温度觉和单尼龙丝触觉）。

（4）实验室检查　HbA1c，如果没有2～3个月内的结果，需要测定；在1年之内没有结果，需要测定血脂四项（包括TC、LDL-C、HDL-C和TG）、肝功能、尿微量白蛋白和尿肌酐并计算比值、血清肌酐和计算eGFR。

2.评估病情

通过采集的信息，评估患者是否存在急危重症，是否合并严重并发症或其他系统严重疾病，需要急诊或转专科治疗。

3.签署知情同意书

经评估符合纳入管理标准的患者，医务人员向其宣教纳入糖尿病管理后的相关要求，以及患者应有的权利，如果同意则签署知情同意书。

4.建立档案

要为纳入管理的糖尿病患者建立管理档案，按规范书写在社区的首诊病历，进行生活质量和自我健康评估，包括饮食、运动、心理评估。制订管理方案，包括依据糖尿病患者血糖控制情况以及并发症情况确定复诊时间、用药计划、健康教育计划、患者家庭作业等。

5.定期复诊评估

纳入管理的患者要按计划定期到社区医疗机构复诊，按时参加社区组织的专题健康教育讲座。医务人员做好随访，指导患者自我管理疾病。建立患者随访表，随访的内容包括患者血糖控制情况、心血管危险因素的控制情况、糖尿病并发症的评估、生活方式和降糖药物的管理。建立患者年检表，追踪患者总体血糖达标率，分析患者血糖不达标原因。

6.转诊条件

治疗3个月后血糖仍不达标者；治疗期间血糖波动大或存在反复或严重低血糖症状者；患者发生糖尿病急性并发症、慢性并发症，有新增症状者；社区医疗机构处置存在困难或风险者。

（三）糖尿病社区健康管理的主要内容

1.糖尿病患者社区评估、筛查

通过居民健康档案、基本公共卫生服务（健康宣教、义诊）和健康体检，以及在进行其他疾病诊疗时可以及早发现高危人群，较早发现血糖异常者，提高糖尿病及其并发症的防治水平。

（1）成人糖尿病高危人群的筛查在成年人（＞18岁）中，具有下列任何一个及以上的糖尿病危险因素者。

① 年龄≥40岁；

② 有糖尿病前期（IGT、IFG或两者同时存在）史；

③ 超重（BMI≥24.0kg/m²）或肥胖（BMI≥28kg/m²）和（或）中心型肥胖（男性腰围≥90cm，女性腰围≥85cm）；

④ 静坐生活方式；

⑤ 一级亲属中有2型糖尿病家族史；

⑥ 有妊娠期糖尿病史的妇女；

⑦ 高血压[收缩压≥140mmHg和（或）舒张压≥90mmHg]，或正在接受抗高血压治疗；

⑧ 血脂异常，高密度脂蛋白胆固醇（HDL-C）≤0.91mmol/L和（或）三酰甘油（TG）≥2.22mmol/L，或正在接受调脂治疗；

⑨ 动脉粥样硬化性心血管疾病（ASCVD）患者；

⑩ 有一过性类固醇糖尿病病史者；

⑪ 多囊卵巢综合征（PCOS）患者或伴有与胰岛素抵抗相关的临床状态（如黑棘皮症等）；

⑫ 长期接受抗精神病药物和（或）抗抑郁药物治疗和他汀类药物治疗的患者。

（2）糖尿病风险评分　见表10-3。

表10-3　糖尿病风险评分表

评分指标	分值/分
年龄/岁	
20～24	0
25～34	4
35～39	8
40～44	11
45～49	12
50～54	13
55～59	15
60～64	16
65～74	18
体质指数/（kg/m^2）	
＜22.0	0
22.0～23.9	1
24.0～29.9	3
≥30.0	5
腰围/cm	
男＜75.0，女＜70.0	0
男75.0～79.9，女70.0～74.9	3
男80.0～84.9，女75.0～79.9	5
男85.0～89.9，女80.0～84.9	7
男90.0～94.9，女85.0～89.9	8
男≥95.0，女≥90.0	10

续表

评分指标	分值/分
收缩压/mmHg	
<110	0
110~119	1
120~129	3
130~139	6
140~149	7
150~159	8
≥160	10
糖尿病家族史（父母、兄弟姐妹、子女）	
有	6
无	0
性别	
男	2
女	0
总分	

2.糖尿病的诊断分型

我国目前采用1999年WHO糖尿病诊断标准，将静脉血浆血糖作为糖尿病诊断指标，不采用HbA1c作为糖尿病的诊断标准，HbA1c可能受红细胞成熟度和存活时间、肾衰竭、种族等因素的影响，因此不作为首选方法。空腹血浆葡萄糖及OGTT糖负荷后2h血糖是确诊标准。见表10-4、表10-5、表10-6。

表10-4 糖代谢状态分类（WHO 1999）

糖代谢分类	静脉血浆葡萄糖/（mmol/L）	
	空腹血糖	糖负荷后2h血糖
正常血糖	<6.1	<7.8
空腹血糖受损（IFG）	≥6.1，<7.0	<7.8
糖耐量异常（IGT）	<7.0	≥7.8，<11.1
糖尿病	≥7.0	≥11.1

注：IFG和IGT统称为糖调节受损，也称糖尿病前期。

表10-5 糖尿病的诊断标准

诊断标准	静脉血浆葡萄糖/（mmol/L）
（1）典型糖尿病症状（烦渴多饮、多尿、多食、不明原因的体重下降）加上随机血糖或加上	≥11.1
（2）空腹血糖或加上	≥7.0
（3）葡萄糖负荷后2h血糖 无典型糖尿病症状者，需改日复查确认	≥11.1

表10-6 糖尿病病因学分型（WHO 1999的分型体系）

1型糖尿病
（1）免疫介导性
（2）特发性
2型糖尿病
特殊类型糖尿病
（1）胰岛B细胞功能遗传性缺陷
（2）胰岛素作用遗传性缺陷
（3）胰腺外分泌疾病
（4）内分泌疾病
（5）药物或化学品所致的糖尿病
（6）感染
（7）不常见的免疫介导性糖尿病
（8）其他与糖尿病相关的遗传综合征
妊娠期糖尿病

需要注意以下几点。

① 空腹是指受试者禁食8～10h，期间无任何热量摄入。

② 口服葡萄糖粉有两种类型，75g无水葡萄糖粉或82.5g1分子水葡萄糖，将其溶于300mL温水中，在5min内全部服下。从第一口开始计时，于2h后再次前臂采血测血糖。血标本应尽早送检。试验过程中，受试者不能再进食，不喝茶及咖啡，不吸烟，不做剧烈运动，但也无需绝对卧床。试验前3～7天停用避孕药、利尿药或苯妥英钠等药物；前3天糖类摄入量不少于150g/d。

③ 毛细血管血糖、尿糖均不能用于糖尿病的诊断。

④ 急性感染、创伤或其他应激情况下可出现暂时性血糖增高。若没有明确的糖尿病病史，不能以此时的血糖值诊断糖尿病。须在应激消除后复查，再确定是否患有糖尿病等。

⑤ 2011年WHO建议在条件具备的国家和地区采用HbA1c诊断糖尿病，我国暂时未采用该指标诊断糖尿病。

3.饮食管理

指导患者控制总热量，计算总热量首先按患者性别、年龄和身高查表或用简易公式计算理想体重（kg）=身高（cm）-105，然后根据理想体重和工作性质，参照原来生活习惯等，计算每日所需总热量。

成年人休息状态下每日每千克理想体重给予热量25～30kcal，轻体力劳动30～35kcal，中度体力劳动35～40kcal，重体力劳动40kcal以上。儿童、孕妇、乳母、营养不良和消瘦以及伴有消耗性疾病者应酌情增加，肥胖者酌减。可按每日三餐分配为1/5、2/5、2/5或1/3、1/3、1/3。

脂肪提供的能量应占总能量的20%～30%，饱和脂肪酸摄入量不应超过饮食总量的7%，尽量减少反式脂肪酸的摄入。饱和脂肪、多价不饱和脂肪与单价不饱和脂肪的比例应为1：1：1。每日胆固醇摄入量宜在300mg以下。

膳食中糖类所提供的能量占总能量的50%～65%，定时定量进餐，提倡用粗制米、面和一定量杂粮，忌食用葡萄糖、焦糖、蜜糖及其制品（各种糖果、甜糕点、饼干、冰淇淋、含糖饮料等）。

肾功能正常的糖尿病患者，蛋白质的摄入量占总能量的15%～20%，保证优质蛋白质比例超过三分之一，以保证必需氨基酸的供给。推荐蛋白质摄入量约为0.8g/（kg·d），合并肾病患者蛋白质来源以优质动物蛋白为主。

膳食纤维可延缓食物吸收，降低餐后血糖高峰，有利于改善糖、脂代谢紊乱，并促进胃肠蠕动、防止便秘。建议膳食纤维每日推荐摄入量10～14g/1000kcal。

食盐摄入量限制在每天5g，减少味精、酱油、腌制食品和调味酱等高盐食物的摄入。合理膳食模式是以谷类食物为主，高膳食纤维摄入、低盐低糖低脂肪摄入的多样化膳食模式。

4.运动管理

2型糖尿病患者运动时应遵循以下原则。

① 运动治疗应在医师指导下进行，运动前要进行必要的心肺功能和运动功能的医学评估。

② 体育锻炼宜在餐后进行，运动量不宜过大，持续时间不宜过长。

③ 每周至少150min中等强度的有氧运动，中等强度的体育运动包括快走、打太极拳、骑车、打乒乓球、打羽毛球和高尔夫球。较大强度的运动包括跳快节奏舞蹈、做有氧健身操、慢跑、游泳、骑车上坡、打篮球、踢足球等。

④ 如无禁忌证，每周最好进行2～3次抗阻运动（2次间隔≥48h），锻炼肌肉力量和耐力。联合进行抗阻力运动和有氧运动可获得更大程度的代谢改善。

⑤ 增加日常身体活动，减少静坐时间，同时记录运动日记有助于提升运动依从性。

⑥ 空腹血糖＞16.7mmol/L、反复低血糖或血糖波动较大、有DKA等急性并发症、合并急性感染、增殖性视网膜病变、严重肾病、严重心脑血管疾病等情况下禁忌运动，病情控制稳定后方可逐步恢复运动。

5.用药管理

根据患者具体病情制订治疗方案，并指导患者正确使用药物。制订个体化治疗方案，应以效优价廉、方便适用为基本原则；要结合社区实际情况，充分考虑治疗方案对患者的便利性和可操作性，有利于提高患者治疗依从性及社区日常管理的可持续性。具体药物治疗方案与路径，参照中华医学会糖尿病学分会发布的《中国2型糖尿病防治指南（2017年版）》实施（见图10-1）。

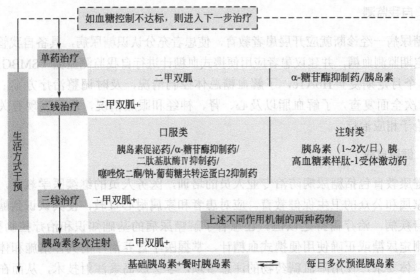

图10-1　糖尿病患者药物治疗方案与路径

6.糖尿病患者控制目标

见表10-7。

表10-7　糖尿病ABC控制目标

项目	目标值
血糖	
HbA1c	<7.0%（需个别化考虑）
空腹（餐前）血糖	4.4 ～ 7.0mmol/L
非空腹时血糖	<10.0mmol/L
收缩压/舒张压	140/80mmHg
血脂	
LDL-C	未合并冠心病<2.6mmol/L， 合并冠心病<1.8mmol/L
HDL-C	男性>1.0mmol/L，女性>1.3mmol/L
TG	<1.7mmol/L
TC	<4.5mmol/L
BMI	<24.0kg/m²
尿白蛋白/肌酐比值	男性<2.5mg/mmol（22mg/g）， 女性<3.5mg/mmol（31mg/g）
尿白蛋白排泄率	<20μg/min（30mg/24h）
主动有氧运动	≥150min/周

注：AACE/ACE推荐，针对无严重疾病并存及低血糖发生风险较低者HbA1c目标≤6.5%；针对合并严重疾病及有低血糖发生风险者HbA1c目标>6.5%。

7.自我监测

糖尿病一经诊断就应开展患者教育，使患者充分认识糖尿病，具备自我管理能力。定期监测血糖，并建议患者应用便携式血糖计进行自我监测血糖（SMBG）；每3～6个月定期复查HbA1c，了解血糖总体控制情况，及时调整治疗方案；每年1～2次全面复查，了解血脂以及心、肾、神经和眼底情况，尽早发现有关并发症，给予相应治疗。

8.健康宣教

健康教育包括糖尿病防治专业人员的培训，医务人员的继续医学教育，患者及其家属和公众的卫生保健教育。应对患者和家属耐心宣教，使其认识到糖尿病是终身疾病，治疗需持之以恒。让患者了解糖尿病的基础知识和治疗控制要求，学会测定尿糖或正确使用便携式血糖计，掌握医学营养治疗的具体措施和体育锻炼的具体要求，使用降血糖药物的注意事项，学会胰岛素注射技术，从而在医务人员指导下长期坚持合理治疗并达标，坚持随访，按需要调整治疗方案。生活应规律，戒烟和烈性酒，讲求个人卫生，预防各种感染。

（1）健康教育的形式 糖尿病教育应当是有计划的、渐进式的，范围广泛、内容灵活、应符合临床和心理需要，并与教育和文化背景相匹配。形式有课堂式、小组式或个体化等。小组式或个体化形式的针对性更强，更易于被患者接受，包括以互联网为基础的社会网络、远程学习、DVD内容和移动APP等技术辅助工具，对于有效的生活方式干预及预防糖尿病是有用的。

（2）健康教育的内容 基本课程的主题可大可小，内容可浅可深，方法灵活多样，但应包括预防糖尿病的内容。主要包括糖尿病的自然病程；糖尿病的临床表现；糖尿病的危害及如何防治急、慢性并发症；个体化的治疗目标；个体化的生活方式、干预措施和饮食计划；规律运动和运动处方；饮食、运动、口服药物、胰岛素治疗及规范的胰岛素注射；SMBG、血糖测定的意义和相应干预措施；口腔护理、足部护理、皮肤护理的具体技巧；特殊情况应对措施（如疾病、低血糖、应激和手术）；糖尿病妇女受孕必须做到有计划，并全程监护；糖尿病患者的社会心理适应。

（3）施教时机 把握4个关键时机：2型糖尿病确诊时、糖尿病年度病情评估时、新出现影响自我管理的复杂因素时、护理方案发生改变时。

9.定期随访

定期、规律、系统的随诊能确保医务工作者及时发现患者目前存在或潜在的生活方式、血糖控制情况、心血管危险因素、糖尿病并发症或有关糖尿病的相关问题。社区医生可根据患者实际情况建议采取门诊就诊随访、社区上门随访、电话或远程可视等方式随访。随访内容和频次见表10-8。

表10-8　糖尿病定期随访计划

随访内容	常规管理	强化管理
症状	1次/3个月	1次/2个月
身高、体重和BMI	1次/3个月	1次/2个月
生活方式指导	1次/3个月	1次/2个月
血压	1次/3个月	1次/2个月
空腹和餐后血糖	1次/月	至少1次/月
体格检查	1次/3个月	1次/2个月

　　病情平稳的糖尿病患者每年健康体检1次，体检内容包括身高、体重、BMI、腰围、臀围、血压、血脂、空腹和餐后2h血糖、HbA1c、肝肾功能、尿常规、尿微量白蛋白和尿肌酐、心电图、视力与眼底检查、足部检查等项目。糖尿病并发症与合并疾病的评估计划见表10-9。

表10-9　糖尿病并发症与合并疾病评估计划

检查项目	针对的并发症	针对的合并疾病	频率	检查地点
体重、身高		肥胖	1次/月	社区
腰围		肥胖	1次/月	社区
血压		高血压	1次/月	社区
空腹血糖/餐后血糖			2次/月（1次空腹、一次餐前）	社区
HbA1c			3~6月一次	至少2次在二级及以上医院
尿常规	糖尿病肾病		1次/6个月	社区
血脂		高脂血症	1次/年	社区
尿微量白蛋白/尿肌酐	糖尿病肾病		1次/年	二级及以上医院
肝功能		肝功能异常	1次/年	社区
TSH		甲状腺功能异常		二级及以上医院
心电图	心脏大血管并发症		1次/年	社区
眼：视力及眼底	糖尿病视网膜病变		1次/年	二级及以上医院
足：足背动脉搏动	糖尿病足		1次/年	社区
神经病变的相关检查	周围神经病变		1次/年	社区

10.社区糖尿病患者转诊原则

社区医生是医疗资源的管理者，要及时合理地向其他医疗机构转诊患者，确保全民享有医疗服务，也是实现其社会价值的重要法则。患者的安全是至关重要的。社区医生也必须认识到自身能力和采取相应举措的局限性，最大限度发挥社区医生和专科医生各自优势及两者间协同作用，最高品质确保患者全程安全、有效管理糖尿病，最大限度增加医疗服务的便利性、可及性和最大限度减轻患者的经济负担。

（1）转诊（转出）类型　对择期转诊患者可转诊至专科医院或综合性医院，以就诊便利性为原则；对紧急处置患者需转诊至综合性医院，以病情需要性为原则。

（2）上转至二级及以上医院的标准

① 初次发现血糖异常，病因和分型不明确者；

② 儿童和年轻（年龄＜25岁）糖尿病患者；

③ 妊娠和哺乳期妇女血糖异常者；

④ 血糖、血压、血脂长期治疗（3～6个月）不达标者；

⑤ 反复发生低血糖；

⑥ 血糖波动较大，基层处理困难或需要制订胰岛素控制方案者；

⑦ 出现严重降糖药物不良反应难以处理者；

⑧ 糖尿病急性并发症：严重低血糖或高血糖伴或不伴有意识障碍（糖尿病酮症；疑似为DKA、高血糖高渗综合征或乳酸性酸中毒）；

⑨ 糖尿病慢性并发症（视网膜病变、肾病、神经病变、糖尿病足或周围血管病变）的筛查、治疗方案的制订和疗效评估在社区处理有困难者；

⑩ 糖尿病慢性并发症导致严重靶器官损害需要紧急救治者（急性心脑血管病，糖尿病肾病导致的肾功能不全，糖尿病视网膜病变导致的严重视力下降，糖尿病外周血管病变导致的间歇性跛行和缺血性症状，糖尿病足）；

⑪ 明确诊断、病情平稳的糖尿病患者每年应由专科医师进行1次全面评估，对治疗方案进行评估；

⑫ 医生判断患者合并需上级医院处理的情况或疾病。

（3）急危症识别与处理

① DKA。临床表现：意识障碍、深大呼吸、皮肤潮红或发热、呼气有烂苹果味、食欲减退、恶心呕吐、口渴多饮或腹痛症状，立即查血糖通常在16.7～33.3mmol/L，应高度怀疑糖尿病酮症酸中毒（DKA）。若有条件查血酮（无条件时查尿酮）。

转诊前处理：0.9%氯化钠溶液快速静脉输注并维持小剂量胰岛素（4～6U/h）；保护呼吸道通畅；急救车就近转诊至综合医院。

② 糖尿病非酮症性高渗综合征。临床表现：意识障碍、脱水、低血压。急测血糖水平通常在33.3 ～ 66.8mmol/L或超出血糖仪检测范围；若有条件查血酮（无条件时查尿酮）。

转诊前处理：0.9%氯化钠溶液快速静脉输注并维持小剂量胰岛素（4 ～ 6U/h）；保护呼吸道通畅；急救车就近转诊至综合医院。

③ 低血糖症。临床表现：意识障碍或有或无、饥饿感、四肢湿冷、心率增快、低血压。非糖尿病患者血糖≤2.8mmol/L可明确诊断，而糖尿病患者只要血糖≤3.9mmol/L就属于低血糖范畴。

转诊前处理：轻者给予葡萄糖或含糖饮料或食物即可缓解。重者需持续葡萄糖输注，严密监测血糖变化。

（4）非急危症者转诊

① 复诊糖尿病患者空腹血糖≥7.0mmol/L或随机血糖≥11.1mmol/L：审查治疗方案、患者服药依从性及是否有药物不良反应；审查自我血糖监测（SMBG），是否血糖波动大，或大多数血糖不达标；审查糖尿病并发症或合并疾病进展情况。治疗3个月以上血糖仍不达标，应转诊上级医疗机构调整治疗方案。

② 空腹血糖＜7.0mmol/L或随机血糖＜11.1mmol/L：审查治疗方案、患者服药依从性及是否有药物不良反应；审查SMBG，是否血糖波动大，或存在低血糖；审查糖尿病并发症或合并疾病进展情况。若有新增症状，或社区医疗机构处置存在困难或存在风险者，应转诊上级医疗机构调整治疗方案。

11.戒烟、限酒

吸烟有害健康，吸烟与肿瘤、糖尿病、糖尿病并发症、过早死亡的风险增加均相关。研究表明，2型糖尿病患者戒烟有助于改善代谢指标、降低血压和白蛋白尿。因此应劝告每一位吸烟的糖尿病患者停止吸烟或停用烟草类制品，减少被动吸烟，对患者吸烟状况以及尼古丁依赖程度进行评估，提供咨询、戒烟热线，必要时加用药物等帮助戒烟。酒精热量比较高，而且饮酒后进食量也明显增加，增加糖尿病患者的能量摄入，同时酒精还抑制肝糖原输出，饮酒后容易出现低血糖。长期大量饮酒可导致身体多脏器损伤，因此要适量饮酒，最好不饮酒。

12.心理调整

糖尿病是慢性疾病，需要长期的生活方式干预，部分患者需要长期用药，病程长的血糖难控制的患者还需要注射胰岛素治疗。这给一些患者造成了一定的心理负担，要向患者传达积极乐观的思想，强调糖尿病是可防可治的，控制良好不影响生活质量，不影响寿命。避免心理负担过重，焦虑、抑郁这些消极的负面情绪会导致血糖升高，调整好心态非常重要，要有战胜疾病的勇气和决心，乐观豁达地面对疾病，良好地控制血糖及糖尿病的危险因素，延缓并发症的发生，提高自己的生活质量，减轻家庭、社会的负担。同时也要相信科学，避免使用偏方以及非正规药物或保健品等。

（王熙然　张麟）

参考文献

[1] International Diabetes Federation. The 8th edition of the diabetes atlas [R/OL]. [2018-08-18]. http://www.diabetesatlas.org.

[2] 纪立农. 丰富中国2型糖尿病防治措施的临床证据链，建立基于中国人群证据的糖尿病防治指南——纪念第1版《中国2型糖尿病防治指南》发布10周年[J]. 中国糖尿病杂志，2014，22（11）：1-4.

[3] Yang W, Lu J, Weng J, et al. Prevalence of diabetes among men and women in China[J]. N Engl J Med, 2010, 362 (12): 1090-1101.

[4] 中华医学会糖尿病学分会. 中国高血糖危象诊断与治疗指南[J]. 中华糖尿病杂志，2013，5（8）：449-461.

[5] 中华医学会内分泌学分会. 中国糖尿病血酮监测专家共识[J]. 中华内分泌代谢杂志，2014，30（3）：177-183.

[6] Peters A L, Buschur E O, Buse J B, et al. Euglycemic diabetic ketoacidosis: a potential complication of treatment with sodium-glucose cotransporter 2 inhibition[J]. Diabetes Care, 2015, 38(91): 1687-1693.

[7] Joint British Diabetes Societies Inpatient Care Group. The management of diabetic ketoacidosis in adults[EB/OL]. [2017-06-12]. http://www.diabetologists · abed.org. uk/JBDS/ JBDS. htm.

[8] Gao L, Li Y F, Fei D D, et al. Prevalence of and risk factors for diabetic ketosis in Chinese diabetic patients with random blood glucose levels > 13.9mmol/L: results from the China study in prevalence of diabetic ketosis (CHECK) study[J]. J Diabetes, 2017, 10(3): 249-255.

[9] 中华人民共和国国家质量监督检验检疫总局，中国国家标准化管理委员会. 妊娠期糖尿病诊断[M]. 北京：中国标准出版社，2011.

[10] 纪立农，陈莉明，郭晓蕙，等. 中国慢性疾病防治基层医生诊疗手册（糖尿病分册）2015年版[J]. 中国糖尿病杂志，2015，23（8）：673-701.

[11] Ji L N, Chen L M, Guo X H, et al. Handbook of prevention and treatment of non-communicable disease-diabetes[J]. Chinese Journal of Diabetes, 2015, 23(8): 673-701.

[12] American Diabetes Association. 10. Microvascular complications and foot care[J]. Diabetes Care, 2017, 40 (Suppl 1): S88-S98.

[13] Zhang L, Long J, Jiang W, et al. Trends in chronic kidney disease in China[J]. N Engl J Med, 2016, 375(9): 905-906.

[14] Hu J, Yang S, Zhang A, et al. Abdominal obesity is more closely associated with diabetic kidney disease than general obesity[J]. Diabetes Care, 2016, 39(10): e179-180.

[15] Yan D, Wang J, Jiang F, et al. Association between serum uric acid related genetic loci and diabetic kidney disease in the Chinese type 2 diabetes patients [J]. J Diabetes Complications, 2016, 30(5): 798-802.

[16] 中华医学会内分泌学分会. 中国成人2型糖尿病预防的专家共识[J]. 中华内分泌代谢杂志，2014，30（4）：277-283.

[17] 国务院深化医药卫生体制改革领导小组办公室，国家卫生和计划生育委员会，国家发展和改革委员会，等. 关于推进家庭医生签约服务指导意见[S]. 2016.

[18] Garber A J, Abrahamson M J, Barzilay J I, et al. Consensus statement by the American association of clinical endocrinologists and American college of endocrinology on the comprehensive type 2 diabetes management algorithm-2018 executive summary[J]. Endocr Pract, 2018, 24(1): 91-120.

[19] 陈灏珠，钟南山，陆再英，等. 内科学[M]. 第8版. 北京：人民卫生出版社，2013.

[20] 中华医学会糖尿病学分会. 中国2型糖尿病防治指南（2017年版）[J]. 中华糖尿病杂志，2018，10（1）：4-67.

第十一章

高尿酸血症与痛风

高尿酸血症（hyperuricemia，HUA）和痛风是嘌呤代谢异常导致的代谢性疾病。20世纪80年代以来，随着我国人民生活水平的不断提高，HUA和痛风的患病率呈逐年上升趋势，特别是在经济发达的城市和沿海地区。滕卫平团队对2000—2014年的流行病学研究进行的汇总分析显示，我国高尿酸血症的总体患病率为13.3%，痛风为1.11%，接近西方发达国家水平。受地域、民族、饮食习惯的影响，高尿酸血症与痛风发病率差异较大。国家风湿病数据中心（Chinese Rheumatism Data Center，CRDC）网络注册及随访研究的阶段数据显示，截至2016年2月，基于全国27个省、自治区、直辖市100家医院的6814例痛风患者有效病例分析，我国痛风患者平均年龄为48.28岁（男性47.95岁，女性53.14岁），逐步趋年轻化，男：女为15：1。超过50%的痛风患者为超重或肥胖者。首次痛风发作时的血尿酸水平，男性为527μmol/L，女性为516μmol/L。

痛风患者最主要的就诊原因是关节痛（男性为41.2%，女性为29.8%），其次为乏力和发热。男女发病诱因有很大差异，男性患者最主要为饮酒诱发（25.5%），其次为高嘌呤饮食（22.9%）和剧烈运动（6.2%）；女性患者最主要为高嘌呤饮食诱发（17.0%），其次为突然受冷（11.2%）和剧烈运动（9.6%）。

HUA与痛风密不可分，并且是代谢性疾病[糖尿病、代谢综合征（metabolic syndrome，MS）、血脂异常等]、慢性肾脏病（chronic kidney disease，CKD）、心血管疾病、脑卒中的独立危险因素。HUA与痛风是继糖尿病之后的第二大代谢性疾病，成为我国亟待解决的公共健康问题。

一 高尿酸血症与痛风的定义

尿酸（uric acid）主要由细胞代谢分解的核酸和其他嘌呤类化合物以及食物中的嘌呤经酶的作用分解而来。人体中尿酸80%来源于内源性嘌呤代谢，而来源于富含嘌呤或核酸蛋白食物仅占20%。血尿酸（serum uric acid，SUA）在37℃的饱和浓度约为420μmol/L，高于此值即为高尿酸血症，但有性别和年龄的差异。

国际上将HUA的诊断定义为正常嘌呤饮食状态下，非同日2次空腹血尿酸水平：男性＞420μmol/L，女性＞360μmol/L（更年期后接近男性）。但痛风发病有明显的异质性，临床中仅有部分高尿酸血症患者发展为痛风。痛风是最常见的炎性关节炎，是由过多的单钠尿酸盐在关节液、肋骨、骨骼、肌腱、滑囊和其他部位沉积引起的疾病，除高尿酸血症外可表现为急性关节炎、痛风石、慢性关节炎、关节畸形、慢性间质性肾炎和尿酸性尿路结石。高尿酸血症患者只有出现上述临床表现时，才称之为痛风。如何进行相应的急性发作期控制和慢性病管理成为重要的卫生问题。高尿酸血症临床上分为原发性和继发性两大类，前者多由先天性嘌呤代谢异常所致，常与肥胖、糖脂代谢紊乱、高血压、动脉硬化和冠心病等聚集发生，后者则由某些系统性疾病或者药物引起。尿酸排泄减少、尿酸排泄障碍是引起高尿酸血症的重要因素，80%～90%的高尿酸血症具有尿酸排泄障碍，且以肾小管分泌减少最为重要。尿酸生成增多主要由酶的缺陷所致。

 高尿酸血症与痛风的症状

单纯高尿酸血症可以无任何症状，高尿酸血症患者出现突发足第一跖趾、踝、膝等单关节红、肿、热、痛，即应考虑痛风可能。尿酸盐结晶沉积，导致关节炎（痛风性关节炎），反复发作的患者可逐渐累及上肢关节，伴有痛风石形成。长期高尿酸血症可引起和/或加重其他多器官损伤，并发肾脏病变（急性尿酸性肾病、慢性尿酸性肾病、肾石症）、高血糖、血脂紊乱、高血压、冠心病、心功能不全及脑卒中等。痛风临床多见于40岁以上的男性，女性多在更年期后发病，常有家族遗传史。根据病程，痛风可分为4期。

（一）无症状高尿酸血症期

仅有波动性或持续性高尿酸血症，从血尿酸增高至症状出现的时间可长达数年至数十年，有些可终身不出现症状，但随年龄增长痛风的患病率增加，并与高尿酸血症的水平和持续时间有关。

（二）急性关节炎期

常有以下特点。

（1）多在午夜或清晨突然起病，多呈剧痛，数小时内出现受累关节的红、肿、热、痛和功能障碍，单侧跖趾及第一跖趾关节最常见，其余依次为踝、膝、腕、指、肘；

（2）秋水仙碱治疗后，关节炎症状可以迅速缓解；

（3）发热；

（4）初次发作常呈自限性，数日内自行缓解，此时受累关节局部皮肤出现脱屑和痛痒，为本病特有的表现；

（5）可伴高尿酸血症，但部分患者急性发作时血尿酸水平正常；

（6）关节腔滑囊液偏振光显微镜检查可见双折光的针形尿酸盐结晶是确诊本病的依据。受寒、劳累、饮酒、高蛋白高嘌呤饮食以及外伤、手术、感染等均为常见的发病诱因。

（三）痛风石及慢性关节炎期

痛风石是痛风的特征性临床表现，常见于耳郭、跖趾、指间和掌指关节，常为多关节受累，且多见于关节远端，表现为关节肿胀、僵硬、畸形及周围组织的纤维化和变性，严重时患处皮肤发亮、菲薄，破溃则有豆腐渣样的白色物质排出。形成瘘管时周围组织呈慢性肉芽肿，虽不易愈合但很少感染。

（四）肾脏病变期

1.痛风性肾病

起病隐匿，早期仅有间歇性蛋白尿，随着病情的发展而呈持续性，伴有肾浓缩功能受损时夜尿增多，晚期可发生肾功能不全，表现为水肿、高血压、血尿素氮和肌酐升高。少数患者表现为急性肾衰竭，出现少尿或无尿。

2.尿酸性肾石病

尿酸结石，呈泥沙样，常无症状，结石较大者可发生肾绞痛、血尿。当结石引起梗阻时导致肾积水、肾盂肾炎、肾积脓或肾周围炎，感染可加速结石的增长和肾实质的损害。

 高尿酸血症与痛风的危险因素与危害

HUA的流行总体呈现逐年升高的趋势，男性高于女性，且有一定的地区差异，南方和沿海经济发达地区较同期国内其他地区患病率高，可能与该地区人们摄入较多含嘌呤高的海产品、动物内脏、肉类食品以及大量饮用啤酒等因素有关。更重要的是，HUA的患者群呈现年轻化的趋势。据统计，20世纪80年代欧美国家HUA患病率为2%～18%。1998年上海HUA患病率为10.1%；2003年南京

HUA患病率为13.3%；2004年广州HUA患病率高达21.8%；2009年山东HUA患病率为16.99%，较同地区2004年数据明显增加，而且随着年龄增长而增高；2010年江苏农村HUA患病率达12.2%，同期黑龙江、内蒙古HUA患病率达13.7%，且男性高达21%。2006年宁波男、女性HUA患病年龄分别为（43.6±12.9）岁和（55.7±12.4）岁，比1998年的上海调查结果中男、女性患病年龄分别提前15年和10年。在HUA高流行的同时，大量的研究证据凸显了HUA的危害。HUA与MS、2型糖尿病、高血压、心血管疾病、CKD、痛风等密切相关，是这些疾病发生发展的独立危险因素。

MS是一组复杂的代谢紊乱综合征，其发生可能与胰岛素抵抗有关。MS的患病率随着血尿酸的升高而升高。当血尿酸＜360μmol/L、360～414μmol/L、420～474μmol/L、480～534μmol/L、540～594μmol/L和＞600μmol/L，MS的发生率分别为18.9%、36.0%、40.8%、59.7%、62.0%和70.7%，呈显著正相关。血尿酸水平与胰岛素抵抗显著相关，与体重指数和腰围、总胆固醇、三酰甘油、低密度脂蛋白胆固醇呈正相关，与高密度脂蛋白胆固醇呈负相关。

HUA是2型糖尿病发生发展的独立危险因素，2型糖尿病发病风险随着血尿酸水平的升高而增加。一项国内的研究发现，HUA患者发生糖尿病的风险较血尿酸正常者增加95%。将血尿酸按四分位分层后，最高分位组较最低分位组糖尿病风险分别增加145%（男性）及39%（女性）。普通人群中血尿酸水平每增加60μmol/L，新发糖尿病的风险增加17%。

血尿酸是高血压发病的独立危险因素，两者可能存在因果关系。尿酸与肾动脉性高血压相关，尤其是使用利尿药者。血尿酸水平每增加60μmol/L，高血压发病相对危险增加13%。一项动物实验通过诱导剂使大鼠血尿酸水平在7周内升高96μmol/L，收缩压随之平均增加2.2mmHg。如果同时给予降低血尿酸药物使血尿酸达到正常后，则血压不再升高，提示高尿酸与血压升高存在某些因果关系。

血尿酸可预测心血管及全因死亡，是预测心血管事件发生的独立危险因素。Meta分析结果显示，在校正了年龄、性别、高血压、糖尿病、吸烟和高胆固醇血症因素后，HUA患者的冠心病（CHD）总体发生风险为1.09，HUA患者CHD死亡的风险为1.16。血尿酸每增加60μmol/L，与正常血尿酸相比，CHD死亡的风险增加12%。女性患者的相关性更为显著。HUA显著增加心血管死亡风险，可能与HUA降低CHD患者经皮冠状动脉介入治疗后血流及再灌注、再狭窄增加的风险有关。HUA更是心力衰竭、缺血性脑卒中发生及死亡的独立危险因素。降低血尿酸可以显著改善冠脉血流及扩张型心肌病的左室功能，降低高血压肾病患者心血管及全因死亡的风险。

血尿酸水平升高可导致急性尿酸性肾病、慢性尿酸性肾病和肾结石，增加发生肾衰竭的风险。而肾功能不全又是痛风的重要危险因素。大量研究证实，随着血尿酸的增高，CKD、糖尿病肾病的患病率显著增加，而生存率显著下降，而且血尿酸也是急慢性肾功能衰竭发生及不良预后的强有力预测因素。而肾功能不全，肾小球滤过率（GFR）＜60mL/（min·1.73m²）时痛风的风险急剧增加。降低血尿酸对肾脏疾病的控制有益。HUA是痛风发生的最重要的生化基础和最直接病因。

 高尿酸血症与痛风的社区健康管理

HUA的流行总体呈现逐年升高的趋势，虽然，痛风是一种可治疗的疾病，但近期一项研究表明，只有不到一半的痛风患者系统性地接受了降尿酸治疗（urate lowering therapy，ULT），也常因用药剂量不足而难以使SUA水平达标。患者对痛风相关知识的欠缺，以及治疗上的低依从性，使SUA目标浓度难以达到或维持。事实上，一项观察性研究显示，对患者进行充分的痛风教育可以增强治疗依从性，在12个月内，使高达92%的患者得到有效治疗。因此，对HUA和痛风患者实施及时的健康教育和持续的生活方式、饮食习惯等健康管理，在提高治疗效果、预防和减轻并发症方面起到重要作用。

按照新时期国家对社区卫生工作的要求，家庭医生签约式服务是社区卫生工作的主要模式。社区卫生机构可根据自身条件及居民健康需求和签约服务内容，为自愿签约的居民提供约定的基本医疗卫生服务和个性化医疗健康服务。HUA和痛风患者的病情特征及治疗特点，适合纳入社区家庭医生签约式服务。家庭医生团队可以利用社区卫生资源为居民提供HUA与痛风疾病管理的综合服务。

（一）高尿酸血症与痛风社区健康管理的纳入排除标准

1.纳入标准

年龄≥18岁的HUA和（或）痛风患者。

2.排除标准

高尿酸血症或痛风患者并发症较严重，或合并有其他内科疾病且病情不稳定，需要进一步的诊疗干预。智力障碍、交流困难、精神疾病患者；拒绝参与慢性病管理者。

（二）高尿酸血症与痛风社区健康管理的基本流程

1.信息采集

（1）一般情况调查　年龄、性别、文化程度、经济收入、婚姻状况。

（2）病史　发病年龄、起病特点；饮食与运动习惯、营养状况、体重变化；目前治疗情况（包括药物、治疗依从性及所存在的障碍、饮食和运动方案以及改变生活方式的意愿、血尿酸结果和合并其他慢性病情况）；痛风发生史，发生频率、累及部位，具体用药情况，评估肾脏功能，以及是否合并其他慢性疾病，如CHD、肥胖、MS、糖尿病、血脂异常及高血压；是否长期使用可能造成尿酸升高的药物；饮酒、吸烟史，家族病史。

（3）体格检查　身高、体重、BMI、腰围、臀围、血压、心率。详细的四肢关节检查，明确是否有关节畸形。

（4）实验室检查　血尿酸水平、血糖、血脂四项（TC、LDL-C、HDL-C和TG）、肝功能、血清肌酐和计算eGFR。

2.评估病情

通过采集的信息，评估患者是否存在急危重症，是否合并严重并发症或其他系统严重疾病，需要急诊或转专科治疗。

3.签署知情同意书

经评估符合纳入管理标准的患者，医务人员向其宣教纳入高尿酸血症、痛风疾病管理后的相关要求，以及患者应有的权利，如果同意则签署知情同意书。

4.建立慢病管理档案

要为纳入管理的高尿酸血症、痛风患者建立管理档案，按规范书写在社区的首诊病历，进行生活质量和自我健康评估，包括饮食、运动、心理评估。制订管理方案，包括根据患者血尿酸控制情况以及并发症情况确定复诊时间、用药计划、健康教育计划、患者家庭作业等。

5.定期复诊评估

纳入管理的患者要按计划定期到社区医疗机构复诊，按时参加社区组织的专题健康教育讲座。医务人员做好随访，指导患者自我管理疾病。建立患者随访表，随访的内容包括患者血尿酸控制情况、心血管危险因素的控制情况、痛风并发症的评估、生活方式和降尿酸药物的管理。建立患者年检表，追踪患者总体血尿酸达标率，分析患者不达标原因。

6.转诊条件

对符合以下条件的患者及时安排转诊：治疗3个月后血尿酸仍不达标者；治疗期间肝肾功能恶化；合并急性并发疾病；社区医疗机构处置存在困难或风险者。

（三）高尿酸血症与痛风社区健康管理的主要内容

1.高尿酸血症、痛风患者社区评估与筛查

通过居民健康档案、基本公共卫生服务（健康宣教、义诊）和健康体检或在进行其他疾病的诊疗时等渠道可以及早发现高危人群，较早发现高尿酸血症、痛风患者，早诊断、早治疗，避免并发症发生。

（1）高危人群的管理　高危人群包括高龄、男性、肥胖、一级亲属中有高尿酸血症或痛风患者；久坐、高嘌呤高脂饮食等不良生活方式者；代谢异常性疾病（如糖代谢异常、血脂紊乱、非酒精性脂肪肝等）、心脑血管疾病（如高血压、冠心病、心力衰竭、脑卒中等）以及慢性肾病患者等。

高危人群管理注意以下几点。

① 饮食因素。高嘌呤食物如肉类、海鲜、动物内脏、浓的肉汤、饮酒（尤其是啤酒）等均可使血尿酸水平升高。

② 疾病因素。HUA多与心血管和代谢性疾病伴发，相互作用，相互影响。因此应注意对这些患者进行血尿酸检测，及早发现HUA。

③ 是否使用影响血尿酸代谢的药物。建议经过权衡利弊后去除可能造成尿酸升高的药物，如噻嗪类及髓袢利尿药、烟酸、小剂量阿司匹林等。对于需服用利尿药且合并HUA的患者，避免应用噻嗪类利尿药。而小剂量阿司匹林（<325mg/d）尽管升高血尿酸，但作为心血管疾病的防治手段不建议停用。

（2）筛查频率　首次筛查正常者，每2～3年至少筛查1次；60岁以上人群，每年至少筛查1次。

（3）筛查方法　检测血尿酸水平简便易行，宜作为常规筛查方法，既往有高尿酸血症应同时检测血糖、血脂、尿素氮、肌酐水平。CKD可能是痛风的一大主要危险因素，并且痛风可能会导致CKD。对于血尿酸过高、痛风的患者要进行eGFR的计算，肾功能对于治疗方案的选择也有一定的影响。痛风患者合并其他并发症的同时行相关筛查。

2.高尿酸血症和痛风的诊断分型

全科医生经培训考核合格、具备HUA和痛风诊疗资质，可在机构内根据患者健康评价结果作出诊断，并对所有确诊患者进行分型诊断、制订治疗方案。对诊断有困难者，应及时转至二级及以上医院由专科医生诊治。

（1）高尿酸血症诊断分型　正常嘌呤饮食状态下，非同日2次空腹SUA水平男性>420μmol/L，女性绝经期前>360μmol/L，女性绝经期后>420μmol/L，即可诊断为高尿酸血症。

根据血尿酸水平和尿尿酸排泄情况分为以下三型：① 尿酸排泄不良型，尿酸排泄<0.48mg/（kg·h），尿酸清除率<6.2mL/min。② 尿酸生成过多型，尿

酸排泄＞0.51mg/（kg·h），尿酸清除率≥6.2mL/min。③ 混合型，尿酸排泄＞0.51mg/（kg·h），尿酸清除率＜6.2mL/min。[尿酸清除率（Cua）=尿尿酸×每分钟尿量/血尿酸)]考虑到肾功能对尿酸排泄的影响，以肌酐清除率（Ccr）校正，根据Cua/Ccr比值对HUA分型如下：＞10%为尿酸生成过多型，＜5%为尿酸排泄不良型，5%～10%为混合型。临床研究结果显示，90%的原发性HUA属于尿酸排泄不良型。

（2）痛风诊断　目前国际上普遍采用2015年美国风湿病学会（ACR）和欧洲抗风湿病联盟（EULAR）制定的痛风分类标准（表11-1）。该标准适用于至少发作过1次外周关节肿胀、疼痛或压痛的痛风疑似患者。对已在发作关节液、滑囊或痛风石中找到尿酸盐结晶者，可直接诊断痛风。该标准包含3个方面，8个条目，共计23分，当得分≥8分，可诊断为痛风。

表11-1　2015年美国风湿病学会（ACR）和欧洲抗风湿病联盟（EULAR）痛风分类标准

步骤	分类	评分
第一步：纳入标准（只在符合本条件情况下，采用下列的评分体系） 第二步：充分标准（如果具备，则可直接分类为痛风而无需下列其他"要素"） 第三步：标准（不符合"充分标准"情况下使用）	至少一次外周关节或滑囊发作性肿胀、疼痛或压痛 有症状的关节或滑囊中存在单钠尿酸盐晶体（如在滑液中）或痛风石	
★临床 症状发作曾累及的关节/滑囊	踝关节或中足段（作为单关节或寡关节的一部分发作而没有累及第一跖趾关节）	1
	累及第一足跖趾关节（作为单关节或寡关节发作的一部分）	2
关节炎发作特点（包括以往的发作）： ◆受累关节发红（患者自述或医师观察到） ◆受累关节不能忍受触摸、按压 ◆受累关节严重影响行走或无法活动	符合左栏1个特点	1
	符合左栏2个特点	2
	符合左栏3个特点	3
发作或曾经发作的时序特征： 无论是否抗感染治疗，符合下列2项或2项以上为典型发作 ◆到达疼痛高峰的时间＜24h ◆症状在≤14天缓解 ◆发作间期症状完全消退（恢复至基线水平）	一次典型发作	1
	典型症状发作（发作2次或2次以上）	2
痛风石的临床证据： 透明皮肤下的皮下结节有浆液或粉笔灰样物质，常伴有表面血管覆盖，位于典型部位，如关节、耳郭、鹰嘴黏液囊、指腹、肌腱（如跟腱）	存在	4

续表

步骤	分类	评分
★实验室检查 血尿酸：通过尿酸氧化酶方法测定 理想情况下，应该在患者没有接受降尿酸治疗的时候和症状发生4周后进行评分（如发作间期），如果可行，在这些条件下复测，并以最高的数值为准	血尿酸＜240μmol/L	-4
	血尿酸240～＜360μmol/L	0
	血尿酸360～＜480μmol/L	2
	血尿酸480～＜600μmol/L	3
	血尿酸≥600μmol/L	4
有症状关节或滑囊进行滑液分析（需要有经验检查者进行检测）	单钠尿酸盐阴性	-2
★影像学 尿酸盐沉积在（曾）有症状的关节或滑囊中的影像学证据：超声中"双轨征"或双能CT显示有尿酸盐沉积	存在（任何一个）	4
痛风相关关节损害的影像学证据：双手和/或足在传统影像学表现有至少1处骨侵蚀	存在	4

3.导致血尿酸升高的因素

① 尿酸生成过多：富含嘌呤饮食、次黄嘌呤-鸟嘌呤磷酸核糖基转移酶（HPRT）缺乏症、5-磷酸核糖-1-焦磷酸（PRPP）合成酶亢进症、溶血、淋巴增生性疾病、骨髓增生性疾病、真红细胞增多症、银屑病、Paget's病、糖原累积病、横纹肌溶解、运动、肥胖等。

② 尿酸排泄减少：特发性肾功能不全、多囊肾病、糖尿病、尿崩症、高血压、饥饿性酮症、酸中毒（乳酸酸中毒、糖尿病酮症酸中毒）、铅中毒、铍中毒、甲状腺功能减退、甲状旁腺功能亢进、妊娠中毒症、巴特综合征、唐氏综合征、肉状瘤病。

③ 混合性机制：葡萄糖-6-磷酸酶缺乏、果糖-1-磷酸醛缩酶缺乏、饮酒、休克。

4.影响尿酸代谢的药物

① 导致尿酸升高的药物：阿司匹林（＜2g/d）、噻嗪类利尿药、吡嗪酰胺、环孢素A、细胞毒药物、左旋多巴、果糖、髓袢利尿药、乙胺丁醇、他克莫司、烟酸、甲氧氟烷。

② 促进尿酸排泄的药物：醋酸己脲、促肾上腺皮质激素、维生素C、尿苷、甲氯芬那酸、酚红、苯基丁氮酮、丙磺舒、射线造影剂、阿司匹林（＞2g/d）、磺吡酮、糖皮质激素、愈创甘油醚、格隆溴铵、降脂酰胺、氯沙坦、降钙素、利血平、枸橼酸、双香豆素、二氟尼柳、雌激素、非诺贝特。

5.高尿酸血症与痛风管理原则

高尿酸血症及痛风一经确诊，应立即对患者进行科普教育及生活方式干预和长期的全程管理。按照血尿酸水平及合并的临床症状、体征，决定药物起始治疗时机，并制订相应的治疗目标，进行分层管理。

① 普及高尿酸血症相关常识，告知患者生活中避免可能的诱发因素，提出正确的预防措施；

② 给予饮食、运动等方面的健康指导，制订个体化的生活方式干预；

③ 筛查并预防痛风及并发症；

④ 与专科医师合作，多学科共同制订患病治疗方案，尽量避免使用引起血尿酸升高的药物；

⑤ 药物治疗须长程控制，血尿酸持续达标，接受药物治疗的患者必须同时接受健康的生活方式干预。

6.生活方式干预

调整生活方式有助于HUA、痛风的预防和治疗。患者的生活方式应遵循下述原则。

（1）限酒　酒精摄入可增加患者痛风发作风险，酒精摄入量与痛风的发病风险呈剂量效应关系。患者应当禁饮黄酒、啤酒和白酒。限制饮用红酒、果酒。

（2）减少高嘌呤食物的摄入　提倡均衡饮食，限制每日总热量摄入，控制饮食中嘌呤含量。已有痛风、HUA、代谢性和心血管危险因素及中老年人群，饮食应以低嘌呤食物为主，严格限制动物内脏（肝、肾、胰腺、大肠等）、海产品和肉类（牛肉、羊肉、猪肉）等高嘌呤食物的摄入。富含嘌呤的蔬菜（莴笋、菠菜、蘑菇、菜花等）、豆类及豆制品与高尿酸血症及痛风发作无明显相关性，鼓励患者多食用新鲜蔬菜。适量食用豆类及豆制品（肾功能不全者须在专科医生指导下食用）。可食用牛奶及乳制品、鸡蛋。脱脂牛奶和低热量酸奶的日常摄入量与尿酸水平也呈负性相关，这可能与牛奶的促尿酸排出特性有关。

（3）避免剧烈运动或突然受凉　运动中应当避免剧烈运动或突然受凉诱发痛风发作。痛风发作期应局部制动、患肢抬高，待急性痛风性关节炎痊愈后方可逐步恢复运动。

（4）减少富含果糖饮料的摄入　避免饮用可乐、橙汁、苹果汁等含果糖饮料或含糖软饮料。咖啡与高尿酸血症及痛风的关系尚无定论。

（5）大量饮水（每日2000mL以上）　可缩短痛风发作的持续时间，减轻症状。心肾功能正常者需维持适当的体内水分，多饮水，维持每日尿量2000～3000mL（心力衰竭患者需控制水摄入量）。

（6）控制体重　肥胖增加HUA患者发生痛风的风险，减轻体重可有效降低血尿酸水平，建议患者将体重控制在正常范围（BMI 18.5～23.9kg/m^2）。

（7）增加新鲜蔬菜的摄入。

（8）规律饮食和作息。

（9）水果因富含钾元素及维生素C，可降低痛风发作风险。高尿酸血症患者可食用含果糖较少的水果，如樱桃、草莓、菠萝、西瓜、桃子等。

（10）规律运动 规律运动可降低痛风发作次数，减少相关死亡。鼓励患者坚持适量运动，建议每天30min、每周5天的中等强度[运动时心率在（220–年龄）×（50% ～ 70%）]范围内的有氧运动。

（11）禁烟 吸烟或被动吸烟增加HUA和痛风的发病风险，应当戒烟、避免被动吸烟。

7.高尿酸血症和痛风患者的治疗

根据患者具体病情制订治疗方案，并指导患者正确使用药物。制订个体化治疗方案，应以效优价廉、方便适用为基本原则；要结合社区实际情况，充分考虑治疗方案对患者的便利性和可操作性，提高患者治疗依从性及社区日常管理的可持续性。

（1）HUA的治疗

① 一般治疗。适当碱化尿液，当尿pH 6.0以下时，需碱化尿液。尿pH 6.2 ～ 6.9有利于尿酸盐结晶溶解和从尿液排出，但尿pH ＞ 7.0易形成草酸钙及其他结石。因此碱化尿液过程中要检测尿pH。

常用药物：碳酸氢钠或枸橼酸氢钾钠。口服碳酸氢钠（小苏打），每次1g，每日3次。由于本品在胃中产生二氧化碳，可增加胃内压，并可引起嗳气和继发性胃酸分泌增加，长期大量服用可引起碱血症及高血压，并因钠负荷增加诱发充血性心力衰竭和水肿。晨尿呈酸性时，晚上加服乙酰唑胺250mg，以增加尿酸溶解度，避免结石形成。枸橼酸盐是尿中最强的内源性结石形成抑制物，同时可碱化尿液，增加尿尿酸溶解度，溶解尿酸结石并防止新结石的形成。

枸橼酸钾钠合剂Shohl溶液（枸橼酸钾140g，枸橼酸钠98g，加蒸馏水至1000mL），每次10 ～ 30mL，每日3次。使用时应监测血钾浓度，避免发生高钾血症。

枸橼酸氢钾钠颗粒不能用于急性或慢性肾衰竭患者，或当绝对禁用氯化钠时不能使用。枸橼酸氢钾钠也禁用于严重的酸碱平衡失调（碱代谢）或慢性泌尿道尿素分解菌感染。

② 危险因素防治。积极控制肥胖、MS、2型糖尿病、高血压、血脂异常、CHD或脑卒中、CKD等。二甲双胍、阿托伐他汀、非诺贝特、氯沙坦、氨氯地平在降糖、调脂、抗高血压的同时，均有不同程度的降尿酸作用，建议可按患者病情适当选用。

③ 降尿酸药物治疗。降尿酸治疗可以根据患者的病情及HUA分型，药物的

适应证、禁忌证及其注意事项等进行药物的选择和应用，目前临床常见药物包含抑制尿酸合成的药物和增加尿酸排泄的药物，其代表药物分别为别嘌呤醇和苯溴马隆。

抑制尿酸合成的药物：黄嘌呤氧化酶抑制药（xanthine oxidase inhibitors，XOI）。XOI抑制尿酸合成，包括别嘌呤醇、非布司他。

a. 别嘌呤醇

适应证：慢性原发性或继发性痛风的治疗，控制急性痛风发作时，须同时应用秋水仙碱或其他非甾体抗炎药，尤其是在治疗开始的几个月内；用于治疗伴有或不伴有痛风症状的尿酸性肾病；用于反复发作性尿酸结石患者；用于预防白血病、淋巴瘤或其他肿瘤在化疗或放疗后继发的组织内尿酸盐沉积、肾结石等。

用法及用量：小剂量起始，逐渐加量。初始剂量每次50mg，每日2～3次。小剂量起始可以减少早期治疗开始时的烧灼感，也可以规避严重的别嘌呤醇相关的超敏反应。2～3周后增至每日200～400mg。分2～3次服用；严重痛风者每日可用至600mg。维持量成人每次100～200mg，每日2～3次。肾功能下降时。如Ccr＜60mL/min，别嘌呤醇应减量，推荐剂量为50～100mg/d，Ccr＜15mL/min时禁用。

注意事项：别嘌呤醇的严重不良反应与所用剂量相关，当使用最小有效剂量能够使血尿酸达标时，尽量不增加剂量。

不良反应：包括胃肠道症状、皮疹、肝功能损害、骨髓抑制等，应予监测。大约5%患者不能耐受。偶有发生严重的"别嘌呤醇超敏反应综合征"。

禁忌证：对别嘌呤醇过敏、严重肝肾功能不全和明显血细胞低下者、孕妇、有可能怀孕妇女以及哺乳期妇女禁用。

密切监测别嘌呤醇的超敏反应。主要发生在最初使用的几个月内，最常见的是剥脱性皮炎。使用噻嗪类利尿药及肾功能不全是超敏反应的危险因素。

b. 非布司他。2009年美国食品药品监督管理局（FDA）批准了一种治疗HUA的痛风药物——非布司他（Febuxostat，商品名ULORIC）上市，2013年中国国家食品药品监督管理总局（CFDA）批准非布司他在中国上市。此药为非嘌呤类黄嘌呤氧化酶选择性抑制药，常规治疗浓度下不会抑制其他参与嘌呤和嘧啶合成与代谢的酶，通过抑制尿酸合成降低SUA浓度。

适应证：适用于痛风患者高尿酸血症的长期治疗。不推荐用于无临床症状的高尿酸血症。

用法及用量：非布司他片的口服推荐剂量为40mg或80mg，每日1次。推荐非布司他片的起始剂量为40mg，每日1次。如果2周后，血尿酸水平仍不低于360μmol/L，建议剂量增至80mg，每日1次。给药时，无需考虑食物和抗酸药的影响。轻、中度肾功能不全（Ccr 30～89mL/min）的患者无需调整剂量。

不良反应：常见药物不良反应（＞1/100，＜1/10）主要有肝功能异常、恶心、关节痛、皮疹。

禁忌证：本品禁用于正在接受硫唑嘌呤、巯嘌呤治疗的患者。

注意事项：在服用非布司他的初期，经常出现痛风发作频率增加。这是因为血尿酸浓度降低，导致组织中沉积的尿酸盐动员。为预防治疗初期的痛风发作，建议同时服用非甾体抗炎药或秋水仙碱。在非布司他治疗期间，如果痛风发作，无需中止非布司他治疗。应根据患者的具体情况，对痛风进行相应治疗。

增加尿酸排泄的药物：抑制尿酸盐在肾小管的主动再吸收，增加尿酸盐的排泄，从而降低血中尿酸盐的浓度，可缓解或防止尿酸盐结晶的生成，减少关节的损伤，亦可促进已形成的尿酸盐结晶的溶解。由于90%以上的HUA为肾脏尿酸排泄减少所致，促尿酸排泄药适用人群更为广泛。代表药物为苯溴马隆和丙磺舒。在使用这类药物时要注意多饮水和使用碱化尿液的药物。此外，在使用此类药物之前要测定尿尿酸的排出量。如果患者的24h尿尿酸的排出量已经增加（＞3.54mmol/L）或有泌尿系结石则禁用此类药物，溃疡病或肾功能不全者慎用。

a.苯溴马隆

适应证：原发性和继发性高尿酸血症，痛风性关节炎间歇期及痛风结节肿等。长期使用对肾脏没有显著影响，可用于Ccr＞20mL/min的肾功能不全患者。对于Ccr＞60mL/min的成人无需减量，每日50～100mg。通常情况下服用苯溴马隆6～8天血尿酸明显下降，降血尿酸强度及达标率强于别嘌呤醇，坚持服用可维持体内血尿酸水平达到目标值。长期治疗1年以上（平均13.5个月）可以有效溶解痛风石。该药与抗高血压、降糖和调脂药物联合使用没有药物相互影响。

用法及用量：成人开始剂量为每次口服50mg，每日1次，早餐后服用。用药1～3周检查血尿酸浓度，在后续治疗中，成人及14岁以上患者每日50～100mg。

不良反应：可能出现胃肠不适、腹泻、皮疹等，但较为少见。罕见肝功能损害，国外报道发生率为1/17000。

禁忌证：对本品中任何成分过敏者；严重肾功能损害者（肾小球滤过率低于20mL/min）及患有严重肾结石的患者；孕妇、有可能怀孕妇女以及哺乳期妇女。

注意事项：治疗期间需大量饮水以增加尿量（治疗初期饮水量不得少于1500～2000mL），以促进尿酸排泄，避免排泄尿酸过多而在泌尿系统形成结石。在开始用药的前2周可酌情给予碳酸氢钠或枸橼酸合剂，使患者尿液的pH控制在6.2～6.9之间。定期测量尿液的酸碱度。

b.丙磺舒

用法及用量：成人1次0.25g，每日2次，1周后可增至1次0.5g，每日2次。根据临床表现及血和尿尿酸水平调整药物用量，原则上以最小有效量维持。

注意事项：不宜与水杨酸类药、阿司匹林、依他尼酸、氢氯噻嗪、保泰松、吲哚美辛及口服降糖药同服。服用本品时应保持摄入足量水分（每天2500mL左右），防止形成肾结石，必要时同时服用碱化尿液的药物。定期检测血和尿pH值、肝肾功能及血尿酸和尿尿酸等。

禁忌证：对本品及磺胺类药过敏者。肝肾功能不全者。伴有肿瘤的高尿酸血症者，或使用细胞毒的抗癌药、放射治疗患者因可引起急性肾病，均不宜使用本品。有尿酸结石的患者属于相对禁忌证。也不推荐儿童、老年人、消化性溃疡者使用。痛风性关节炎急性发作症状尚未控制时不用本品。如在本品治疗期间有急性发作，可继续应用原来的用量，同时给予秋水仙碱或其他非甾体抗炎药治疗。

新型降尿酸药物包括尿酸酶和选择性尿酸重吸收抑制剂。

a.尿酸氧化酶。尿酸氧化酶可催化尿酸氧化为更易溶解的尿囊素，从而降低血尿酸水平，包括拉布立酶和普瑞凯希。两者具有快速、强力降低SUA的疗效，主要用于重度HUA、难治性痛风，特别是肿瘤溶解综合征患者以及化疗引起的高尿酸血症患者。目前在中国尚未上市。普瑞凯希主要不良反应包括严重心血管事件、输液反应和免疫原性反应。

b.选择性尿酸重吸收抑制药：RDEA594。用于单一足量使用黄嘌呤氧化酶抑制药仍不能达标的痛风患者，可与黄嘌呤氧化酶抑制药联合使用。服药的同时加强水化，中重度肾功能不全患者不建议使用。

④ 中药治疗：中药治疗痛风及HUA日益受到关注。据报告某些中药具有抗炎、镇痛、活血、消肿和降低血尿酸的作用，目前循证医学证据不足。

研究证实持续降尿酸治疗比间断服用者更能有效控制痛风发作，血尿酸达标后应持续使用，定期监测。如果单药治疗不能使血尿酸控制达标，则可以考虑联合治疗。即抑制尿酸合成与促尿酸排泄的药物联合，同时其他排尿酸药物也可以作为合理补充（在适应证下应用），如氯沙坦、非诺贝特等。氯沙坦、非诺贝特可以辅助降低痛风患者的尿酸水平。高血压患者伴血尿酸增高，选用氯沙坦抗高血压的同时，亦能降低血尿酸。另外，氯沙坦治疗合并血尿酸升高的慢性心功能不全患者可使血尿酸下降。非诺贝特可作为治疗高三酰甘油血症伴高尿酸血症的首选。如果仍不能达标，还可以联合培戈洛酶。

（2）痛风的治疗　HUA的治疗是痛风预防和治疗的关键部分，11%～49%的痛风患者在急性期时血尿酸在正常值范围内。回顾性分析发现81%血尿酸正常的新诊断痛风患者在1个月左右尿酸均会升高。

痛风急性发作期血尿酸正常的原因可能有：在急性炎症及应激情况下，血尿酸作为"负的"急性期反应物临时降低；在急性期肾脏排泄尿酸增加；还有些患者在痛风发作时停止了一些引起HUA的因素，如停用利尿药、减肥或戒酒。因此血尿酸作为痛风急性发作期的诊断价值有限。

确诊痛风后血尿酸的控制目标要低于诊断标准，即均要长期控制到<360μmol/L，以维持在尿酸单钠的饱和点之下，而且有证据显示血尿酸<300μmol/L将防止痛风反复发作。因此建议，只要痛风诊断确立，待急性症状缓解（≥2周）后开始降尿酸治疗；也可在急性期抗感染治疗的基础上立即开始降尿酸治疗，维持血尿

酸在目标范围内。

① 急性发作期的药物治疗。要迅速控制关节炎症状，急性期应卧床休息，抬高患肢、局部冷敷。尽早给予药物控制急性发作，越早治疗效果越佳。

秋水仙碱：通过抑制白细胞趋化、吞噬作用及减轻炎性反应发挥止痛作用。推荐在痛风发作12h内尽早使用，超过36h后疗效显著降低。起始负荷剂量为1.0mg口服，1h后追加0.5mg，12h后剂量为0.5mg，1～3次/日。

非甾体抗炎药（NSAIDs）：包括非选择性环氧化酶（COX）抑制药和COX-2抑制药两种，若无禁忌推荐早期足量使用NSAIDs速效制剂。NSAIDs使用过程中需监测肾功能，严重慢性肾脏病（G4～5期）未透析患者不建议使用。

糖皮质激素：主要用于严重急性痛风发作伴有较重全身症状，秋水仙碱、NSAIDs治疗无效或使用受限的患者以及肾功能不全患者。

② 降尿酸治疗初期痛风急性发作的预防。由于血尿酸水平波动易诱发痛风急性发作，痛风患者初始降尿酸治疗时应使用药物预防痛风发作。

首选口服小剂量秋水仙碱，推荐剂量0.5～1.0mg/d，轻度肾功能不全患者无需调整剂量，定期监测肾功能；中度肾功能不全患者剂量减半，0.5mg隔日1次口服或酌情递减；重度肾功能不全或透析患者避免使用。秋水仙碱无效时采用NSAIDs，使用时关注胃肠道、心血管、肾损伤等不良反应。对于有冠心病等慢性心血管疾病者，应权衡利弊，慎重选用NSAIDs。秋水仙碱和NSAIDs疗效不佳或存在使用禁忌时改用小剂量泼尼松或泼尼松龙（≤10mg/d），同时注意监测和预防骨质疏松等不良反应。预防治疗维持3～6个月，根据患者痛风性关节炎发作情况酌情调整。无痛风发作病史的HUA患者接受降尿酸治疗时不推荐使用预防痛风发作药物，但应告知有诱发痛风发作的风险。一旦发生急性痛风性关节炎，应及时治疗，并且考虑后续预防用药的必要性。

③ 痛风石治疗。患者经积极治疗，血尿酸降至300μmol/L以下维持6个月以上，痛风石可逐渐溶解、缩小。对于痛风石较大，压迫神经或痛风石破溃，经久不愈者可考虑手术治疗，但患者术后仍须接受规范化综合治疗。

8. HUA患者血尿酸的控制目标及干预治疗切点

高尿酸血症经非药物干预疗效不佳时，可采用药物治疗。治疗方案需个体化、分层、达标。在一项随访10年的研究中，血尿酸＞360μmol/L时，87.5%患者出现膝关节液尿酸盐结晶，而血尿酸≤360μmol/L者只有43.8%。另有研究显示，控制血尿酸＜360μmol/L时，痛风性关节炎的发作在最近1年内只有1次，而血尿酸＞360μmol/L患者则有6次。在3年的临床观察期间，血尿酸水平越高，1年后痛风的复发率也越高。显示出血尿酸为360μmol/L与痛风发作的显著相关性。将血尿酸控制在300μmol/L以下则有利于痛风石的溶解。

鉴于大量研究证实血尿酸水平超过正常范围或者正常高限时，多种伴发症的发生风险增加。建议对于HUA合并心血管危险因素和心血管疾病者应同时进行生活指导及药物降尿酸治疗，使血尿酸长期控制在＜360μmol/L。对于有痛风发作的患者，则需将血尿酸长期控制在300μmol/L以下，以防止反复发作。对于无心血管危险因素或无心血管伴发疾病的HUA者，建议仍给予相应的生活方式干预半年，无效则启动降尿酸药物治疗。

控制目标：血尿酸＜360μmol/L，对于有痛风发作的患者，血尿酸宜＜300μmol/L。

干预治疗切点：男性血尿酸＞420μmol/L，女性血尿酸＞360μmol/L。

9.自我监测内容

HUA一经诊断就应开展患者教育，使患者充分认识HUA的危害。HUA是痛风发作的基础，定期监测血尿酸水平，血尿酸持续偏高合并危险因素的患者及痛风发作的患者应启动降尿酸治疗，同时控制相关危险因素，监测肾功能，使血尿酸水平达标。

10.健康宣教

健康宣教的目的是使患者加深对所患疾病的正确认识，了解疾病的危险因素，养成健康的生活方式、良好的生活习惯，知晓哪些是可控制的危险因素，调动患者有效控制疾病的积极性、主动性，预防相关并发症的发生，提高疾病控制效果和生活质量，降低个人、家庭及国家的经济负担。

对高尿酸血症、痛风患者的健康教育中要注重教育的系统性、渐进性和持续性，通过耐心的宣教使他们认识到高尿酸血症、痛风是终身疾病，治疗需持之以恒；认识到坚持合理治疗并力争关键指标达标，要坚持定期随访并按需要调整治疗方案；认识到良好的生活方式有利于疾病长期控制和生命质量维护。

11.随访安排

社区医生可根据患者实际情况建议其采取门诊就诊随访、社区上门随访、电话或远程可视等方式随访。定期、规律、系统的随诊能确保医务工作者在接诊HUA、痛风患者时有机会发现患者目前存在或潜在的生活方式、血尿酸控制情况、心血管危险因素、并发症累及情况。药物治疗初期每月监测血尿酸水平，根据结果调整药物剂量，待血尿酸控制稳定后每年监测一次。每年健康体检1次，体检内容包括身高、体重、BMI、腰围、臀围、血压、血脂、空腹血糖、肝肾功能、尿常规等项目。

（王熙然　张帆）

参考文献

[1] Kuo C F, Grainge M J, Zhang W, et al. Global epidemiology of gout: prevalence, incidence and risk factors [J]. Nat Rev Rheumatol, 2015, 11（11）: 649-662.

[2] Liu R, Han C, Wu D, et al. Prevalence of hyperuricemia and gout in mainland China from 2000 to 2014: a systematic review and meta-analysis [J]. Biomed Res Int, 2015.11: 762820.

[3] 中华医学会内分泌学分会.高尿酸血症和痛风治疗的中国专家共识[J].中华内分泌代谢杂志, 2013, 29（11）: 913-920.

[4] 高尿酸血症相关疾病诊疗多学科共识专家组.中国高尿酸血症相关疾病诊疗多学科专家共识[J].中华内科杂志, 2017, 56（3）: 235-248.

[5] 中华医学会风湿病学分会.2016中国痛风诊疗指南[J].中华内科杂志, 2016, 55（11）: 892-899.

[6] 中华医学会风湿病学分会.原发性痛风诊断和治疗指南[J].中华风湿病学杂志, 2011, 15（6）: 410-413.

[7] 路杰, 崔凌凌, 李长贵.原发性痛风流行病学研究进展[J].中华内科杂志,2015,54（3）: 244-247.

[8] Zhang S, Zhang Y, Peng L, et al. Eficacy and safety of etorieoxib compared with NSAIDs in acute gout: a systematic review and a meta-analysis[J]. Clinical Rheumatology, 2016, 35（1）: 151-158.

[9] Borghi C, Perez-Ruiz F. Urate lowering therapies in the treatment of gout: a systematic review and meta-analysis[J].Eur Rev Med Pharmacol Sci, 2016, 20（5）: 983-992.

[10] Ma L, Wei L, Chen H. et al. Influence of urate-lowering therapies on renal handling of uric acid[J]. Clinical Rheumatology, 2016, 35（1）: 133-141.

[11] 关宝生, 白雪, 王艳秋, 等.痛风/高尿酸血症患者生活习惯的危险因素[J].中国老年学杂志, 2014, 34（2）: 455-457.

[12] 许全成.从社会医学和运动医学视角探讨高尿酸血症和痛风的危险因素及防治策略[D].广州: 广州体育大学, 2010.

[13] 张琳, 祝波, 孙琳, 等.饮食与运动对痛风影响的研究[J].哈尔滨医科大学学报, 2013, 47（4）: 360-362.

第十二章

肥胖症

肥胖症是一种由多因素引起的慢性代谢性疾病，该病及其相关代谢紊乱状态正严重威胁着人类的身心健康，且随着世界范围内肥胖症发病率的逐年激增和低龄化趋势，其危害程度也在不断加深，超重和肥胖带来了严重的健康及社会问题。

肥胖可以引发多种相关疾病，如高血压、冠心病、脑血管疾病、糖尿病、血脂异常、高尿酸血症、女性月经不调、阻塞性睡眠呼吸暂停低通气综合征、胃食管反流性疾病等，还可增加患恶性肿瘤的概率。肥胖增加全因死亡及心血管病的死亡风险。2010年国际肥胖症研究协会报告显示，全球超重者近10亿，肥胖症患者4.75亿，每年至少有260万人死于肥胖及其相关疾病。2018年中国人健康大数据提示，我国成人体重超重率为30.1%、肥胖率为11.9%，6～17岁儿童和青少年体重超重率为9.6%、肥胖率为6.4%。肥胖患者全因死亡及心血管疾病的死亡风险均高于正常人，不同的年龄和种族的肥胖症患者预期寿命缩短6～20年。

肥胖症的诊治和预防问题开始得到越来越多的关注，正确认识肥胖，对超重和肥胖者实施有效的健康管理，防治肥胖导致的并发症，从而延长寿命、提高生活质量。

 肥胖症的定义

肥胖症主要是指体内脂肪堆积过多和（或）分布异常、体重增加，是由遗传因素、环境因素等多种因素相互作用所引起的慢性代谢性疾病。早在1948年世界卫生组织（WHO）就已将肥胖列入疾病分类名单，并认为是2型糖尿病、心血管疾病、高血压、脑卒中和多种癌症的危险因素。

体重指数（body mass index，BMI）是评估体重和肥胖程度的最常用指标，通常以体重与身高的平方之比（kg/m²）表示。2005年美国内科医师学会发布的《肥胖药物和外科治疗指南》、2011年临床系统发展协会（institute for clinical system improvement，ICSI）发布的《成人肥胖预防控制指南》中定义，成人BMI的正常范围为18.5～24.9kg/m²，18.5kg/m²以下为消瘦，25.0～29.9kg/m²为超重，30.0～34.9kg/m²为一级肥胖，35.0～39.9kg/m²为二级肥胖，40.0kg/m²以上为三级肥胖。2003年3月"中国肥胖问题工作组"根据先前对我国21个省、市、地区人群BMI、腰围、血压、血糖、血脂等24万人的相关数据进行汇总分析并制定了《中国成人超重和肥胖症预防与控制指南（试行）》，指南以BMI≥24kg/m²和≥28kg/m²分别作为中国成人超重和肥胖的界限。2004年中华医学会糖尿病学分会建议将代谢综合征中肥胖的标准定义为BMI≥25kg/m²。

腰围（waist circumference，WC）作为腹型肥胖的危险因素之一，中国则以男性腰围≥90cm，女性腰围≥85cm为腹部脂肪蓄积的界限。随着BMI、WC的增加，肥胖相关并发症的风险也升高。腰臀比可反映肥胖程度，WHO认为腰臀比男性上限0.85～0.90，女性上限为0.75～0.80。

应注意肥胖症并非单纯体重增加，若体重增加是肌肉发达，则不应认为肥胖；反之，某些个体虽然体重在正常范围，但存在高胰岛素血症和胰岛素抵抗，有易患2型糖尿病、血脂异常和冠心病的倾向，因此应全面衡量。用CT或MRI扫描腹部第4～5腰椎间水平面计算内脏脂肪面积时，以腹内脂肪面积≥100cm²作为判断腹内脂肪增多的切点。

 肥胖症的症状

肥胖症可见于任何年龄，女性较多见。肥胖症患者多有进食过多和（或）运动不足病史。常有肥胖家族史。轻度肥胖症多无症状。中重度肥胖症可引起气促、关节痛、肌肉酸痛、体力活动减少以及焦虑、忧郁等。临床上肥胖症、血脂异常、脂肪肝、高血压、冠心病、糖耐量异常或糖尿病等疾病常同时发生，并伴有高胰岛素血症，即代谢综合征。肥胖症还可伴随或并发阻塞性睡眠呼吸暂停、胆囊疾病、高尿酸血症和痛风、骨关节病、静脉血栓、生育功能受损以及某些癌肿（女性乳腺癌、子宫内膜癌，男性前列腺癌、结肠和直肠癌等）发病率增高等，且麻醉或手术并发症增高。肥胖可能参与上述疾病的发病，至少是其诱因和危险因素，或与上述疾病有共同发病基础。

 肥胖症的危险因素与危害

在2005年WHO工作报告中估计全球大约有16亿成人（15岁以上）超重，肥胖的成人至少有4亿；5岁以下儿童中，至少有2000万人肥胖。最新数据显示，目前美国成人肥胖患者约7250万，肥胖患病率为男性32.4%，女性35.5%，其中6%属重度肥胖（BMI≥40.0kg/m²）。每年死于肥胖相关疾病的美国人高达30万，与肥胖相关的医疗花费大约1470亿美元，肥胖和活动迟钝造成的直接经济损失约占美国医疗保健开支的9.4%。我国也同样面临肥胖大流行问题，自1992年到2002年，我国超重和肥胖的发生率由14.6%上升至21.8%，目前我国肥胖和超重人数已分别达9000万和2亿，大城市成人超重和肥胖率分别高达30.0%和12.3%。

除了肥胖本身所带来的严重心理和社会问题外，还能导致一系列并发症或者相关性疾病，威胁人体健康或者导致生活质量下降，加重社会、家庭的经济负担。与肥胖相关的一系列疾病主要包括代谢并发症，如2型糖尿病、脂代谢异常、代谢综合征、痛风等；心血管疾病，如高血压、冠心病、脑卒中等，目前已成为全球头号致死原因；呼吸系统疾病，如哮喘/气道高反应性、睡眠呼吸暂停综合征、肥胖通气不足综合征等；肿瘤，如子宫内膜癌、乳腺癌、食管癌、结肠癌等；肌肉骨骼疾病，尤其是骨性关节炎；消化系统，如胆囊疾病、胃食管反流病、非酒精性脂肪性肝病或肝炎、疝气等；泌尿生殖系统疾病，如月经失调、多囊卵巢综合征、妊娠糖尿病、子痫、难产、不孕不育、男性性腺功能减退、压力性尿失禁等；精神、心理障碍和社会适应能力降低，如焦虑、抑郁等。

 # 肥胖症的社区健康管理

肥胖是遗传因素、环境因素等多种因素共同作用的结果，长期过度肥胖的危害性很大。虽然迄今为止肥胖的确切病因和发病机制尚未明确，遗传基因属于不可控的因素，我们无法控制，但环境因素和生活方式经过我们的努力是可以改变的。因此，慢性疾病防控是社区卫生机构的重要工作内容。社区卫生机构通过门诊诊疗、居家巡诊和健康教育等服务方式为社区居民提供健康生活方式、饮食和运动指导，发挥靠前服务、早期干预服务的优势，对超重、高风险社区居民（即已经肥胖、正在加重肥胖和腹部脂肪过多者）进行积极有效的早期干预，可以降低肥胖症发生率，减轻肥胖症的危害。

（一）肥胖症社区健康管理的纳入排除标准

纳入标准：年龄≥18岁的超重、肥胖症患者。

排除标准：超重、肥胖症患者并发症较严重，或合并有其他内科疾病且病情不稳定，需要进一步的诊疗干预；智力障碍、交流困难、精神疾病患者；拒绝参与慢性病管理者。

（二）肥胖症社区健康管理的基本流程

1.信息采集

（1）一般情况调查，年龄、性别、文化程度、经济收入、婚姻状况等。

（2）病史 发病年龄、起病特点，饮食与运动习惯、营养状况、体重变化；目前治疗情况（包括药物、治疗依从性及所存在的障碍、饮食和运动方案以及改变生活方式的意愿、化验结果和合并其他慢性病情况）。

（3）饮酒、吸烟史，家族病史。

（4）体格检查 身高、体重、BMI、WC、臀围、血压、心率。

（5）实验室检查 血糖（空腹及餐后）、血尿酸水平、血脂四项，包括TC、LDL-C、HDL-C和TG，肝功能；肝脏B超及肝功能检查。

2.评估病情

通过病史及查体获取有无相关并发症的信息，必要时可行相关辅助检查明确。对于存在某种肥胖相关并发症的患者也需通过BMI及WC评估是否存在超重及肥胖。同时评估患者是否存在急危重症，是否合并严重并发症或其他系统严重疾病，需要急诊或转专科治疗。

3.签署知情同意书

经评估符合纳入管理标准的患者，医务人员向其宣教纳入肥胖症管理后的相关要求，以及患者应有的权利，如果同意则签署知情同意书。

4.建立档案

要为纳入管理的超重、肥胖症患者建立管理档案，按规范书写在社区的首诊病历，进行生活质量和自我健康评估，包括饮食、运动、心理评估。制订管理方案，包括患者饮食、运动控制情况以及并发症情况确定复诊时间、用药计划、健康教育计划、患者家庭作业等。

5.定期复诊评估

纳入管理的患者要按计划定期到社区医疗机构复诊，按时参加社区组织的专题健康教育讲座。医务人员做好随访，指导患者自我管理疾病。建立患者随访表，随访的内容包括患者体重、腰围控制情况、肥胖症相关的生化指标控制情况、饮食、运动、药物的管理。建立患者年检表，追踪患者体重达标率，分析患者体重不达标原因。

6.转诊条件

治疗期间有新发严重疾病，社区医疗机构处置存在困难或风险者。

（三）肥胖症社区健康管理的主要内容

减重治疗使肥胖相关并发症获益，因此通过宣传教育使患者及其家属对肥胖症及其危害性有正确认识从而配合治疗，采取健康的生活方式，改变饮食和运动习惯，自觉地长期坚持，是治疗肥胖症最重要的步骤。

1. 超重、肥胖患者社区评估与筛查

通过居民健康档案、基本公共卫生服务（健康宣教、义诊）和健康体检或在进行其他疾病的诊疗等渠道可以及早发现高危人群，较早发现超重、肥胖症患者，早诊断、早治疗，避免并发症发生。筛查方法采用测量 BMI、WC，简便易行，宜作为常规筛查方法，超重、肥胖症患者还应做与代谢综合征相关的检查。

2. 饮食管理

控制总进食量，减少能量的摄入是减重治疗中最主要的部分，采用低热量、低脂肪饮食并用不饱和脂肪代替饱和脂肪。增加蔬菜、水果、豆类以及谷物和坚果的摄入，同时减少简单糖类的摄入量，保证牛奶摄入量。对肥胖患者应制订能接受、长期坚持下去的个体化饮食方案，建议每日饮食减少 500kcal，使体重逐渐减轻到适当水平，再继续维持。减肥期间的膳食：适量优质蛋白质（如鱼、瘦肉等）、复合糖类（如谷类）、足够新鲜蔬菜（400～500g/d）和水果（200g/d）。饮食的合理构成极为重要，须采用混合的平衡饮食，糖类、蛋白质和脂肪提供能量的比例，分别占总热量的 60%～65%、15%～20% 和 25% 左右。避免油煎食品、方便食品、快餐、巧克力和零食等，少吃甜食，少吃盐。适当增加膳食纤维及无热量液体以满足饱腹感。严格戒酒，因为酒含有较高热量。

3. 适当运动

运动是减重治疗中不可或缺的一部分，可通过减少脂肪成分，增加肌肉含量使机体保持在更健康的状态。适当运动与医学营养治疗相结合，并长期坚持，可以预防肥胖或使肥胖患者体重减轻。必须进行教育并给予指导，运动方式和运动量应适合患者具体情况，注意循序渐进，有心血管并发症和呼吸功能不好的患者必须更为慎重。尽量创造多活动的机会、减少静坐时间，鼓励多步行。初始体育运动的患者，运动量和强度应当逐步递增，最终目标应在每周运动 150min 以上，每周运动 3～5 天。运动类型包括有氧运动、抗阻运动，针对主要肌群的单一重复训练可有效减少脂肪成分，建议每周 2～3 次。

4. 行为治疗

通过宣传教育使患者及其家属对肥胖症及其危害性有正确的认识从而积极配合治疗，采取健康的生活方式，自觉并能够长期坚持才可能获得持久的胜利。每天记录体重、饮食和运动情况，定期测量腰臀围；避免久坐，三餐规律，控制进食速度，不熬夜，足量饮水，避免暴饮暴食，减少在外就餐，减少高糖/高脂肪/高盐食物的摄入量；积极寻求家庭成员及社交圈的鼓励和支持；必要时接受专业减重教育和指导。

5.药物治疗

在采取了充分饮食、运动和行为治疗的前提下，体重控制仍不理想，可考虑药物治疗。欧洲和美国关于成人肥胖防治指南，建议对于 BMI ≥ 30kg/m² 或 BMI ≥ 27kg/m² 并伴有肥胖相关疾病的患者进行药物治疗，英国 NICE 指南则将后者界值定在 28kg/m²。

《中国成人超重和肥胖预防控制指南（试行）》药物减重的适应证为：① 食欲旺盛，餐前饥饿难忍，每餐进食量较多；② 合并高血糖、高血压、血脂异常和脂肪肝；③ 合并负重关节疼痛；④ 肥胖引起呼吸困难或有阻塞性睡眠呼吸暂停综合征；⑤ BMI ≥ 24kg/m² 有上述合并症情况，或 BMI ≥ 28kg/m² 不论是否有合并症，经过 3 ～ 6 个月单纯控制饮食和增加活动量处理仍不能减重 5%，甚至体重仍有上升趋势者，可考虑用药物辅助治疗。

下列情况不宜应用减重药物：① 儿童；② 孕妇、乳母；③ 对该类药物有不良反应者；④ 正在服用其他选择性血清素再摄取抑制剂。

目前，经 FDA 批准的用于肥胖治疗药物主要包括：苄非他明、安非拉酮、去氧麻黄碱、苯甲曲秦、芬特明、芬特明复合物以及奥利司他等。

选择减肥药物除了关注减肥效果外，也应认真考虑其不良反应，如安非拉酮可能引起心动过速和失眠等，芬特明可能引起失眠、口干和便秘，芬特明和芬氟拉明的复方制剂可能引起原发性肺动脉高压和心脏瓣膜关闭不全（但单独应用芬特明则未见明显相关性），奥利司他可能导致脂溶性维生素缺乏、胃肠胀气、便急、脂肪泻等。安非他命过去曾被用于肥胖的治疗，但效果不佳且存在严重不良反应，因此未获批准。西布曲明曾于 1997 年被 FDA 批准作为减重药物，但 2010年 10 月，随着 SCOUT 试验的结果公布，由于与对照组相比西布曲明带来了严重的心脑血管疾病风险（如脑卒中、心脏病发作等），目前该药物已在世界范围内撤市并停止生产。

6.手术治疗

"胃肠减重手术" 一般适用于重度肥胖症患者，生活方式和药物治疗无效或者伴有肥胖相关性疾病的患者。我国 2007 年发布的《中国肥胖外科治疗指南》对此进行了详细的阐述，手术方式根据减轻体重的原理不同分为限制摄入、减少吸收或两者兼有三种类型。

目前，共有五种治疗病态性肥胖症的手术方法得到临床验证，即可调节胃绑带术（限制摄入）、胃短路术（限制摄入和减少吸收）、垂直绑带式胃减容术（限制摄入）、袖状胃切除术（限制摄入）和胆胰旷置术与十二指肠转位术（主要是减少吸收）。但手术可能并发吸收不良、贫血、管道狭窄等，有一定危险性，仅用于重度肥胖、减重失败而又有严重并发症，这些并发症有可能通过体重减轻而改善者。术前要对患者全身情况做出充分估计，特别是糖尿病、高血压控制情况和心肺功能等，给予相应监测和处理。

7. 体重管理及其目标

（1）超重或肥胖分期及相应管理

① 正常体重。养成并保持良好的饮食和运动习惯，预防体重增长。

② 0期：超重，无超重或肥胖相关疾病前期或相关疾病。建议通过减少膳食热量、增加体力活动、改变行为习惯等生活方式干预，将体重控制到正常范围。

③ 1期：超重，伴有1种或多种超重或肥胖相关疾病前期，或肥胖，无或伴有1种或多种超重或肥胖相关疾病前期。建议通过减少膳食热量、增加体力活动、改变行为习惯等生活方式干预，将体重控制到正常范围。肥胖者经过3～6个月的单纯控制饮食和增加运动量处理仍不能减重5%，甚至体重仍有上升趋势者可考虑配合使用减重药物。

④ 2期：超重或肥胖，伴有1种或多种超重或肥胖相关疾病。建议通过减少膳食热量、增加体力活动、改变行为习惯等生活方式干预，将体重控制到正常范围。肥胖者经过3～6个月的单纯控制饮食和增加运动量处理仍不能减重5%，甚至体重仍有上升趋势者可考虑配合使用减重药物；或在开始生活方式干预同时配合减重药物治疗。

⑤ 3期：超重或肥胖，伴有1种或多种超重或肥胖相关疾病重度并发症。建议通过减少膳食热量、增加体力活动、改变行为习惯等生活方式干预，将体重控制到正常范围。生活方式干预同时配合减重药物治疗。重度肥胖患者（BMI ≥ 35.0kg/m² 或 BMI ≥ 32.5kg/m² 合并2型糖尿病），考虑手术治疗减重。

肥胖症治疗的3个阶段见表12-1。

表12-1　肥胖症治疗的3个阶段

项目	定义	预防方法
一级预防	预防超重和肥胖的发生	健康教育：营造健康的生活环境；促进健康饮食习惯和规律的体力活动
二级预防	已经发生肥胖和超重的患者，预防体重进一步增加和肥胖相关并发症的发生	通过BMI进行筛查；肥胖诊断和并发症评估；治疗；生活方式及行为干预和减重药物治疗
三级预防	通过减重治疗消除或改善肥胖相关并发症并预防疾病进展	生活方式、行为方式及减重药物治疗，可考虑手术治疗

（2）超重或肥胖患者体重管理目标和临床目标　见表12-2。

表12-2　超重或肥胖患者体重管理目标和临床目标

诊断 超重或肥胖分期	体重指数 /（kg/m²）	伴发疾病	体重管理目标	临床目标
0期	24.0～＜28.0	无	预防体重增加 减轻体重	预防肥胖相关疾病
1～3期	≥28.0	无	减轻体重 预防体重增加	预防肥胖相关疾病
	≥24.0	代谢综合征	减重10%	预防2型糖尿病
		糖尿病前期	减重10%	预防2型糖尿病
		2型糖尿病	减重5%～15% 或更多	降低糖化血红蛋白值 减少降糖药的用药量 减少糖尿病症状
		血脂异常	减重5%～15% 或更多	三酰甘油降低 HDL-C升高 LDL-C降低
		高血压	减重5%～15% 或更多	降低收缩压或舒张压 减少抗高血压药用量
		单纯非酒精性脂肪性肝病	减重5%或更多	减少肝细胞内脂质
		多囊卵巢综合征	减重5%～15% 或更多	改善排卵 改善月经情况 减轻多毛症状 提高胰岛素敏感性 降低血清雄激素指标
		女性不孕	减重10%或更多	改善排卵 怀孕和成功生育
		睡眠呼吸暂停综合征	减重7%～11% 或更多	改善总体现状和相关各项指标
		骨关节炎	减重≥10%	改善总体症状 提高功能

8.互动管理

超重、肥胖一经诊断就应开展患者教育，使患者充分认识超重、肥胖的危害，定期监测体重及做并发症的相关检查。社区卫生工作者要依托信息系统建立社区减重患者管理系统，实现患者信息查询、咨询问诊、健康教育、跟踪互动、制订减重干预方案、数据收集与处理等功能，借助各种生活方式管理工具落实管理目标。健康管理者要经常通过面对面咨询、电话沟通、即时通信、社区体重管理平台等形式，保持与患者的沟通交流，掌握患者减重期间膳食情况、运动情况、心理、行为、体重及腰臀围、减重监控指标、健康指标改变情况、减重感受、健康教育、减重期间的其他情况。对于减重速度正常、无不适反应者，减重干预方案实施过程中1个月复诊1次。对于减重困难或体重波动较大、有明显不适反应、健康指标出现异常等情况，可随时复诊。

（王熙然　李增鸣）

参考文献

[1] Snow V, Barry P, Fitterman N, et al. Pharmacologic and surgical management of obesity in primary care: a clinical practice guideline from the American College of Physicians[J]. Ann Intern Med, 2005, 142: 525.

[2] 中华医学会内分泌学分会肥胖学组. 中国成人肥胖症防治专家共识[J]. 中华内分泌代谢杂志，2011，27（9）：711-717.

[3] 陈春明，马冠生，季成叶，等. 中国学龄儿童少年超重和肥胖预防与控制指南（试用）[M]. 北京：人民卫生出版社，2008.

[4] Bao Y, Lu J, Wang C, et al. Optimal waist circumference cutoffs for abdominal obesity in Chinses[J]. Atherosclerosis, 2008, 201(2): 378-384.

[5] Ashwell M, Gunn P, Gibson S. Waist-to-height ratio is a better screening tool than waist circumference and BMI for adult cardiometabolic risk factors: systematic review and meta-analysis[J]. Obesity Reviews, 2012, 13(3): 275-286.

第十三章

慢性阻塞性肺疾病

 慢性阻塞性肺疾病的定义

慢性阻塞性肺疾病（COPD）是一组以气流受限为特征的肺部疾病，气流受限不完全可逆，呈进行性发展，与肺部对香烟、烟雾等有害气体或有害颗粒的异常炎症反应有关。COPD主要累及肺部，也可以引起肺外各器官的损伤，属于可预防和治疗的疾病。

 慢性阻塞性肺疾病的流行病学状况

COPD是当前全球第4位死亡原因，2000年WHO统计全世界有274万人死于COPD，每年COPD可能影响多达6亿人。目前COPD是我国城市的第四大死亡原因，40岁以上人群的患病率为8.2%。近年来随着烟草量消耗的增加和城市空气污染等因素，COPD患病率呈不断增长趋势。

 慢性阻塞性肺疾病的临床表现

慢性阻塞性肺疾病的主要症状包括：慢性咳嗽为首发症状，初起咳嗽呈间歇性，早晨较重，随着疾病进展，发作期可日夜咳嗽。咳痰，咳嗽后通常咳少量黏液性痰，感染严重时咳出黄痰。胸闷、气短或呼吸困难，早期仅于劳力时出现，随着疾病的进展，活动或休息时也可有喘憋。

慢性阻塞性肺疾病早期体征不明显。随着疾病的发展，可出现桶状胸、呼吸变浅、呼吸频率增快；低氧血症者可出现黏膜及皮肤发绀，伴有心功能不全者可见下肢水肿。

 慢性阻塞性肺疾病的危险因素

（1）有家族遗传倾向；
（2）吸烟史、接触职业粉尘和化学物质和周围环境污染；
（3）营养不良和气温变化；
（4）呼吸道感染。

 慢性阻塞性肺疾病的诊断标准

（1）有吸烟史及（或）环境职业污染接触史；
（2）有慢性咳嗽、咳痰或呼吸困难，多在冬春季节受凉后症状加重；
（3）每年发病连续3个月以上，连续两年或以上。

症状较轻或不典型的患者需要借助肺功能和胸部CT等辅助检查协助诊治，还要除外肺结核、支气管扩张和肺尘埃沉着病等有类似症状的其他疾病才能做出诊断。

 慢性阻塞性肺疾病的社区健康管理

（一）慢性阻塞性肺疾病的社区筛查

1.慢性阻塞性肺疾病社区筛查途径

就诊时筛查、体检时筛查、建立健康档案时筛查、健康教育讲座及健康促进活动时筛查。

2.筛查应关注的重点人群

10年以上吸烟史或有粉尘等污染物接触史；有慢性阻塞性肺疾病家族史；有慢性咳嗽、咳痰症状；反复冬春季节发病。

3.主要筛查项目

（1）血常规　有助于初步判定慢性阻塞性肺疾病肺部感染及其程度。
（2）肺功能检查　协助诊断和了解评价病情程度。

（3）胸部X线　初步了解肺部感染和肺气肿影像学变化。

（4）胸部CT检查　可提供详细的肺部感染、肺气肿等影像学改变依据。

（二）慢性阻塞性肺疾病的社区评估

1.一般情况评估

性别、年龄、身高、体重、职业等。

2.病情评估

（1）肺功能测定指标　有助于量化判定COPD诊断，用于评定COPD病情程度。

（2）体重指数（BMI）　等于体重（kg）除以身高的平方（m^2），BMI$<21kg/m^2$，提示COPD患者有可能存在营养不良。

（三）慢性阻塞性肺疾病的社区干预管理

1.药物干预治疗

慢性阻塞性肺疾病急性加重期主要使用抗感染、化痰和扩张支气管等综合治疗。

2.药物治疗的观察点

（1）抗生素

① 密切观察生命体征变化，尤其注意患者的呼吸频率、节律、深浅度变化情况。

② 加强对呼吸道症状的观察护理，掌握咳、痰、喘情况。

③ 密切观察痰液的性状变化，严格按操作规范及时留取痰标本送检。

④ 做好口腔清洁护理，一旦发现口腔黏膜异常要及时就医。

（2）茶碱类药物

① 用药过程中密切监测患者心率，观察有无兴奋多语等不良反应。

② 观察有无消化道症状，如恶心、黑便等，发现异常及时就医。

③ 遇有发热、低氧血症、心力衰竭或肝功能不全患者，应注意观察是否有茶碱中毒反应。

（3）肾上腺皮质激素　吸入糖皮质激素可造成口腔念珠菌感染、声音嘶哑和皮肤瘀斑等并发症，也可增加肺炎发生风险。为避免上述风险，使用后应及时漱口。

3.药物治疗的用药原则

（1）坚持遵医嘱用药　COPD患者经过治疗，一般情况下病情能够及时缓解。

有些患者常常担心药物不良反应，病情加重、症状明显时依从性比较好，可以按医嘱用药，一旦病情缓解就自动停药或减量，等病情再次加重再继续服药，这样反复停药再恢复用药，肺功能得不到较好的维护，甚至进行性下降，造成治疗越来越困难，形成恶性循环。所以，患者要特别注意病情稳定期也要坚持按医嘱用药，还要定期监测肺功能改善情况。

（2）保持口腔清洁　使用吸入剂后应及时漱口，防止吸入的药物刺激口腔黏膜，引起声音嘶哑。

4.非药物干预

吸烟，接触职业粉尘、化学物质和周围环境污染是COPD主要危险因素。COPD非药物治疗的主要手段是尽可能地避免、去除或控制危险因素，包括对职业性或环境污染的控制，避免接触粉尘，防止烟雾等有害气体吸入。

（1）戒烟　烟是COPD发病的首位危险因素。吸烟者患病率比不吸烟者高10倍以上，吸烟时间越长、吸烟量越大，COPD患病率也越高。据统计，有90%的COPD患者是吸烟者，重度吸烟者COPD的患病率为25%，每日吸烟40支以上者患病率达75.3%。吸烟不但会明显增加COPD患病率，还会影响其疗效、转归、预后等疾病发生发展的过程。

戒烟是降低COPD患病率、减缓疾病进一步恶化的有效措施。吸烟年龄越早，COPD的发病也越表现为年轻化。近年来，我国政府虽然加大控烟力度，出台了一系列戒烟规定措施，但青少年吸烟率依然呈上升趋势，开始吸烟的年龄也在提前，中小学生的肺活量不达标率现象明显，这些势必增加我国COPD发病的风险。

通过对肺癌患者患病危险因素分析发现，吸烟者患肺癌的相对危险度是不吸烟者的10～15倍；吸烟者戒烟10年后，其肺癌罹患风险降低到持续吸烟者的30%～50%。

戒烟不但可以降低COPD和肺癌的患病风险，还可降低肺炎、支气管炎的患病危险性，更好地维护肺功能或促进肺功能康复。研究表明，戒烟后肺功能随年龄下降的速度与不吸烟者没有明显差异。

（2）充分休息，生活有规律，养成规律运动的习惯。

（3）改善生活或工作环境　对于生活或工作在污染环境中的患者，要采取积极的行动来改善生活或工作环境，防止环境污染的进一步伤害。

（4）提高免疫力，控制呼吸道感染　对于有呼吸道感染的患者，在积极抗感染治疗控制病情的同时，要注重提高自身抵抗力，也要尽量减少在人群密集区域的活动，减少呼吸道感染的概率。

（5）家庭氧疗　长期家庭氧疗的目的是纠正低氧血症，减缓肺功能恶化，并且有利于提高患者生存率，改善患者的生活质量和神经精神状态，减少红细胞增多症，预防夜间低氧血症，提高睡眠质量等。

长期家庭氧疗一般是经鼻导管吸入氧气，流量 $1.0 \sim 2.0L/min$，避免二氧化碳潴留的加重和对呼吸的抑制，吸氧持续时间 $> 15h/d$。家庭氧疗中要注意防火、防油、防震、防热。

（6）有效咳痰　目的是保持呼吸道畅通。

方法：患者取坐位，头略前倾，双肩放松，屈膝，前臂垫枕，如果可能的话应使双足着地，从而有利于胸腔的扩展，增加咳嗽的有效性。先进行 $3 \sim 4$ 次深而缓慢的腹式呼吸，深吸气末屏气几秒，在呼吸的同时缓慢地身体前倾，用力咳嗽 $2 \sim 3$ 次。患者排痰后恢复坐位，进行放松性深呼吸，重复上述过程2次以上。

注意事项：① 观察痰液的颜色、黏稠度和量。② 咳痰后充分休息，并注意口腔护理。③ COPD 患者容易疲劳，充分休息对有效咳痰十分重要。

5.肺康复

肺功能康复对COPD患者有减缓疾病进展的作用。COPD患者反复呼吸道感染，持续影响肺功能，造成肺功能不断下降。

肺康复包括呼吸功能锻炼和保持呼吸道通畅。

保持呼吸道通畅的方法包括有效咳嗽、胸部叩击和体位引流。

（1）有效咳嗽法　目的是促进排痰。患者取坐位或立位，上身略前倾，缓慢深呼吸，深吸气后屏气 $3 \sim 5s$，然后依靠腹肌力量做爆破性连咳3声，咳嗽时腹肌收缩使腹壁内缩，也可以用自己的手按压上腹部辅助腹式咳嗽。

（2）胸部叩击法　五指稍微弯曲并拢，手背隆起呈空心掌，迅速而规律地叩击胸部。叩击的顺序为：从肺底到肺尖，再从肺外侧到内侧。叩击时间持续 $15 \sim 20min$，每日叩击 $2 \sim 3$ 次，一般要求在餐前进行。

（3）体位引流法　结合叩诊和听诊、影像学检查结果，判断痰液聚集的部位，选择相应体位。

引流次数：一般要求在饭前进行。分泌物少时，每日上下午各一次；分泌物多时，每日 $3 \sim 4$ 次。

引流时间：每个部位引流 $5 \sim 10min$，总时间不超过 $30 \sim 45min$。

引流的同时配合拍背促使黏稠的浓痰离开支气管壁，以利于痰液的排出。COPD患者平时注意多饮水，每天至少 $1800 \sim 2000mL$，目的是湿化呼吸道来稀释痰液。

呼吸功能锻炼主要有腹式呼吸、缩唇呼吸、全身呼吸操、抗阻呼吸锻炼等方式。

抗阻呼吸锻炼主要是通过上下肢运动康复训练来提高患者的体力、耐力和肌肉力量。

① 上肢运动训练。目的是提高上肢肌力和耐力，减轻呼吸困难，改善COPD

患者日常生活能力。

上肢运动训练方法主要有：一是通过体操棒做肩关节活动范围的各个方向的练习，二是手持哑铃（重量在0.5～3kg）做高于肩部的上举，或屈肘、肩关节外展等运动，每活动1～2min，休息2～3min，共40min（含休息时间），每日2次。

上肢运动训练形式包括重物阻力训练或投掷训练等。

② 下肢康复训练。目的是改善运动耐力，减轻呼吸困难和疲劳感。

下肢运动训练方法最简单易行的是步行训练。患者步行、爬楼梯训练时，要结合自己的病情和体力活动能力来确定每次训练的总时间和频率、强度。一般情况下每次活动时间为40min，每天2次；当患者步行训练能一次持续行走20min时，可以开展爬楼梯的训练方式。

下肢运动训练其他方式还有室外慢跑、室内跑步和踏车、打太极拳、做广播体操等。

③ 抗阻呼吸训练的原则。要依据年龄、性别和身体状况来制订运动处方，选择不同的训练方法、强度、频率和时间。

6.营养支持

COPD是一种消耗性疾病，患者常常伴有营养不良，体重进行性下降。据报道，我国COPD患者营养不良的发生率约为60%。营养不良是COPD预后不良的独立危险因素，营养不良使COPD患者的呼吸肌强度和耐力明显下降，肺功能降低，生存质量受影响。

（1）营养状况正常者　每日三大供热营养素比例为：糖类50%左右、脂肪30%～35%、蛋白质15%。高糖饮食和过高热量摄入可能产生过多CO_2，增加通气负荷；低糖饮食则可以避免血液中的CO_2过高，避免呼吸负担过重。蛋白质以鱼、蛋、奶类为主，尽可能食用富含蛋白质的食物，既可防止营养过剩，提高机体供能，也有助于增加肌肉力量、促进骨骼强壮。

（2）轻中度营养不良患者　增加如牛奶、鸡蛋、蛋白粉、营养糊、多种维生素、微量元素等的摄入，以补充营养不足。

（3）重度营养不良者　除以上方法外，按医生要求增加饮食摄入量，必要时静脉输注白蛋白、脂肪乳剂或氨基酸等，加快改善营养不良状况。

（4）日常饮食注意事项

① 可选择高蛋白、高纤维、适量脂肪、适量矿物质和维生素、少糖少盐的食物，多饮水，鼓励患者每天饮水1000～1500mL。

② 针对患者所处的地域特征和饮食习惯，调剂好食物的色、香、味，以清淡、易消化、少油腻为目的。

③ 注意少食多餐，每日可分为5～6餐进食；切忌进食过饱，饱食可引起腹

胀、呼吸短促等不适。

④ 进餐时要保持细嚼慢咽，适当延长进餐时间，如有呼吸困难症状时，考虑缺氧所致，要先休息，或餐前给予吸氧，以预防因进餐所致的呼吸困难。

⑤ 两餐间可吃些水果，如苹果、香蕉、梨、橘子等，预防因便秘而加重呼吸困难。

⑥ 食用菌类食物可以改善人体的免疫功能，如香菇、蘑菇、黑木耳等，可提高机体抵抗力。

7.心理支持

COPD病程长、预后差，易反复发作、迁延不愈，经常出现的气促、呼吸困难、睡眠困难等症状往往给患者带来沉重的精神压力，容易使患者产生抑郁、焦虑、紧张、悲观等不良情绪反应。患者不良的情绪反应与病情的严重程度、病程的长短、年龄的大小和家庭经济状况等密切相关，应该引起社区医务人员的高度关注，及时给予患者支持、疏导，以利于疾病的治疗和康复。

（1）耐心听取倾诉　倾听是医患有效沟通的途径，是医务人员对患者的理解、支持和关心的充分表达。倾诉是患者情绪宣泄的有效手段，也是医务人员了解病情的重要途径。

（2）共同分析问题　与患者共同分析可能引起其心理反应的原因、现有症状及严重程度，针对性地采取相应的干预措施。分析问题的过程中，对患者所关心的问题，要耐心细致地解答，针对性地提供相关信息，协助患者改善不良情绪。

（3）持续心理支持　心理支持对COPD患者社区康复有着重要的作用。要经常向患者介绍COPD患者社区康复的成功案例，分享社区康复的经验，帮助患者树立战胜疾病的信心。要定期组织患者参与社区康复活动，指导患者家属或照护者，鼓励、帮助患者做些日常生活中力所能及的事情，提高患者自理能力，强化患者在家庭和生活中的角色地位。

（四）慢性阻塞性肺疾病的社区健康教育

健康教育是做好COPD三级预防的基础。COPD患者健康教育是一个综合教育的过程，可通过进行有组织的主题讲座，对患者进行定期的面对面随访及不定期电话随访。播放音像资料和布置宣传栏等，对社区的全体人群进行教育，促进社区居民充分认识预防COPD的重要性，树立COPD是可以预防和控制的信念，鼓励改变不良生活行为和生活方式，降低COPD危险因素，掌握防治COPD的基本技能，提高COPD防治水平和质量。

1.主要教育内容

（1）COPD的防治知识与技能。

（2）烟草危害流行趋势，强化个人戒烟、控烟意识。

（3）运动康复基础理论与技能，指导患者进行正确的康复锻炼。

（4）讲解改善营养对疾病康复的重要作用和生活中营养基础知识，制订合理的营养膳食计划。

（5）讲解氧疗的作用，呼吸机辅助通气技术及家用呼吸机操作方法。

（6）讲解抗生素、支气管扩张剂、止咳祛痰药物的使用原则，指导患者正确使用以上药物。

2.家庭保健指导

（1）鼓励家庭成员监督下的戒烟活动。

（2）按医嘱服药，定期复诊。

（3）密切注意病情变化，呼吸困难加重应及时到医院就诊。

（4）注意保持室内环境整洁、空气洁净，避免雾霾天外出活动。

（5）选择适宜的体力活动和运动方式，坚持规律作息、规律运动。

（6）鼓励患者主动参加多种形式健康教育活动，提高获取健康知识的技能。

（7）密切家庭关系，及时获得家庭帮助。

（五）慢性阻塞性肺疾病的常见并发症及急性应急事件的预防

1.常见并发症及预防

随着COPD患者病情的进展，可能出现自发性气胸、肺动脉高压、慢性肺源性心脏病、静脉血栓栓塞症、呼吸功能不全或衰竭等严重并发症。

COPD所致的呼吸功能不全或衰竭主要表现为通气性呼吸障碍，临床常见的症状是呼吸肌疲劳、低氧血症和（或）高碳酸血症。

预防COPD主要办法是避免发病的高危因素、急性加重的诱发因素以及增强机体免疫力。戒烟是预防COPD发生、延缓COPD进展的有效手段。

2.急性应急事件的早期识别、应急处理

呼吸困难是COPD患者主要的急性应急事件。呼吸困难是指患者主观上感觉空气不足或呼吸费力，客观上表现为呼吸频率、深度和节律的异常，如呼吸加快或变慢，呼吸变深，呼吸变得不规律等。患者突发呼吸困难症状时要紧急采取救治措施。

应急处理：对呼吸困难者，应将患者的身体扶起，呈半卧位或坐位，减少疲劳和耗氧，这样呼吸就会变得畅通一些，有条件者实施家庭氧疗；如上述处理不能缓解呼吸困难症状，就要及时到就近医疗机构，尽快改善缺氧与发绀症状。对于呼吸道疾病所引起的呼吸困难，在给予雾化治疗、服化痰和解痉药物等对症治

疗的同时，要积极治疗原发病。生活上要注意保暖，减少冷空气刺激加重呼吸困难。

预防措施：尽量避免各种可能引起COPD加重的诱发因素，如避免吸入有毒有害的气体、粉尘、烟雾等，过敏者家中不要饲养宠物，避开寒冷空气的刺激，冷热季节转变时注意保暖，保持室内空气流通和一定湿度等。

（六）慢性阻塞性肺疾病患者的家庭照护者的培训

COPD患者的居家康复非常重要。如果得到家庭照护者有效地参与、帮助、督促和鼓励，可以有效地观察病情变化、做好居家康复和生活照护，配合完成康复期的健康管理，改善患者的生活质量。COPD患者的家庭照护者培训是一个全面、系统、持续的过程，主要内容包括了解COPD发生发展过程的基础知识，了解营养学的基础知识、对COPD康复的作用，掌握体力活动、呼吸肌训练、呼吸康复的原则和方法，掌握COPD常用治疗药物的用法、注意事项、不良反应等，熟悉COPD病情发生急性变化时的处理技术等。

（七）慢性阻塞性肺疾病患者的社区随访管理

1.随访目的

（1）制订社区康复计划，提供健康指导和正确的生活方式。

（2）了解康复期的病情变化，指导患者自我监测、记录病情。

（3）了解患者近期就诊情况和是否按医嘱使用药物，指导患者接受规范化的药物治疗，及时评价药物治疗效果，处置药物不良反应等。

（4）督促患者定期接受检查、复查，分析病情变化。

2.随访形式

（1）门诊随访管理　适用于定期去社区就诊的患者。社区医务人员通过接诊患者，结合随访要求进行检查并记录。

（2）社区个体随访管理　适用于卧床、行动不便以及各种原因不能到医疗机构就诊的患者，社区医务人员以上门服务的方式进行随访管理。

（3）社区群体随访管理　适用于社区人群平均年龄不高、整体健康水平较高、卫生人力配置不足的情况下，医务人员通过社区健康教育课等形式开展一对多的群体随访。

3.随访内容

（1）预防接种情况，主要是流感疫苗接种。

（2）COPD健康教育计划落实情况。

（3）人群、家庭和个人戒烟计划落实情况。

（4）肺功能居家康复进展与效果。

（5）体力活动与运动锻炼情况。

（6）社会、家庭与心理支持。

（7）患者是否按医嘱用药，评价药物效果、有无不良反应等。

（8）结合近期居家血氧饱和度监测和血气分析检查等，评价心肺功能。

4.转诊指征

COPD患者出现以下状况时，要及时联系上级医院，帮助患者安全转诊。

（1）目前治疗方案效果不佳，病情呈加重趋势。

（2）出现新的体征或原有体征加重，如发绀、外周性水肿或合并气胸等。

（3）气道分泌物增多，有随时发生窒息的可能，需要尽快开通人工气道。

（4）出现严重呼吸功能衰竭，需要进行呼吸机辅助通气治疗。

（5）患者出现精神障碍症状，如嗜睡、昏迷等。

（6）有新发严重心律失常。

（7）消化道大出血。

（八）慢性阻塞性肺疾病患者的社区管理效果评价

1.过程评价

过程评价是评估COPD管理过程中，拟定的干预计划目标、措施等的实施情况。评价的主要内容包括每项干预目标是否达到，干预活动覆盖的人群及人群对活动的态度和满意度，对健康教育方法和内容是否接受、效果如何，工作人员的责任心及工作人员的职业技能如何等。目的是改进工作中的不足，提高工作质量和效率。相关指标如下。

（1）COPD危险因素知晓率。

（2）COPD急性加重期的症状等相关知识知晓率。

COPD知识知晓率＝被调查COPD患者中COPD防治知识（良好+尚可）人数
÷被调查居民总人数×100%

COPD知识答对80%以上（不含80%）为良好，COPD知识答对60%以上（不含60%）为尚可。

2.效果评价

（1）近期效果评价　主要是对人群COPD相关健康知识知晓率的评价。包括COPD患者和高危人群健康档案是否建立、三级管理是否完善、居民对COPD的认知是否提高。其中，健康知识水平的评价包括：COPD危险因素及危害、COPD

症状、预防COPD的主要措施、现有医疗保健资源利用能力等。

（2）中期效果评价 主要评价社区人群健康观念、不良行为和生活习惯的改善程度，如医嘱依从性、服药依从性、肺功能监测是否及时，呼吸功能锻炼方法是否正确、坚持情况如何，戒烟限酒、体重控制、合理膳食等方面。

（3）远期效果评价 主要评价COPD防治取得的最终效果。

（九）慢性阻塞性肺疾病患者的运动指导

COPD的主要症状是呼吸困难或呼吸急促，这些症状会限制患者的体力活动，降低身体素质，又将导致呼吸困难进一步加重，形成恶性循环。通过运动可以改善肌肉、骨骼和心血管系统的适应性，减轻呼吸系统压力，防止呼吸功能的进一步损害。

1.运动测试

COPD患者运动前要进行生理功能评价，包括心肺耐力、肺功能、动脉血气分析和血氧饱和度。

运动测试最典型的方式是步行、骑功率车。步行对患有重度疾病、缺乏肌肉力量的患者更为实用，不建议使用上肢功率车。测试时血氧饱和度≤80%时要终止测试。

2.运动处方

频率：每周至少3～5次。

强度：推荐进行较大强度（60%～80%最大功率）和小强度（30%～40%最大功率）的运动。小强度运动可以缓解症状，提高生活质量，增强日常活动能力。较大强度的运动可以大幅提高生理功能。对于没有较大强度运动能力的患者，建议进行小强度运动。

运动强度可以根据运动时呼吸困难程度来确定。

时间：运动初始阶段，中、重度COPD患者只能持续几分钟运动。运动初期可采用间歇运动，直至可以耐受较大强度和运动量。

运动方式：有氧运动，步行或骑功率车。

抗阻运动和柔韧性练习：可参照健康成人或老年人的练习要求。

3.注意事项

（1）骨骼肌肉的抗阻运动是COPD患者完整运动处方的重要内容，运动时要加强肩带肌肉的抗阻运动。

（2）呼吸肌力量不足是患者不能耐受运动和呼吸困难的主要原因。

呼吸肌训练方法：每周至少4～5次，每次训练30min或者每段15min，共2

段，运动强度通过测定功能残气量来衡量（达到最大呼气量的30%），训练方式有吸气抗阻训练、临界负荷训练和碳酸呼吸训练。

（3）要密切关注COPD患者在运动中的反应，及时调整运动强度和运动时间。

（4）除了通过监测心率来监控运动强度外，还可以用呼吸困难分级的方法判断运动强度。呼吸困难0～10分量表范围内，中重度COPD患者运动强度呼吸困难分级在4（中度呼吸困难）～6（重度呼吸困难）分之间。

（5）中重度COPD患者在运动中可出现动脉血氧饱和度下降。在初次递增负荷运动测试时，要进行血氧测试，测试动脉血氧分压或动脉血氧饱和度百分比。

（6）运动中吸氧可以延长运动持续时间，重度COPD患者在运动时同时使用无创正压通气可以提高运动表现。

（马建新　张帆）

参考文献

[1] 林明梅.慢性病管理对稳定期慢阻肺患者生存质量的影响[J].中国老年保健医学，2019，17（1）：135-136.

[2] 陈灏珠.实用内科学[M].第12版.北京：人民卫生出版社，2005.

[3] 武留信，曾强.中华健康管理学[M].北京：人民卫生出版社，2016.

[4] 刘国莲，社区常见慢性病预防与管理指南[M].宁夏：宁夏人民出版社，2015.

[5] 杜雪平，王家骥，席彪.全科医生基层实践[M].北京：人民卫生出版社，2012.

[6] 王陇德.健康管理师基础知识[M].北京：人民卫生出版社，2013.

[7] 诸葛毅，王小同，俎德玲.慢性阻塞性肺疾病社区管理实务[M].浙江：浙江大学出版社，2017.

[8] 刘又宁，姚婉贞.慢性阻塞性肺疾病临床诊治与管理[M].北京：人民卫生出版社，2017.

[9] 陈亚红，杨江.基层呼吸系统疾病防治系列教程慢性阻塞性肺疾病[M].北京：人民卫生出版社，2017.

[10] 田惠光，张建宁.健康管理与慢病防控[M].北京：人民卫生出版社，2017.

[11] 美国运动医学会，王正珍.ACSM运动测试与运动处方指南[M].第9版.北京：北京体育大学出版社，2014.

第十四章

慢性肾脏病

 慢性肾脏病的定义及分期

众所周知，慢性肾脏病（chronic kidney diseases，CKD）是严重危害人民健康和生命的常见病。近年国内外有关资料表明，CKD的发病率、患病率均明显上升，世界各国面临的防治形势相当严峻。因此加强、改善CKD防治，尤其是早期防治和综合防治，已经成为不可忽视的医疗和社会问题。我国近年的统计资料显示，慢性肾脏病的年发病率为2‰～3‰，尿毒症的年发病率为（100～130）/百万人口，且有逐年增多的趋势。

美国肾脏病基金会（Kidney Diseases Outcome Quality Initiative，KDOQI）专家组对慢性肾脏病的定义和分期提出了新的见解（见表14-1）。根据该专家组的意见，慢性肾脏病是指各种程度的慢性肾脏结构和功能障碍（肾脏损伤病史≥3个月），包括肾小球滤过率（glomerular filtration rate，GFR）正常和不正常的病理损伤、血液或尿液成分异常，或影像学检查异常，或不明原因的GFR下降（GFR＜60mL/min）超过3个月。从这个定义看，除了急性肾炎和急性尿路感染，绝大多数的肾病都可以归属慢性肾脏病的范围。

表14-1　美国KDOQI专家组对CKD分期方法的建议

分期	特征	GFR水平/（mL/min）	防治目标-措施
1	已有肾病，GFR正常	≥90	CKD诊治；缓解症状，减慢CKD进展
2	GFR轻度降低	60～89	评估、减慢CKD进展，降低CVD（脑血管病）患病风险
3	GFR中度降低	30～59	减慢CKD进展；评估、治疗并发症
4	GFR重度降低	15～29	综合治疗；透析前准备
5	ESRD（肾衰竭）	＜15	如出现尿毒症，需及时替代治疗

根据该专家组的分期方法，将GFR≥90mL/min且伴有肾病的患者视为CKD 1期，加强了对早期CKD的认识和监测，因而对加强和改善CKD的早期防治和综合防治比较有益；同时将GFR＜15mL/min视为终末期肾病（end stage renal disease，ESRD），放宽了ESRD的诊断标准，对晚期肾衰竭的及时诊治、做好透析前准备工作，也有一定帮助。这一新的分期方法，是在对大量流行病学资料进行分析的基础上提出来的，它对过去慢性肾衰竭的分期方法（见下述）进行了调整和改进，值得参考和借鉴。

目前一般认为，GFR＜90mL/min应看做肾小球滤过率下降，但GFR在60～89mL/min之间的群体相当大，不宜都按CKD2期对待。例如美国成人GFR在60～89mL/min的人数约占31.2%，但实际统计为2期CKD的人数只有3.3%，两者相差约10倍，因为后者还同时伴有肾病病史（和/或）实验室检查的异常发现。

应当指出，单纯肾小球滤过率轻度下降（GFR 60～89mL/min）而无肾损害其他表现者，不能认为有明确CKD存在，因为正常老年人、婴儿、素食者、孤立肾等均可以引起肾脏灌注下降。只有当GFR＜60mL/min时，才可按CKD 3期对待。此外，在CKD 5期患者中，当GFR为≤10mL/min并有明显尿毒症时，需进行透析治疗（糖尿病肾病透析治疗可适当提前）。

慢性肾衰竭（chronic renal failure，CRF）是指慢性肾脏病引起的肾小球滤过率下降（GFR＜90mL/min）及与此相关的一系列代谢紊乱和临床症状组成的临床综合征，简称慢性肾衰。显然，CKD和CRF的含义上既有相当大的重叠也有明显不同，前者范围更广，患者群体更大，而后者则代表CKD患者中GFR下降到失代偿期的那一部分群体。

根据1992年黄山会议座谈会纪要，慢性肾衰竭可分为以下四个阶段（见表14-2）：① 肾功能代偿期；② 肾功能失代偿期；③ 肾功能衰竭期（尿毒症前期）；④ 尿毒症期。肾功能代偿期大概相当于CKD 2期，肾功能失代偿期大概相当于CKD 3期，肾功能衰竭期大概相当于CKD 4期，尿毒症期大概相当于CKD 5期。

表14-2 我国CRF的分期方法

分期	肌酐清除率（Ccr）/（mL/min）	血肌酐（Scr）/[μmol/L（mg/dL）]
肾功能代偿期	50～80	133～177（1.5～2.0）
肾功能失代偿期	20～50	186～442（2.1～5.0）
肾功能衰竭期	10～20	451～707（5.1～7.9）
尿毒症期	＜10	≥707（≥8.0）

目前国内外大多数医疗单位将血肌酐（Scr）和GFR水平（一般测定肌酐清除率即Ccr）作为肾功能的主要指标，也可根据血肌酐水平估算肾小球滤过率（按照

CKD-EPI公式或MDRD公式），但在对GFR要求非常高或者一些特殊的临床情况下，需要做清除试验来测定GFR水平，如那些肌肉总量减少的患者。

 慢性肾脏病的临床表现

肾脏没有像心脏般跳动的状态，也不像胃会因吃得过饱而有胀痛的感觉；它任劳任怨，默默地扮演着体内"清道夫"的角色，过滤并清除代谢产物。正因为如此，它所受的伤害也是无声的。等到出现症状时再就诊，肾功能可能已丧失大半，影响的范围不仅只是泌尿系统，也会传至循环系统，对身体健康的危害非常大。临床经验表明，慢性肾脏病早期可以出现以下信号：① 乏力、容易疲劳、腰酸、腰痛；② 尿中泡沫增多且不易消退，尿蛋白排泄增多；③ 血尿；④ 夜尿增多；⑤ 反复眼睑或下肢水肿；⑥ 血压增高；⑦ 不明原因的贫血、皮肤瘙痒、抽筋、牙龈出血等；⑧ 不明原因的食欲减退、恶心、呕吐等；⑨ 尿量减少。

在CKD的不同阶段，其临床表现也各不相同。在CKD的1～3期，患者可以无任何症状，或仅有乏力、腰酸、夜尿增多等轻度不适；少数患者可有食欲减退、代谢性酸中毒及轻度贫血。CKD 4期以后，上述症状更趋明显。在CKD 5期时，可出现急性心力衰竭、严重高钾血症、消化道出血、中枢神经系统障碍等，甚至有生命危险。

（一）水、电解质代谢紊乱

慢性肾衰竭时，酸碱平衡失调和各种电解质代谢紊乱相当常见。在这类代谢紊乱中，以代谢性酸中毒和水钠平衡紊乱最为常见。

1.代谢性酸中毒

在部分轻中度慢性肾衰竭（GFR > 25mL/min，或Scr < 350μmol/L）患者中，部分患者由于肾小管分泌H^+障碍或肾小管HCO_3^-的重吸收能力下降，因而发生正常阴离子间隙的高氯血症性代谢性酸中毒，即肾小管性酸中毒。当GFR降低至 < 25mL/min（Scr > 350μmol/L）时，肾衰竭时代谢产物如磷酸、硫酸等酸性物质因肾的排泄障碍而潴留，可发生高氯血症性（或正氯血症性）高阴离子间隙性代谢性酸中毒，即"尿毒症性酸中毒"。

多数患者能耐受轻度慢性酸中毒，但如动脉血$HCO_3^- < 15mmol/L$，则可有较明显症状，如食欲减退、呕吐、虚弱无力、呼吸深长等。上述症状可能与因酸中毒时，体内多种酶的活性受抑制有关。

2.水钠代谢紊乱

水钠平衡紊乱主要表现为水钠潴留，有时也可表现为低血容量和低钠血症。

肾功能不全时，肾脏对钠负荷过多或容量过多的适应能力逐渐下降。水钠潴留可表现为不同程度的皮下水肿或（和）体腔积液，这在临床相当常见。此时易出现血压升高、左心功能不全和脑水肿。低血容量主要表现为低血压和脱水。

低钠血症的原因，既可因缺钠引起（真性低钠血症），也可因水过多或其他因素所引起（假性低钠血症），而以后者更为多见，两者临床情况与处理完全不同，故应注意鉴别。

3.钾代谢紊乱

当GFR降至20～25mL/min或更低时，肾脏排钾能力逐渐下降，此时易于出现高钾血症；尤其当钾摄入过多、酸中毒、感染、创伤、消化道出血等情况发生时，更易出现高钾血症。严重高钾血症（血清钾＞6.5mmol/L）有一定危险，需及时治疗抢救。有时由于钾摄入不足、胃肠道丢失过多、应用排钾利尿药等因素，也可出现低钾血症。

4.钙磷代谢紊乱

钙磷代谢紊乱主要表现为钙缺乏和磷过多，钙缺乏主要与钙摄入不足、活性维生素D缺乏、高磷血症、代谢性酸中毒等多种因素有关，明显钙缺乏时可出现低钙血症。

血磷浓度由肠道对磷的吸收及肾的排泄来调节。当肾小球滤过率下降、尿内排出减少时，血磷浓度将逐渐升高。血磷浓度高会与血钙结合成磷酸钙沉积于软组织，使血钙降低，并抑制近曲小管产生$1,25(OH)_2$维生素D_3（骨化三醇），刺激甲状旁腺激素（PTH）升高。在肾衰竭的早期，血钙、磷仍能维持在正常范围内，且通常不引起临床症状，只在肾衰竭的中、晚期（GFR＜20mL/min）时才会出现高磷血症、低钙血症。低钙血症、高磷血症、活性维生素D缺乏等可诱发继发性甲状旁腺功能亢进（简称甲旁亢）和肾性骨营养不良。

5.代谢紊乱

当GFR＜20mL/min时，由于肾排镁减少，常有轻度高镁血症。患者常无任何症状。然而，仍不宜使用含镁的药物，如含镁的抗酸药、泻药等。低镁血症也偶可出现，与镁摄入不足或过多应用利尿药有关。

（二）蛋白质、糖类、脂肪和维生素代谢紊乱

慢性肾脏病患者蛋白质代谢紊乱一般表现为蛋白质代谢产物蓄积（氮质血症），也可有白蛋白水平下降、血浆和组织必需氨基酸水平下降等。上述代谢紊乱主要与蛋白质分解增多或/和合成减少、负氮平衡、肾脏排出障碍等因素有关。

糖代谢异常主要表现为糖耐量减低和低血糖两种情况，前者多见，后者少见。

糖耐量减低主要与胰高血糖素升高、胰岛素受体障碍等因素有关，可表现为空腹血糖水平或餐后血糖水平升高，但一般较少出现自觉症状。

慢性肾衰竭患者中高脂血症相当常见，其中多数患者表现为轻到中度高三酰甘油血症，少数患者表现为轻度高胆固醇血症，或两者兼有。有些患者血浆极低密度脂蛋白（VLDL）、脂蛋白a[LP（a）]水平升高，高密度脂蛋白（HDL）水平降低。

慢性肾衰竭患者维生素代谢紊乱相当常见，如血清维生素A水平增高、维生素B_6及叶酸缺乏等，常与饮食摄入不足、某些酶活性下降有关。

（三）心血管系统表现

心血管病变是CKD患者的主要并发症之一和最常见的死因。尤其是进入终末期肾病阶段，则病死率进一步增高（占尿毒症死因的45%～60%）。近期研究发现，尿毒症患者心血管不良事件及动脉粥样硬化性心血管病比普通人群高15～20倍。在美国，普通人群中心血管病的年病死率是0.27%，而血液透析患者则高达9.5%，为前者的35倍。

1.高血压和左心室肥厚

大部分患者有不同程度的高血压，多是由水钠潴留、肾素-血管紧张素增高或/及某些舒张血管的因子不足所致。高血压可引起动脉硬化、左心室肥厚和心力衰竭。贫血和血液透析用的内瘘会引起心高搏出量状态，加重左心室负荷和左心室肥厚。

2.心力衰竭

心力衰竭是尿毒症患者最常见死亡原因。随着肾功能的不断恶化，心力衰竭的患病率明显增加，至尿毒症期可达65%～70%。其原因大多与水钠潴留、高血压及尿毒症性心肌病变有关。急性左心衰竭时可出现阵发性呼吸困难、不能平卧、肺水肿等症状，但一般无明显发绀存在。

3.尿毒症性心肌病

其病因可能与代谢废物的潴留和贫血等因素有关。部分患者可伴有冠状动脉粥样硬化性心脏病。各种心律失常的出现与心肌损伤、缺氧、电解质紊乱、尿毒症毒素蓄积等因素有关。

4.心包病变

心包积液在慢性肾衰竭患者中相当常见，其发生多与尿毒症毒素蓄积、低蛋白血症、心力衰竭等因素有关，少数情况下也可能与感染、出血等因素有关。轻者可无症状，重者则可有心音低钝、遥远，少数情况下还可有心包填塞。心包炎可分为尿毒症性和透析相关性。前者已较少见，后者的临床表现与一般心包炎相似，唯心包积液多为血性。

5.血管钙化和动脉粥样硬化

近年发现，由高磷血症、钙分布异常和"血管保护性蛋白"（如胎球蛋白A）缺乏而引起的血管钙化，在慢性肾衰竭的心血管病变中亦起着重要作用。动脉粥样硬化往往进展迅速，血液透析患者的病变程度比透析前患者为重。除冠状动脉外，脑动脉和全身周围动脉亦同样发生动脉粥样硬化和钙化。

（四）呼吸系统症状

体液过多或酸中毒时均可出现气短、气促，严重酸中毒可致呼吸深长。体液过多、心功能不全可引起肺水肿或胸腔积液。由尿毒症毒素诱发的肺泡毛细血管渗透性增加、肺充血可引起"尿毒症肺水肿"，此时肺部X线检查可出现"蝴蝶翼"征，及时利尿或透析可迅速改善上述症状。

（五）胃肠道症状

胃肠道症状主要表现有食欲减退、恶心、呕吐、口腔有尿味。消化道出血也较常见，其发生率比正常人明显增高，多是由于胃黏膜糜烂或消化性溃疡，尤以前者最为常见。

（六）血液系统表现

慢性肾衰竭患者血液系统异常主要表现为肾性贫血和出血倾向。大多数患者一般均有轻、中度贫血，其原因主要是促红细胞生成素缺乏，故称为肾性贫血。如同时伴有缺铁、营养不良、出血等因素，可加重贫血程度。晚期肾衰竭患者有出血倾向，其原因多与血小板功能降低有关，部分患者也可有凝血因子VIII缺乏。有轻度出血倾向者可出现皮下或黏膜有出血点、瘀斑，重者则可发生胃肠道出血、脑出血等。

（七）神经肌肉系统症状

早期症状可有疲乏、失眠、注意力不集中等；其后会出现性格改变、抑郁、记忆力减退、判断力降低。尿毒症时常有反应淡漠、谵妄、惊厥、幻觉、昏迷、精神异常等。周围神经病变也很常见，感觉神经障碍更为显著，最常见的是肢端袜套样分布的感觉丧失，也可有肢体麻木、烧灼感或疼痛感、深反射迟钝或消失，并可有神经肌肉兴奋性增加，如肌肉震颤、痉挛、不宁腿综合征，以及肌萎缩、肌无力等。初次透析患者可发生透析失衡综合征，主要是血尿素氮等物质降低过快，导致细胞内、外液间渗透压失衡，引起颅内压增加和脑水肿，出现恶心、呕吐、头痛，重者可出现惊厥。长期血液透析患者有时会发生"透析性痴呆"，与透析用水铝含量过多而致铝中毒有关。

（八）内分泌功能紊乱

内分泌功能紊乱主要表现有：① 肾脏本身内分泌功能紊乱：如1,25(OH)$_2$维生素D$_3$、红细胞生成素不足和肾内肾素-血管紧张素Ⅱ过多；② 下丘脑-垂体内分泌功能紊乱，如泌乳素、促黑色素激素（MSH）、促黄体生成激素（LH）、促卵泡激素（FSH）、促肾上腺皮质激素（ACTH）等水平增高；③ 外周内分泌腺功能紊乱，大多数患者均有继发性甲状旁腺功能亢进，血甲状旁腺激素（PTH）升高，部分患者（大约四分之一）有轻度甲状腺素水平降低；④ 其他，如胰岛素受体障碍、性腺功能减退等，也相当常见。

（九）骨骼病变

肾性骨营养不良（即肾性骨病）相当常见，包括纤维囊性骨炎（高转化性骨病）、骨生成不良、骨软化症（低转化性骨病）及混合性骨病。在透析前患者中骨骼X线发现异常者约35%，而出现骨痛、行走不便和自发性骨折相当少见（少于10%）。骨活体组织检查（骨活检）约90%可发现异常，故早期诊断要靠骨活检。

纤维囊性骨炎主要由PTH过高引起，其破骨细胞过度活跃，引起骨盐溶化，骨质重吸收增加，骨的胶原基质破坏，而代以纤维组织，形成纤维囊性骨炎，易发生肋骨骨折。X线检查可见骨骼囊样缺损（如指骨、肋骨）及骨质疏松（如脊柱、骨盆、股骨等处）的表现。

骨生成不良的发生，主要与血PTH浓度相对偏低、某些成骨因子不足有关，因而不足以维持骨的再生。透析患者如长期过量应用活性维生素D、钙剂等药或透析液钙含量偏高，则可能使血PTH浓度相对偏低。

骨软化症主要是由骨化三醇不足或铝中毒引起的骨组织钙化障碍，导致未钙化骨组织过分堆积。成人以脊柱和骨盆表现最早且突出，可有骨骼变形。

透析相关性淀粉样变（DRA）骨病只发生于透析多年以后，可能是由β$_2$微球蛋白淀粉样变沉积于骨所致，X线片显示在腕骨和股骨头有囊肿性变，可发生自发性股骨颈骨折。

慢性肾脏病的危险因素与危害

（一）慢性肾脏病的危险因素

从总体上讲，CKD病情进展有时缓慢而平稳（渐进性），有时短期内急剧加重（进行性）；病程进展既有"不可逆"的一面，也有"可逆"（主要在早中期）的一面。因此，临床治疗中（尤其是早中期阶段）应抓住机会积极控制危险因素，争取病情好转。

1.慢性肾脏病渐进性发展的危险因素

CKD病程渐进性发展的危险因素包括高血糖控制不满意、高血压、蛋白尿（包括微量白蛋白尿）、低蛋白血症、吸烟等。此外，贫血、高脂血症、高同型半胱氨酸血症、营养不良、老年、尿毒症毒素（如甲基胍、甲状旁腺激素、酚类）蓄积等，也可能在CKD的病程进展中起一定作用，有待于进一步研究。

2.慢性肾脏病急性加重的危险因素

在CKD病程的某一阶段，肾功能可能出现急性恶化，有时可进展至终末期，甚至威胁患者生命。急性恶化的危险因素主要有：① 累及肾脏的疾病（如原发性肾小球肾炎、高血压、糖尿病、缺血性肾病等）复发或加重；② 血容量不足（低血压、脱水、大出血或休克等）；③ 肾脏局部血供急剧减少（如肾动脉狭窄患者应用ACEI、ARB等药物）；④ 严重高血压未能控制；⑤ 肾毒性药物；⑥ 泌尿道梗阻；⑦ 严重感染；⑧ 其他，如高钙血症、严重肝功能不全等。在上述因素中，因血容量不足或肾脏局部血供急剧减少致残余肾单位低灌注、低滤过状态，是导致肾功能急剧恶化的主要原因之一。对CKD病程中出现的肾功能急剧恶化，如处理及时、得当，可能使病情有一定程度的逆转；但如诊治延误，或这种急剧恶化极为严重，则病情的加重也可能呈不可逆性发展。

（二）慢性肾脏病的危害

慢性肾脏病已经成为全球性公共健康问题，其患病率和病死率高，并明显增加心血管疾病的危险性，产生巨额的医疗费用。在CKD早期，患者症状轻微或缺如，但随着病情的发展，中晚期患者全身多系统受损的表现会越来越明显，可涉及消化、血液、心血管、呼吸、内分泌、神经、骨骼、肌肉、免疫等各个系统，因此加强早期防治和多学科综合防治十分重要。

慢性肾脏病的社区健康管理

（一）慢性肾脏病社区健康管理的纳入排除标准

1.纳入标准

符合慢性肾脏病的诊断并经过二级以上医院的治疗。

2.排除标准

合并有其他内科疾病且病情不稳定，需要进一步诊疗干预的患者。智力障碍、交流困难、精神疾病患者；拒绝参与慢性病管理者。

（二）慢性肾脏病社区健康管理的基本流程

1.采集信息

一般情况调查，如年龄、性别、文化程度、经济收入、婚姻状况。

（1）现在健康状况、既往史、家庭史等调查

① 现在健康状况：个体在近期（近1～2个月）的自报健康状况。

② 家族史：有无慢性肾炎、高血压、糖尿病、血脂异常、冠心病等家族史。

③ 病程：患慢性肾脏病的时间、24h尿蛋白定量、血肌酐水平、是否出现过水肿、是否接受过激素等药物治疗及疗效与不良反应。

④ 症状及既往史：有无糖尿病、高血压、痛风、血脂异常、性功能异常等病史及治疗情况；近期有无原发疾病复发或加重；有无出现低血压、脱水、大出血或休克等；有无未能控制的严重高血压；有无泌尿系感染等严重感染。

⑤ 用药史：有些药物通过肾脏代谢会加重肾脏负担，有些药物有肾毒性，常见的肾毒性药物有某些抗菌药、抗肿瘤药、解热镇痛抗炎药、麻醉药、碘化物造影剂、碳酸锂、氨苯蝶啶等。

对于初次诊断的CKD患者，必须积极重视原发病的诊断，对慢性肾炎、狼疮性肾炎、紫癜性肾炎、IgA肾病、糖尿病肾病等，都需要保持长期治疗，同时，也应积极寻找CKD的各种诱发因素（如前所述），合理纠正这些诱因有可能会使病变减轻或趋于稳定。

（2）生活习惯调查　膳食脂肪、盐、酒，特别是蛋白质的摄入量，体力活动量及体重变化等情况。

（3）体格检查信息

① 血压测量。

② 身高、体重、腰围、臀围测量。

③ 心血管系统、呼吸系统等检查，如心率、肺部啰音、双下肢有无水肿、有无贫血等。

（4）辅助检查　尿常规、24h尿蛋白定量、尿微量白蛋白、血肌酐、尿素氮、肾小球滤过率、肾动脉造影、泌尿系超声、肾穿刺结果、血脂、血糖、肝功能（可从个体最近病史记录中摘录信息）。

（5）心理社会因素　包括家庭情况、文化程度、工作环境等。

2.评估病情

通过采集的信息，评估患者是否存在急危重症，是否合并严重并发症或其他系统严重疾病，需要急诊或转专科治疗。

3.签署知情同意书

经评估符合纳入管理标准的患者，医务人员向其宣教纳入慢性肾脏病管理后的相关要求，以及患者应有的权利，如果同意则签署知情同意书。

4.建立档案

要为纳入管理的慢性肾脏病患者建立管理档案，按规范书写在社区的首诊病历，进行生活质量和自我健康评估，包括饮食、运动、心理评估。制订管理方案，包括依据慢性肾脏病的分期确定复诊时间、用药计划、健康教育计划、患者家庭作业等。

5.定期复诊

纳入管理的患者要按计划定期到社区医疗机构复诊，按时参加社区组织的专题健康教育讲座。医务人员做好随访，指导患者自我管理疾病。

（三）慢性肾脏病社区健康管理的主要内容

1.饮食管理

原则上坚持低盐、低脂、优质蛋白质饮食，尽可能不吃高胆固醇食物（如蛋黄、动物内脏等），尤其是含有反式脂肪酸（人造奶油等如蛋糕派、薄脆饼干、焙烤食物、奶油蛋糕，洋快餐类如汉堡、炸薯条等）的食物。重点强调以下几点。

（1）限盐　因透析不会减慢动脉粥样硬化速度，因此有高血压和动脉硬化（"脉压差"大）的患者应积极限盐。食盐摄入量限制在每日3g（半啤酒瓶盖）以内，如水肿和高血压明显，可短时间（如2～3天）禁盐。对于慢性肾脏病患者，盐最多能满足"口咽之欲"，却能带来"心腹大患"，记住"盐多必失"！事实上，限盐的痛苦是暂时的，一般人会在2周后逐渐适应低盐饮食。

（2）限水　实际上限盐和限水是相辅相成的，食盐多则口渴多饮，肾不能排则加重液体负担，增加透析脱水量，每次脱水超3kg，会明显影响循环系统稳定，久之引起严重甚至是致命性心血管事件。如果尿量相对正常（每天尿量大于1000mL），则不必严格限水。

（3）热量、维生素和蛋白质　透析会丢失部分营养，因此，强调透析患者补充足够的热量（以糖类如淀粉、植物油为主），补充维生素（可通过酌情增加新鲜的水果、蔬菜来补充），蛋白质的摄入要求略高于正常人，以补充透析丢失的蛋白，每天宜1.2g/kg体重（体重为60kg的人，如果每天摄入250g以上面食，需补充的动物蛋白约合2个蛋清，2袋鲜奶，50g鱼肉或鸡肉），条件允许时可考虑补充α-酮酸。

2.坚持用药

（1）控制血压　遵医嘱服用抗高血压药物，首选长效抗高血压药，多需联合用药，以尽可能把血压控制在相对正常范围，减少高血压对心、脑等器官的损害。

（2）纠正贫血　遵医嘱合理应用促红细胞生成素，辅以铁剂、叶酸等造血原料，将血红蛋白控制在正常低限（男120g/L，女110g/L），注意化验血常规和网织红细胞。

（3）防治骨病　定期复查血钙、磷及甲状旁腺激素，遵医嘱补充碳酸钙、骨化三醇等药物，防治肾性骨病。

（4）控制血糖　糖尿病肾病已逐渐成为导致终末期肾脏病的主要疾病。血糖在终末期肾脏病阶段对胰岛素的依赖减少，应规律监测血糖，及时调整胰岛素用量，在合理控制血糖水平的同时，尽可能避免低血糖反应。

3.养成良好的生活习惯

作息规律，保证充分的睡眠，心态平和，注意个人卫生，气温骤变时注意及时更换衣物，夏防暑，冬保暖，尽可能预防感冒。

4.病情的自我监测

自我监测血压、体重变化（建议监测每日清晨空腹排便后的体重）、尿量、上臂粗细、皮肤脂肪厚度等，如出现血压不稳，体重骤增，尿量锐减，进行性消瘦时尽早就医。

5.心理调整

要明确慢性肾脏病目前尚无治愈良方，尤其是终末期肾脏病，合理规范的替代治疗是必需的治疗措施，会在一定程度上导致患者社会、家庭角色的变化。任何心理压力增大、情绪失控、精神障碍都可能加重病情，因此良好的心理状态，乐观豁达的情绪和较强的社会生活适应能力可使个人神经内分泌调节相对稳定、协调，有助于控制病情，提高生活质量。因此，保持健康心态，乐观地看待事物，遇事冷静，看得开，想得通，不为小事斤斤计较，对待疾病要持"既来之，则安之"的态度，积极配合治疗，但不盲目乱求医，去相信"能治愈尿毒症"的虚假宣传，切忌道听途说乱用药。

6.戒烟酒

吸烟的危害已经日益受到重视，戒烟并减少被动吸烟将有助疾病的控制，延长寿命；虽然有资料显示少量饮酒可能对血管内皮有保护作用，但长期大量饮酒的危害更严重，因此建议尽可能戒酒。

7.避免各种诱发因素

感染、透析不充分、严重高血压、严重酸中毒、心功能不全、睡眠呼吸障碍等都会加重或诱发病情反复，导致疾病短时间内恶化，甚至出现严重心、肺、脑等重要器官的致命性并发症，因此日常的保养和定期到专业门诊复诊尤为重要。

（四）慢性肾脏病的社区健康教育

慢性肾脏病的社区健康教育的重点是慢性肾脏病患者及其家属，教育方法分为个体教育、小组式教育和社区健康大课堂教育，教育形式有演讲、小组讨论、网络远程教育、角色扮演、电话咨询等。

1.病因学教育

据国内不完全统计，慢性肾小球肾炎仍是CKD第1位病因，但糖尿病所致CKD已升至第2位。1999年我国血液透析患者的最常见病因仍为肾小球肾炎（50%），其次分别为糖尿病肾病（13.5%）、高血压肾病（8.9%）和多囊肾（2.7%）。此外，在不同年龄及不同性别人群中，引起CKD的主要病因也不尽相同。

2.危险因素教育

感染是肾病的诱因之一，咽炎、扁桃体炎等都会引发肾病，上呼吸道感染是引发、加重肾病最常见的感染因素。恶劣的外在环境因素如风寒、潮湿等都会造成人体自身的免疫功能和抗病能力的降低，从而导致慢性肾脏病的发生。

3.生活方式教育

劳累过度造成人体免疫力降低，长期下去会引发肾病。长期憋尿不仅容易引起膀胱损伤，尿液长时间滞留在膀胱还极易造成细菌繁殖，一旦反流回输尿管和肾脏，就会引发尿路感染，进而引发慢性肾脏病。食盐过多容易引发肾病。食盐中的钠在人体中含量过高可使体内积水，产生水肿，能使血容量和小动脉张力增加，导致血压升高，所以食盐量高的人，高血压的发病率也高，而高血压极容易并发肾病。

乱用药物而导致的肾病屡见不鲜。很多感冒药、消炎止痛药、减肥药和中药都有肾脏毒性，而这些药物都十分常见，使用广泛，没有医药知识的患者在自我用药时往往容易险象环生。肥胖不仅会直接引起肾脏损害，而且肥胖的人容易患高血压、糖尿病等慢性病，而这些慢性病如果控制不好，长此以往就容易损害肾脏，间接引发肾病。

（五）慢性肾脏病防控

加强早中期CKD的防治，是临床必须重视的重要问题。首先要提高对CKD的警觉，重视询问病史、查体、尿常规、肾功能的检查，努力做到早期诊断。同时，对可能引起肾损害的疾患（如糖尿病、高血压等）进行及时有效的治疗，防止CKD的发生。这是降低CKD发生率的基础工作，或称初级预防（primary prevention）。

对轻、中度CKD及时进行治疗，延缓、中止或逆转CKD的进展，防止尿毒症的发生，这是CKD防治中的另一项基础工作。其基本对策是：① 坚持病因治疗，如对高血压、糖尿病肾病、肾小球肾炎等，坚持长期合理治疗。② 避免或消除CKD急剧恶化的危险因素。③ 阻断或抑制肾单位损害渐进性发展的各种途径，保护健存肾单位。患者的血压、血糖、尿蛋白定量、血肌酐上升幅度、GFR下降幅度等指标，都应当控制在"理想范围"（见表14-3）。

表14-3　CKD患者血压、血糖等控制目标

项目	目标
血压	
CKD 1～4期（GFR≥15mL/min）	
蛋白尿＞1g/24h或糖尿病肾病	＜125/75mmHg
蛋白尿＜1g/24h	＜130/80mmHg
CKD 5期（GFR＜15mL/min）	＜140/90mmHg
血糖	空腹5.0～7.2mmol/L，睡前6.1～8.3mmol/L
HbA1c	＜7%
尿蛋白	＜0.5g/24h
GFR下降速度	每日＜0.3mL/min（每年＜4mL/min）
Scr上升速度	每日＜4μmol/L（每年＜50μmol/L）

慢性肾脏病患者的具体防治措施主要如下。

1.及时、有效地控制高血压

24h持续、有效地控制高血压，对保护靶器官具有重要作用，也是延缓、中止或逆转CKD进展的主要措施之一。

2.ACEI和ARB的独特作用

血管紧张素转化酶抑制药（ACEI）和血管紧张素Ⅱ受体拮抗药（ARB）具有良好降压作用，还有其独特的减低高滤过、减轻蛋白尿的作用，主要通过扩张出球小动脉来实现，同时也有抗氧化、减轻肾小球基底膜损害等作用。

3.严格控制血糖

研究表明，严格控制血糖，使糖尿病患者空腹血糖控制在5.0～7.2mmol/L（睡前6.1～8.3mmol/L），糖化血红蛋白（HbA1c）＜7%，可延缓患者CKD进展。

4.控制尿蛋白

将患者尿蛋白控制在＜0.5g/24h，或明显减轻尿微量白蛋白，均可改善其长期预后，包括延缓CKD病程进展和提高生存率。

5.饮食治疗

低蛋白、低磷饮食，加用必需氨基酸或α-酮酸（EAA/α-KA），可能具有减轻肾小球硬化和肾间质纤维化的作用。多数研究结果支持饮食治疗对延缓CKD进展有效，但其效果在不同病因、不同阶段的CKD患者中有差别，需进一步加强研究。

6.控制感染

慢性肾脏病患者极易并发感染，特别是肺部和尿路感染，应及时使用适合的抗生素，必要时按药敏试验选用药物，禁用或慎用肾毒性药物，必须使用时则按肾功能情况决定用药剂量及给药间期。注意抗生素中含钠和含钾量，以避免加重电解质代谢紊乱。

7.清除肠道毒物

由于慢性肾衰竭患者肾脏对多种物质清除率显著下降，所以需寻找肾外途径来增加这些物质的清除率，以缓解尿毒症症状。通过肠道清除毒物是一种传统的方法，但近年来它的意义不仅局限在缓解尿毒症症状上，同时还具有延缓肾脏病进展的作用。

（1）肠道吸附药　口服氧化淀粉，它能吸附胃肠中氮代谢产物，并通过腹泻作用将毒性物质排出体外，长期服用可降低血尿素氮水平。目前临床上常用包醛氧化淀粉，用法为每日口服15～30g。另外，活性炭、大黄制剂等也可通过胃肠道增加体内尿毒症毒素的清除率，对减轻氮质血症起到一定作用。

（2）肠道透析　口服胃肠透析液、结肠透析疗法及中药灌肠等方法因较繁琐，患者常常不能耐受，随着透析治疗的普及特别是腹膜透析的家庭化，已逐渐被淘汰，这里不作详细介绍。

8.其他

积极纠正贫血、纠正酸中毒、应用他汀类调脂药、戒烟等，很可能对肾功能有一定保护作用，目前正在进一步研究中。

（六）慢性肾脏病患者的运动指导

1.运动测试

由于心血管疾病是慢性肾脏病患者的主要死因，所以进行诊断性运动测试是有必要的。运动测试应在进行肾移植前进行。患有慢性肾脏病的患者在做运动测试时要有经过培训的医务人员进行医务监督，适时地使用测试终止标准和终止方法。

目前的证据显示，慢性肾脏病患者的功能能力为同年龄同性别健康人的60% ～ 70%，峰值摄氧量的范围是17 ～ 28.6mL/（mg·min），而且经过训练后可以提高17%左右，但仍不能达到同年龄同性别的健康人水平。运动测试注意以下事项。

（1）要有肾脏病专科医生出具的医学证明。

（2）患者可能服用多种药物，如治疗高血压和糖尿病的常用药物。

（3）有慢性肾脏病的患者在进行递增负荷运动测试时，需遵守标准测试程序。接受血液透析治疗的患者，运动测试应安排在非透析日，并且血压测试应在没有动静脉瘘的手臂进行。

（4）接受腹膜透析的患者进行运动测试时，要保证腹部没有透析液。肾移植术后的患者应进行标准运动测试。

（5）跑台和功率车都可以作为肾病患者的运动测试仪器，跑台的使用更为普遍。如果用功率车，推荐最初的热身运动从20 ～ 25W开始，每1 ～ 3min增加10 ～ 30W。

（6）肾脏病患者的峰值心率是年龄预测最大心率的75%。由于慢性肾脏病患者的心率不能准确地反映运动强度，需要运用主观疲劳感觉进行监测。

（7）动力性肌肉力量测试应用3RM或者重复次数更多的负荷（如10 ～ 12RM），1RM测试不适合慢性肾脏病患者，因为它可能会引起撕脱性骨折。

（8）用等动测试法测试肌肉力量和耐力时，用60°～ 180°/s的角速度范围可以安全地进行评价。

（9）由于慢性肾脏病患者的功能能力很低，约有50%的患者不能完成症状限制性运动试验。

2.运动处方

慢性肾脏病患者的理想运动处方还在探索中，目前推荐患者进行有氧和抗阻训练相结合的运动。可以在普通人群运动处方的基础上进行改进，以低到中等强度为起始强度，根据患者的耐受情况，逐渐加大强度。接受肾移植的患者在手术后8天就可以开始运动。

运动处方示例：有氧运动、抗阻运动和柔韧性练习。

频率：每周3～5天有氧运动，每周2～3天抗阻运动。

强度：中等强度有氧运动[40%～60%VO$_2$R，RPE 11～13（6～20范围）]，70%～75% 1RM的抗阻练习。

时间：每天持续20～60min的有氧运动；如果不能耐受这个时间，可以进行每次3～5min的间歇运动，每天累计20～60min。

抗阻训练：选择8～10个发展主要肌肉群的动作，每组重复10～15次，至少1组。

柔韧性练习：每个关节进行60s的柔韧性练习，拉伸达到肌肉轻微紧张时，应保持这个姿势10～30s，每周至少2～3天。

方式：推荐步行、骑自行车和游泳等有氧运动，用器械或自由负重进行抗阻训练。

3.注意事项

慢性肾脏病患者应该循序渐进地增加运动量，最初运动从小强度开始（30%到＜40%VO$_2$R），连续运动10～15min或患者能够忍受的量。运动时间建议每周增加3～5min，直到患者可以连续运动30min时逐渐增加运动强度。如果患者的病情出现反复时应注意减缓运动进度。

进行抗阻训练时，每周可进行2次，每次至少1组，每组重复10次70% 1RM的运动。特定负荷下能够完成15次重复时，考虑增加1组练习。

（1）血液透析患者　应该选择在非透析日运动；运动强度的监测采取RPE方式；血压监测应在没有动静脉瘘的手臂进行；运动时有动静脉瘘的手臂不能负重。

（2）腹膜透析患者　持续腹膜透析的患者腹部还有液体时，可以尝试进行初始强度的运动；如果运动时出现不适，要排出液体后再运动。

（3）肾移植患者　处在排斥反应期的移植患者可以运动，但运动强度、时间和频率应适当减少。

（4）运动测试应在有医务人员监督下进行，建议用功能性测试，避免用递增负荷运动测试。

（李增鸣　许倬）

参考文献

[1] Levey A S, Coresh J, Balk E, et al. National Kidney Foundation, K/DOQI clinical practice guidelines for nutritin in chornic renal faliure[J]. Am J Kidney Dis, 2002, 39 (Suppl I): S1-S266.

[2] Mike, Mikta. Report notes increase in kidney disease[J]. JAMA, 2008, 300(1): 2473-2474.

[3] Ma Y C, Zuo L, Chen J H, et al. Modified glomerular filtration rate estimating equation for Chinese patients with chronic kidney disease[J]. J Am Soc Nephrol, 2006, 17(10): 2937-2944.

[4] 王海燕. 原发性肾小球疾病分型与治疗标准专题座谈会纪要[J]. 中华内科杂志, 1993, 33（2）: 132.

[5] Chobanian A V, Bakris G L, Black H R, et al. The seventh report of the joint national committee on prevention, detection, evaluation, and treatment of high blood pressure; The JNC 7 Report[J]. JAMA, 2003, 289: 2560.

[6] Port F K. End-stage renal disease: magnitude of the problem, prognosis of future trends and possible solutions[J]. Kidney Int, 1995, 48(Suppl 50): S3.

[7] 陈灏珠. 实用内科学 [M]. 第12版. 北京：人民卫生出版社, 2005.

[8] 武留信, 曾强. 中华健康管理学 [M]. 北京：人民卫生出版社, 2016.

[9] 王陇德. 健康管理师基础知识 [M]. 北京：人民卫生出版社, 2019.

[10] 美国运动医学会, 王正珍. ACSM运动测试与运动处方指南 [M]. 第9版. 北京：北京体育大学出版社, 2014.

第十五章

膝骨关节炎

 膝骨关节炎的定义

　　膝骨关节炎（knee osteoarthritis，KOA）是一种以膝骨关节软骨病变为主，并最终累及关节周围所有组织的慢性关节疾病。其是一种常见的关节退行性疾病，也是一种复杂的有多种危险因素的疾病。关节软骨是一种无血管、无淋巴、无神经的结缔组织，具有高度的耐磨性及抗压能力，为关节提供一个低摩擦界面。但关节软骨不可再生，一旦损伤即难以修复。关节软骨的变性或破坏是骨关节炎发生的基本病理改变。临床上常以膝关节肿胀、疼痛、功能受限和关节畸形为主要特征。

 膝骨关节炎的流行状况与危险因素

　　膝骨关节炎是65岁以上老年人中最常见的骨关节炎类型，严重影响患者的行走、站立、上下楼能力，大大降低了患者的生活质量。随着人口老龄化及肥胖人口在人群中所占比例日益增大，KOA发病率呈逐年上升趋势。全球每年用于其治疗的直接或间接花费高达数百亿美元，给全球健康与医疗带来了严峻的挑战。在欧美，膝骨关节炎分别是引起女性第四位和男性第八位劳动力丧失的主要原因；美国研究表明，每年膝骨关节炎发病率为0.24%；在我国，一项采用分层多阶段整群随机抽样的研究对我国六大行政区40岁及以上人口骨关节炎的患病率进行了问卷调查，结果发现我国六大行政区域的六个城市中40岁及以上男女人群膝骨关节炎总患病率为28.7%。据统计，40岁以上膝骨关节炎的患病率人群为33.3%，60岁以上人群为39.4%，70岁以上人群为45.7%，致残率高达53%。目前，症状性膝骨关节炎已经成为导致下肢功能障碍最常见的原因。

膝骨关节炎的发生包含多种危险因素。可分为一般因素和特定不良因素。

一般因素：高龄、女性、家族史等。

特定不良因素：创伤、肥胖、职业（运动员、体力劳动者等）、衣着（高跟鞋等）、关节序列不良（内翻或者外翻畸形）、关节松弛等。

 ## 三 膝骨关节炎的诊断

膝骨关节炎的诊断可通过症状、体征、病史、临床检查及影像学证实。精确的诊断也有助于排除膝关节疼痛的其他原因，如髋关节疾病引起的牵涉痛或腰椎疾病引起的放射痛等。

（一）症状

膝骨关节炎的主要症状是疼痛、僵硬、活动度降低、摩擦音以及肿胀。早期疾病过程中的疼痛通常被描述为钝性间歇疼痛，局限于关节一侧。通常情况下，运动后加重，休息可缓解。随着病情的发展，疼痛变得持续且具有弥漫性，当整个关节（内外侧）都被波及时甚至导致休息时和夜间疼痛。

关节炎疼痛的确切来源尚不清楚，被认为与生物心理学因素有关。久坐及爬楼梯引起的疼痛提示与髌股关节受累有关。疼痛也可能与机械因素有关，如绞锁（来自半月板异常，疏松的软骨碎片或明显的关节表面异常）。

（二）体征

① 关节肿大：浮髌试验阳性（是确定膝关节损伤时是否出现关节积液的方法）；

② 触痛（压痛）；

③ 骨摩擦音（感）；

④ 畸形：直立状态下肉眼可见。膝关节内翻畸形提示内侧间室受损，外翻畸形提示外侧间室病变。出现畸形提示疾病发生时间较长；

⑤ 活动度受限：包含主动活动度以及被动活动度的检查。

（三）辅助检查

根据欧洲风湿病协会指南推荐，膝关节X线仍然是诊断关节炎的金标准，包括负重状态下的正侧位，非负重状态下的屈膝45°位，以及髌骨轴位。

对于晚期的关节炎，在正侧位X线上可见关节间隙的减小、骨质增生、软骨下硬化和囊肿。对于早期的疾病，病变较为微妙，在X线上可能看不到明显异常。

核磁共振（MRI）检查适用于X线检查未见异常的有症状患者，以及有半月板损伤症状的患者。半月板的退行性损伤可能与骨关节炎伴发，但症状可能并无关联。

放射性同位素扫描对有关节炎样症状但影像学检查正常的患者很有帮助。关节周围摄取异常提示关节病变。

 膝骨关节炎的常见类型与分期

（一）膝骨关节炎的常见类型

膝骨关节炎是膝关节的常见疾病，常见的膝骨关节炎可分为三种类型。

1.骨关节炎

以软骨的慢性磨损为特点的膝骨关节炎，是最常见的类型。骨关节炎一般被认为是慢性进行性退化性疾病，常在中老年发病。在疾病的初期，没有明显的症状，或症状轻微。早期常表现为关节的僵硬不适感，活动后好转。遇剧烈活动可出现急性炎症表现，休息及对症治疗后缓解。

2.创伤后关节炎

膝关节创伤后逐渐出现的关节炎。临床表现与骨关节炎相近，但是有明确的外伤史，如膝关节的骨折，韧带损伤或半月板损伤。

3.类风湿关节炎

膝骨关节炎的炎症性类型。早期以关节的滑膜炎症为主，继而侵蚀关节软骨，造成关节功能的严重丧失，膝骨关节炎的临床症状期残留严重畸形。类风湿关节炎可发生在任何年龄，以年轻人居多，通常累及双膝。

（二）膝骨关节炎的临床分期

临床上依据膝骨关节炎的进展程度将其分为四个时期。

1.前期

关节炎的发生前期，关节在活动后稍有不适，活动增加后伴有关节的疼痛及肿胀，在X线及CT检查上看不到明显软骨损害迹象。

2.早期

关节炎改变的早期，活动多后有明显的疼痛，休息后减轻，X线观察改变较少，只有CT可见软骨轻度损害，同位素检查，被损关节可见凝聚现象。

3.进展期

骨关节炎的进展期，骨软骨进一步损害，造成关节畸形，功能部分丧失，X线可见关节间隙变窄，关节周围骨的囊性变，有时有游离体出现。

4.晚期

骨关节炎的晚期，骨的增生、软骨的剥脱以及功能完全丧失，关节畸形明显，X线示关节间隙变窄，增生严重，关节变得粗大，甚至造成骨的塌陷。

 膝骨关节炎的治疗

膝骨关节炎虽然不会对生命构成威胁，致残率也不如类风湿关节炎、强直性脊柱炎等疾病高，但其患病率高，活动障碍对生活质量的影响不能低估，所以，早期预防、早期治疗非常重要。

膝骨关节炎相对缓慢的疾病进展允许对其采取阶梯化干预治疗的策略。美国风湿病协会在1995年即提出骨关节炎治疗的金字塔方案，即以患者的教育、锻炼、减轻体重等措施为基础，必要时辅以外用非甾体抗炎药，无效的情况下加用口服非甾体抗炎药，急性发作时可在关节腔内注射糖皮质激素，有不可逆功能障碍时可做关节置换。其中非药物治疗是最基本的治疗方法，可以减轻疼痛、维持关节功能、延缓病情进展、减轻家庭和社会的经济负担，提高生存质量。此外，定期举办关节病自助学习班，与患者进行电话联系，保持医患之间的长期联系，给患者以各种支持已成为骨关节炎的常用防治模式。

（一）药物治疗

当患者表现有膝关节的疼痛加重及肿胀时，应该使用非甾体抗炎药（NSAIDs）。这些药物的作用是通过可逆地阻断环氧化酶和脂氧合酶通路从而阻断炎症因子，如前列腺素和白细胞介素。同时可采用外用膏药等缓解疼痛。应该注意的是，非甾体抗炎药的一个显著不良反应为胃肠道反应，应警惕胃肠道出血、溃疡的风险；此外，一般不建议在已经确诊的心血管疾病或者未控制的高血压患者中使用。选择性COX-2抑制剂类的消炎镇痛药物，如依托考昔、塞来昔布，可以降低患者的胃肠道反应，但同时可增加心血管血栓事件的危险性。

如果消炎镇痛药物无法缓解膝关节的肿胀疼痛症状，那么可以使用关节内皮质类固醇药物。口服氨基葡萄糖及注射用玻璃酸钠具有黏弹性、镇痛、抗炎和软骨保护等优点，在关节炎治疗中具有一定的理论优势。

1.常用药物

常用药物分类、用法、用量、主要作用及禁忌/不良反应见表15-1。

表15-1 常用药物分类、用法、用量、主要作用及禁忌/不良反应

分类	名称	常用剂量及用法（不是最大剂量）因人而异，应遵医嘱	主要作用	禁忌/主要不良反应
非甾体抗炎药	双氯芬酸钠缓释片	75mg，1～2次/日。对夜间及清晨症状重的患者，应在傍晚服用75mg	对抗炎症反应，缓解关节水肿和疼痛	① 不得在肝肾功能衰竭患者中使用 ② 禁用于有活动性消化道溃疡/出血，或者既往曾复发溃疡/出血的患者 ③ 心血管血栓事件危险性增加 ④ 胃肠道反应：恶心、呕吐、腹泻、消化不良、腹胀
	依托考昔	推荐剂量为30mg，1次/日。对于症状不能充分缓解的患者，可以增加至60mg，1次/日		
	塞来昔布	100mg，2次/日，或患者200mg，1次/日		
促进软骨修复的药物	硫酸氨基葡萄糖	0.5g，3次/日，口服。连续用药应大于6周，间隔2个月可重复使用	刺激软骨细胞合成生理性的聚氨基葡萄糖和蛋白聚糖，刺激滑膜细胞合成透明质酸。减少软骨细胞的损坏，改善关节活动，缓解关节疼痛	罕有恶心、便秘、腹胀、腹泻的轻度胃肠道不适。有些患者出现皮疹、瘙痒、皮肤红斑的过敏反应

2.用药观察及处理措施

（1）口服药物　主要观察口服治疗膝骨关节炎药物的胃肠道损害，其病理改变为短期服用导致的黏膜炎症或糜烂、黏膜下出血，长期服用导致的胃溃疡。

处理方法如下。

① 调整服药方法。将药物与食物同时服用，或餐后服用，一旦发生胃肠道溃疡出血要及时停药；

② 避免诱发胃肠道损害的因素。注意尽量不要饮用酒、含咖啡因的刺激性饮料和碳酸性类饮料等；

③ 选用不良反应小的药品。肠溶性阿司匹林比普通阿司匹林的胃肠不良反应要小，布洛芬对上消化道的相对危险性比其他非甾体抗炎药低；

④ 个体化用药。非甾体抗炎药治疗时应个体化用药，尽量小剂量用药；

⑤ 密切监测不良损伤。治疗中应密切监测尿常规和肾功能变化，对肾病、心力衰竭、肝病、糖尿病、高血压等患者的用药，在剂量和用法上更要谨慎。

（2）关节腔内注射　患者注射部位可出现疼痛、皮疹瘙痒等症状，一般2～3天内可自行消失。

3.用药指导原则

（1）个体化用药　根据患者既往的病史和用药史判断其对药物的敏感性、耐受性、依从性、疗效及经济承受能力，进而选择合适的药物，制定适宜的疗程。

（2）关注危险因素　高龄、消化道溃疡病史、胃出血史、心血管疾病等都是非甾体抗炎药使用的危险因素，用药时要慎重权衡。

（3）注意联合用药不良反应的叠加效应　如非甾体抗炎药与利尿药合用则发生医源性肾病的风险增加；与糖皮质激素类合用则发生消化性溃疡的风险增加；与抗凝药合用则发生出血性疾病的风险骤增等。

（4）有效原则下小剂量短疗程　糖皮质激素不宜全身用药，仅在对其他治疗无效时使用。关节有急性炎症发作表现或有关节周围滑膜炎、肌肤炎等可给予关节腔内或病变部位局部注射糖皮质激素，不宜反复使用。同一部位二次注射间隔时间至少3个月。关节内注射治疗是一种侵袭性操作，要避免医源性关节内感染，对糖皮质激素的应用要慎重。

（二）手术治疗

当非手术治疗无效时，可能需要手术干预来缓解患者的疼痛以及功能受限。目前手术可以大体地分为保膝手术及关节置换手术。

1.关节镜手术

关节镜下关节清理术对于骨关节炎的治疗是存在争议的。对于轻中度的年轻患者，尤其是伴有半月板损伤症状的患者，关节镜手术是有效的。

2.截骨术

截骨术的目的是将膝关节的力线从病损侧转移至正常侧，从而缓解病损侧的症状。对于正常的膝关节，下肢力线从髋关节的中心穿过膝关节的中心到踝关节的中心。在膝关节内侧间室关节炎合并内翻畸形时，力线倾向于向内侧移动，导致更多的压力在内侧。相反，对于伴有外翻畸形的外侧间室关节炎，力线更倾向于向外侧移动，导致更多的压力在内侧。截骨术的目的即是通过截骨调整力线，从而将压力移到正常侧。由于可以保留关节，症状缓解较佳，目前截骨术已广泛应用。

3.膝关节置换术

膝关节置换术可分为单髁关节置换术，髌股关节置换术，以及全膝关节置换术。

（1）单髁关节置换术　为膝关节单侧病损侧的关节表面置换。由于假体设计、手术技术以及聚乙烯耐磨性的改进，产生了更为良好的远期效果。手术的先决条件为关节稳定、可纠正的内翻畸形、屈曲畸形小于10°，以及外侧间室病损较轻。相比于全膝关节置换术，其主要优点在于手术时间短，出血少，恢复快，以及更好的活动度。

（2）髌股关节置换术　单纯髌股关节炎的发生率在55岁以上女性患者中为13.6%～25%，男性为11%～15.4%。髌股关节置换术的适应证为伴有明显的疼痛和功能障碍的单纯髌股关节炎的中年患者。禁忌证包括炎症性关节炎、晶体性关节病、严重的髌骨轨迹不良、胫股关节炎和高度活跃患者。文献报道手术优良率在60%～85%。最常见的问题为髌骨轨迹不良，过度的聚乙烯磨损，以及其他间室骨关节炎的进展。因此，手术必须严格挑选适宜患者。

（3）全膝关节置换术　为治疗膝骨关节炎的终极选择。随着假体设计及材料的进步，假体的10年使用率达到了96%。初次置换患者的年龄节点目前仍存有争议。年轻是早期翻修的一个主要危险因素，但是年龄小于55岁患者的术后随访也显示了较好的症状改善及假体使用寿命。

 膝骨关节炎的社区健康管理

（一）膝骨关节炎的社区筛查

筛查途径：社区卫生机构门诊、社区巡诊、家庭随访、电话咨询、健康体检和教育，发现疑似退行性膝骨关节炎的患者。也可以借助健康教育，向居民讲授膝骨关节炎的相关知识和自我检查技能，对自己的症状和体征进行筛查评估，发现疑似问题后再到医疗机构进一步诊治。

重点人群：年龄≥38岁的肥胖人群、中老年群体、绝经期女性或特殊职业人群。

筛查项目：主诉、症状、体征、骨密度测试等。

（二）膝骨关节炎的社区评估

1.关节专科病情评估

主要从疼痛主诉与感觉检查、关节局部外形检查、关节活动度检查等方面对膝骨关节炎患者进行评估，临床常用Lysholm、WOMAC量表进行评估（见本书后附表）。

① 疼痛程度评估。自主感觉疼痛评估：采用视觉模拟评定法（VAS），见图15-1。具体方法是在纸上画一条10cm长的横线，均分为10等份，横线的一端为0，表示没有疼痛；另一端为10，表示剧烈的疼痛；中间部分表示不同程度的疼

痛。患者根据疼痛的自我感觉，在横线上标记出疼痛程度的具体位置。0表示没有疼痛；3以下表示有患者能忍受的轻度疼痛，不影响睡眠；4～6表示中度疼痛，疼痛稍重，轻度影响睡眠；7～10表示疼痛难以忍受，严重影响睡眠。

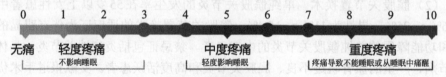

图15-1 疼痛视觉模拟评定法

膝关节压痛分级如下。

0=无压痛，重压或做最大被动活动时无疼痛；

1=轻度压痛，在关节边缘或触及韧带时重压，患者称有压痛，被动活动不受限；

2=中度压痛，重压患者称有压痛，且皱眉头表示不适，被动活动轻度受限；

3=重度压痛，重压患者称有压痛，且退缩逃脱，被动活动严重受限。

② 膝关节外部形状检查。查看膝关节是否肿大变形。

0=无肿胀；

1=膝部皮肤纹理尚存在，浮髌试验可疑阳性；

2=膝部皮肤纹理消失，浮髌试验阳性；

3=膝部肿胀明显，浮髌试验明显可见。

浮髌试验的检查方法：患腿膝关节伸直，放松股四头肌，检查者一手挤压髌上囊，使关节液积聚于髌骨后方，另一手食指轻压髌骨，如有浮动感觉，即能感到髌骨碰撞股骨髁的碰击声；松压则髌骨又浮起，则为阳性。正常膝内有液体约5mL，当关节积液达到或超过50mL时，浮髌试验为阳性，提示关节内有中等量积液。如果积液量太大，会出现髌骨下沉，浮髌试验也是阳性。

③ 关节摩擦音检查。膝骨关节炎发展到后期，由于关节软骨退化、剥落，会使软骨下的骨质暴露。当关节活动时，两端软骨下的骨头裸露，互相触碰时会发出声音。

④ 关节僵硬度检查。膝骨关节炎的患者时常会感觉到关节僵硬。一般在晨起、久坐后或长时间不运动后发生，感觉关节像"上了锁"一样动弹不得，活动后可以缓解。

⑤ 关节活动度检查。检查膝关节活动度能否达到正常活动范围，如果膝关节出现活动受限，排除外伤等原因后，结合年龄等因素，应考虑膝骨关节炎。

2.相关健康资料的收集与评估

① 收集一般资料。按照健康档案资料要求，了解患者基本信息：年龄、性别、民族、文化程度、婚姻状况、家庭收入等，了解患者的身高、体重、腰围、

臀围、血压、血脂、血糖等相关基本体检项目数据。

② 详细询问病史。主要了解膝骨关节炎现病史（现有疾病症状、治疗及缓解情况等）、家族史，是否患高血压、糖尿病、高脂血症及其他心脑血管疾病。

③ 评估生活方式。详细了解患者的饮食、生活和行为习惯，了解患者是否有吸烟、酗酒、运动不足等不良生活方式与行为习惯。

④ 掌握用药情况。患者经常服用什么药物，以及药物类型、剂量、用法、效果及不良反应，有无药物过敏史等。

⑤ 评估心理社会关系。了解患者性格特征、心理状态、家庭关系、家庭重要生活事件等，了解患者社会支持系统情况。

⑥ 评估患者健康素养。了解患者对膝骨关节炎的认知程度，对膝骨关节炎防治与康复相关知识与技能的掌握程度，对康复效果的期待，以及康复锻炼的愿望和意志力。

（三）膝骨关节炎的社区干预管理

1.非药物干预

膝骨关节炎非药物干预主要是指导患者建立良好的生活方式，掌握正确的锻炼方法，保持良好的心态，目的是减轻关节疼痛，有效维护与改善关节功能，防止或者减少关节畸形，提高生活质量和工作能力。非药物干预主要有健康教育、康复运动和物理治疗等措施。

生活方式干预包括行为干预、饮食干预、戒烟限酒等。

（1）行为干预　膝骨关节炎的预防要注意日常生活行为的点滴养成。要避免膝关节长时间处于一种被动姿势，不要无目的、频繁地屈伸膝关节，以减轻对关节软骨的磨损；要注意膝关节保暖，防止膝关节过度劳累；要按照科学的运动方案，规律运动，减少关节软骨意外损伤。不要做高强度撞击性的运动，如跳跃、越野跑、爬楼梯等。建议进行膝关节低负荷的运动，如游泳、骑自行车等。

（2）饮食干预

① 多食含钙丰富的食物，如虾皮、牛奶及其他奶制品、大豆及其他豆制品等。

② 多食用含组氨酸的食物，如稻米、小麦和黑麦。组氨酸有利于清除机体过剩的金属。

③ 多食用富含胡萝卜素、黄酮类、维生素C、维生素E以及含硫化合物的食物。也可多食含硫食物如大蒜、洋葱、芽甘蓝及卷心菜。

（3）戒烟限酒　吸烟饮酒对于膝骨关节的局部危害虽未见相关文献报道，但吸烟酗酒对人体健康的危害是众所周知的。由于膝骨关节炎患者的活动能力可能逐步受到限制，要尽早戒烟限酒，以有利于健康的维护和症状的改善。

2.心理支持

膝骨关节炎的患者，虽然不如类风湿关节炎患者那样有明显心理障碍，但患者也会因为关节疼痛、肿胀及功能障碍等不适增加心理负担，还会担心出现严重畸形导致生活不能自理，成为家人的负担，产生自责心理。

要加强健康教育，向患者解释膝骨关节炎的病情及疾病预后知识，消除患者的错误认知，减轻心理负担；要及时发现患者心理问题，运用心理学方法，疏导不良心理情绪，鼓励、支持患者积极配合治疗；要鼓励患者坚持规律、正确的功能锻炼，积极参加膝骨关节康复活动，减轻症状、延缓病情进展；要加强医患沟通，特别要做好患者家属的工作，争取患者家属的支持和帮助，积极协助患者坚持治疗和康复锻炼，提高治疗效果和康复质量。

3.康复干预指导

正确、适当的康复锻炼对维持患者膝关节功能，延缓病情进展有重要意义。

（1）康复锻炼的目的　减轻膝关节内外组织的粘连，防止关节挛缩，改善和避免关节僵硬，维持和改善关节活动度，增强关节周围肌力，预防和减轻膝关节功能障碍。

（2）康复锻炼的方式　康复功能锻炼以主动运动为主，被动运动为辅，根据患者自身情况选择功能锻炼的形式及强度。主动运动患者随时可以做，适合于非急性发作的各期膝骨关节炎患者，尤其适用于功能障碍较轻的患者及关节僵硬患者，但要注意缓慢柔和；被动运动则在肌肉瘫痪或肌力很弱时使用，以防止关节僵硬，扩大关节活动范围；抗阻运动可以在他人辅助下进行，也可以在健肢或器械的辅助下进行，适合于膝骨关节炎的各期，尤其是下肢乏力、功能障碍明显的患者，抗阻的程度因患者自身条件而定，在患者膝关节能达到的活动范围内，做的幅度、持续时间尽可能大。

（3）康复锻炼的原则　适度、持续、渐进、科学。

① 适度锻炼。功能锻炼必须保持适量适度，要让膝关节在非负重下或轻度负重下进行功能锻炼，切忌盲目增加膝关节承重，任何引起膝关节疼痛的活动均应避免，以免加重关节损伤。

② 持之以恒。功能锻炼需要长期坚持，应该坚持每天都要进行康复锻炼。

③ 循序渐进。主动锻炼为主，被动锻炼为辅。主动锻炼时通过肌纤维本身收缩和舒张，可以改善血液循环，加强肌肉组织营养，增强肌肉力量，防止肌肉萎缩；被动锻炼时通过扩大关节活动范围，可以防止关节僵硬，主要在肌肉瘫痪或肌力很弱时进行。无论主动锻炼还是被动锻炼，都要逐步增加运动量，每天少量多次，每次15～30min，每日3～5次，以刚刚感到劳累为度，再根据自身情况增加锻炼项目和运动量。

④ 科学规范。要在专业医师或康复师的指导下进行康复锻炼，掌握动作要领后坚持自主锻炼。

（4）康复锻炼的具体方法（参见图谱，右侧为患腿，左侧为健腿）

① 主动运动。

a.仰卧位，健腿屈膝，患腿伸直，缓慢将患腿屈膝靠近臀部。

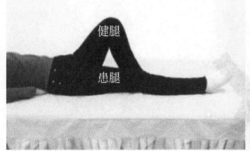
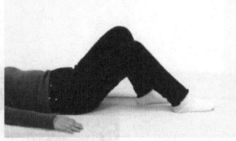

b.仰卧位，缓慢将患腿伸直（若患者膝部疼痛可膝下垫枕）。

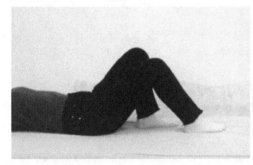
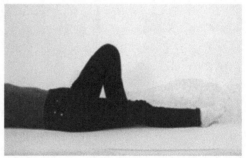

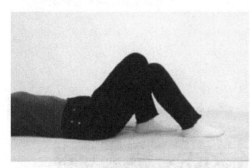
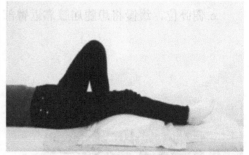

c.仰卧位，健腿屈膝，患腿伸直，患腿伸膝抬至与健膝等高。

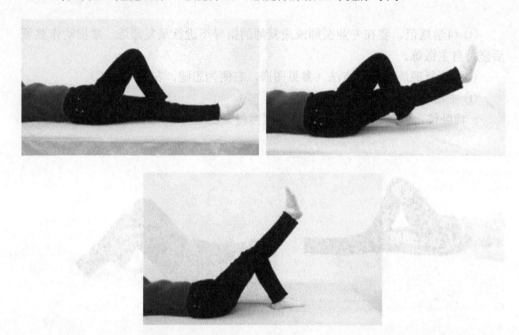

d.俯卧位，双下肢交叉，健侧在上，缓慢、尽力伸直患腿，直至膝部感到紧张。

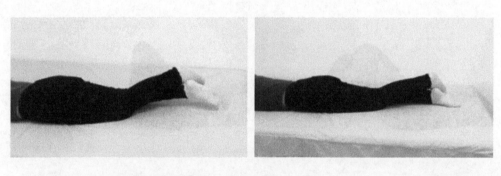

e.俯卧位，缓慢将患腿屈膝靠近臀部。

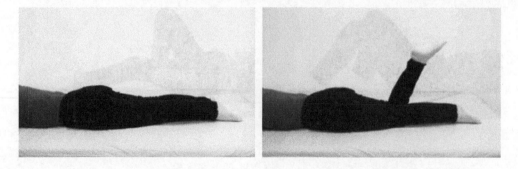

f.俯卧位，双腿伸直，患腿尽力抬高，注意保持膝关节伸展。

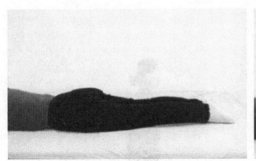 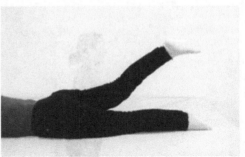

g.健侧卧位，健侧膝关节略屈曲，尽量向上抬高患腿，注意身体保持侧卧位。

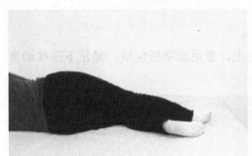 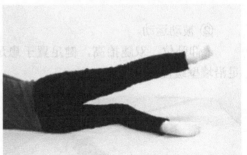

h.端坐位，双膝屈曲，缓慢将患腿伸直。

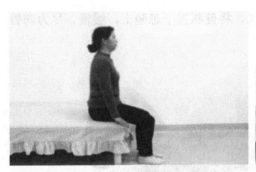 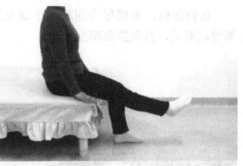

i.倚墙站立，双足分开等肩宽，沿墙缓慢下蹲，直至膝关节位置超过足尖，之后回到开始姿势。

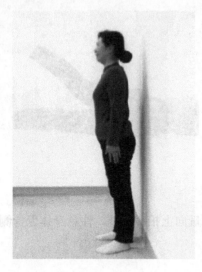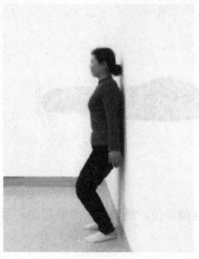

② 被动运动。

a.仰卧位，双腿抬高，健足置于患足上，患足脚掌抵住墙，健足下压推动患足沿墙壁缓慢向下滑动。

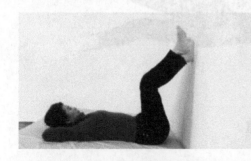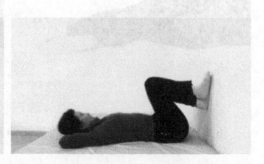

b.仰卧位，患腿尽力屈膝，小腿交叉，将健腿置于患腿上，缓慢、尽力向臀部滑动双足，直至膝部感到紧张。

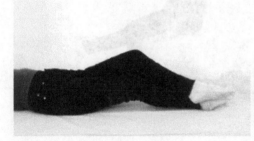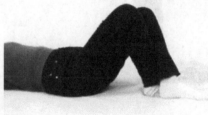

　　c.仰卧位，屈膝屈髋90°，脚掌抵住墙，小腿交叉，患侧在上，缓慢、尽力向下滑动健足，使患膝屈曲。

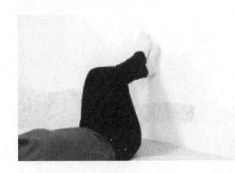
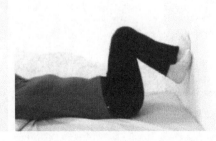

　　③ 抗阻运动。

　　a.仰卧位，健腿伸直，患侧膝下放1个枕头，将膝关节处向下压，力量逐渐加大，再逐渐减小。

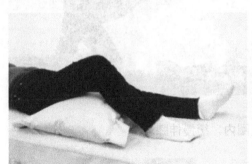
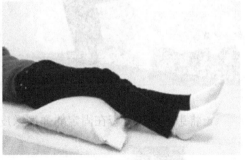

　　b.俯卧位，双膝屈曲，小腿交叉，健侧小腿在上，缓慢、尽力使双足向臀部靠近，直至膝部感到紧张。

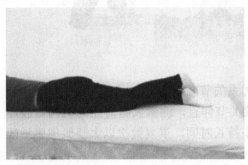
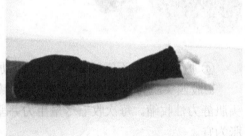

c.俯卧位，将一沙袋系于患侧踝部，缓慢将患腿屈膝靠近臀部。

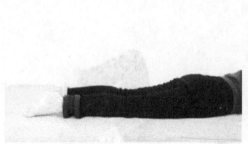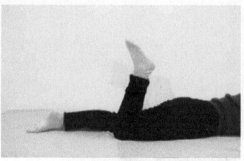

d.将患侧踝关节套在固定的弹性橡皮圈内，缓慢屈膝。

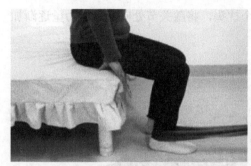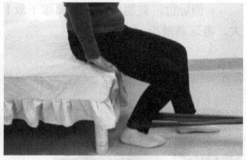

e.将患侧踝关节套在固定的弹性橡皮圈内，缓慢伸膝。

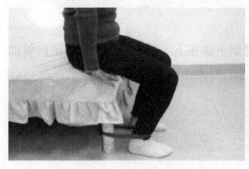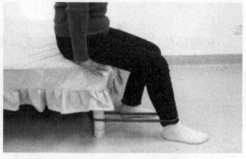

④ 护膝活动。不需膝关节活动，不加重关节磨损。

a.股四头肌力量训练：仰卧位，将膝关节伸直，绷紧大腿前面的肌肉做股四头肌静力性收缩。每次收缩尽量用力并坚持长时间，重复数次以大腿肌肉感觉酸胀为宜。

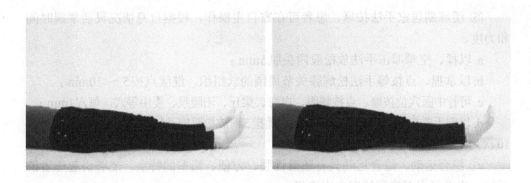

　　b.直抬腿练习：仰卧位，伸直下肢并抬离床约30°，坚持10s后缓慢放下，休息片刻再重复训练，10 ～ 20次为一组，训练至肌肉有酸胀感为止。

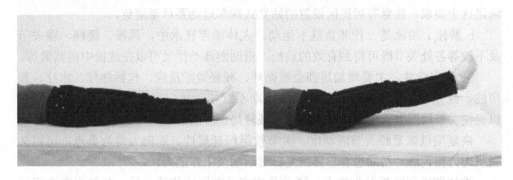

　　c.空骑自行车：仰卧位，患者做空骑自行车式运动。

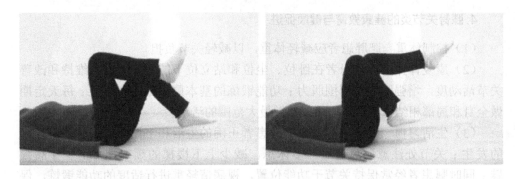

　　康复锻炼要求有时间和量的保证，每种功能训练动作在训练时应保持数秒后再放松，交替或重复3 ～ 5次，15 ～ 30min/次，3 ～ 5次/天为宜，也可以按照患者具体情况灵活安排。功能锻炼前后最好配合中药熏蒸、磁疗、中频脉冲等理疗，可以取得更好的康复效果。规律锻炼7天后测量膝关节屈曲角度值及疼痛指数并记录，也可按医嘱进行。另外，日常工作生活中每小时应伸展膝关节1次，注意不要将膝关节的一个姿势保持超过30min。

⑤ 缓解期居家手法按摩。患者可在家自主操作，根据自身情况灵活掌握时间和力度。

a. 以揉、空拳叩击手法放松股四头肌5min；

b. 以拿捏、点按等手法松解膝关节周围的软组织，继续点按5～10min；

c. 可行中医穴位按摩。点按膝眼、血海、梁丘、阳陵泉、委中等穴，每穴1min；

d. 以双手掌自大腿中部至小腿中上部揉搓5遍放松肌肉及韧带。手法按摩3次/周，10次为1个疗程。

⑥ 综合运动。综合运动具有随意性强、方便、简单的特点，能够引起患者的兴趣，患者可根据实际情况自由选择。

a. 坐式骑车：膝关节的功能锻炼强调非负重下的关节活动，既要让膝关节保持感觉运动状态，又尽量不要使膝关节软骨受压，坐式自行车踩车运动能较好地满足这个要求。注意有居民区设置的站立式踩车运动要尽量避免。

b. 游泳：游泳是一种非负重下运动。人体漂浮在水中，颈椎、腰椎、膝关节及下肢等各处关节既可得到有效的放松，借助游泳动作又可以在放松中得到锻炼。

⑦ 物理疗法。主要增加局部血液循环、减轻炎症反应，包括热疗、水疗、超声波、红光、蜡疗等方法。关节炎急性期不宜使用热疗的方法，可以应用冷敷，以促使关节周围血管收缩，减少渗出，减轻局部肿胀。

恢复期以恢复膝关节活动度、关节软组织延展性、肌肉力量为重点，可以加强肌肉力量训练，帮助患者早日恢复日常活动及工作能力。

维持期以预防复发为重点。膝关节酸痛及肿胀症状消失后，督促患者选择适宜项目进行运动锻炼，以加快促进体能恢复，提高健康水平。

4. 膝骨关节炎的健康教育与健康促进

（1）控制体重　肥胖患者应减轻体重，以减轻关节负担。

（2）康复体操　教会患者在卧位、坐位和站立位下的康复体操，维持和改善关节活动度，增强膝关节周围肌力；功能锻炼的基本原则是循序渐进；每天定期做全身和局部相结合活动，切忌突然做最大范围的活动。

（3）生活习惯　日常生活中，培养患者正确的生活和工作姿势，以减轻畸形的发生；关节处注意防风保暖，多休息，减少上下楼梯的频率，女士少穿高跟鞋；同时嘱患者经常保持关节于功能位置，视病情轻重进行适度的功能锻炼，保持各关节的生理活动度；避免长时间负重体力劳动。

5. 急性膝关节疼痛应急处理

急性膝关节疼痛发作在社区及家中，可先做一些力所能及的应急处理。在急性期时，膝关节肿胀、疼痛症状明显，主要以降低炎症、肿胀为主，建议初期以冰敷为主，如确定有大量关节腔积液时，需由医生以侵入性方式抽取关节积液，减少关节积液。急性期避免等张肌力康复训练，可以做股四头肌等长训练（见前面的功能训练图片）。症状改善不明显或严重时应及时找专科医生处理。

6.家庭照护者的培训

鼓励家属参与此类的社区健康教育讲座和健康促进活动，培训有能力的家属或家庭照护者共同承担患者健康指导的职责，强化家属在患者家庭健康管理中的责任意识，提高家属或家庭照护者维护患者身心健康的能力。

结合膝骨关节炎危险因素的干预方法，向家属讲解膝骨关节炎防治知识、合理膳食、体重控制、规范用药、情绪疏导、家庭康复训练、疼痛缓解等知识与管理方法，帮助家庭照护者了解膝骨关节炎相关知识，掌握相关技能，在患者居家康复过程中，督促协助患者坚持每日按时完成康复锻炼任务，指导患者按正确方法进行康复锻炼，确保康复效果和质量。

患者的康复是长期的，甚至是终身的，因此家庭照护者的培养要循序渐进，每次培训的内容不宜多，以2～3个知识点或一项康复锻炼技能的熟练掌握为目的，操作技能的掌握要通过要领讲解、动作示范来反复巩固强化。

7.正确使用辅助行走工具

正确使用腋下拐或手杖，可以避免产生臂丛神经受损，最大限度地支持保护患肢，尽早恢复正常步态。拐杖的把手不能顶住腋窝，不能以腋窝发力，必须用手出力，否则会伤及臂丛神经。

拐杖的长度：从腋窝下2指宽至脚下，拐顶距离腋窝5～10cm；手杖的长度可参考采用公式：手杖长度＝0.72×身高。单拐用在患腿的对侧，即健腿的那侧。

（1）行走时使用拐杖的方法

① 四点法：左拐扙→右脚→右拐杖→左脚较安全稳定。

② 三点法：患肢稍可或完全无法负重时，两边拐杖跟患肢一同向前；健肢再向前。

③ 二点法：左拐杖与右脚一致；右拐杖与左脚一致。

④ 摆摆法：快速通过时使用，两边拐杖同时前进，双腿再一起摆荡向前。

（2）站立、坐下使用拐杖的方法

① 站立：拐杖置患侧，用另一手支持扶手撑起。

② 坐下：与站立方法相反。

（3）协步椅的使用　正确使用协步椅的目的是使下肢手术及无力的患者能以手臂力量部分或完全承载身体的重量，最大限度地支持保护患肢，尽早恢复正常步态。

协步椅的使用方法及注意事项：紧握把手时，手肘关节弯曲呈30°。协步椅可在平地使用，上下楼梯则不合适。

（四）膝骨关节炎患者的社区随访和评价

1. 膝骨关节炎患者分级管理及社区随访管理

膝骨关节炎患者分级管理及社区随访要求见表15-2。

膝骨关节炎社区随访流程图15-2。

表15-2　膝骨关节炎患者分级管理及社区随访要求

项目	一级管理	二级管理	三级管理
管理范围	低危患者	中危患者	高危患者，极高危患者
管理对象	初次就诊且症状轻的患者	非药物治疗无效者或有早期临床症状、无影像学表现者	有严重临床症状且有影像学表现者或者有严重临床表现且合并疾病：肥胖、营养不良、糖尿病的患者
建立档案	立即	立即	立即
随访频率	每年一次	每半年一次	每季度一次
X线检查	1～2年	每年	每半年
管理策略	生活方式管理	生活方式管理，需求管理，疾病管理	生活方式管理，需求管理，疾病管理，残疾管理
非药物干预	个性化健康教育处方（自我行为疗法、减肥、有氧锻炼），积极的健康干预（饮食起居、食疗药膳、运动锻炼、情志调摄）	在一级管理的基础上，强化教育和医疗咨询，物理治疗（热疗、水疗、超声波、针灸、按摩等），运动疗法（功能训练、肌力训练）	在二级管理的基础上，行动支持（手杖、拐杖、助行器），改变负重力度（矫形支具、矫形鞋），积极治疗合并疾病
药物干预		观察或者根据关节疼痛状况选择局部药物治疗、全身镇痛药物或关节腔注射等，关注潜在内科疾病风险，保证用药安全性	立即开始规范化的药物治疗
外科治疗			必要时
转诊	建议接受基层卫生机构的医疗服务	病情严重，非药物治疗无效时，建议转向专科医院	建议直接在专科医院住院治疗
管理目标	减轻疼痛、改善功能，使患者能够很好地认识疾病的性质和预后	减轻或消除疼痛，矫正畸形，改善或恢复关节功能，改善生活质量	膝骨关节炎外科治疗的目的：① 进一步协助诊断；② 减轻或消除疼痛；③ 防止或矫正畸形；④ 防止关节破坏进一步加重；⑤ 改善关节功能；⑥ 综合治疗的一部分

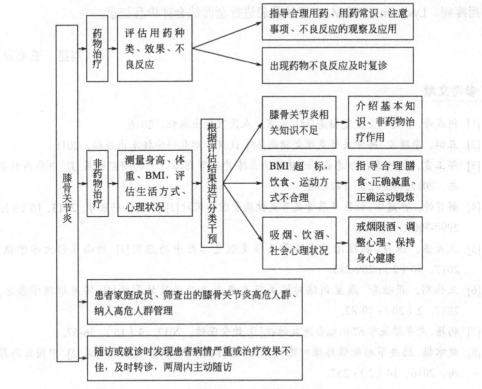

图15-2 膝骨关节炎社区随访流程

2.效果评价

效果评价是实施管理一段时间后管理者为了解管理方案是否可行，是否需要修正，管理是否有效以及效果是否符合期待的一种评价方式。效果评价可分为过程评价及阶段评价两种形式。

（1）过程评价 针对患者的短期目标完成情况进行的评价。过程评价主要包括经过上一次、上一个月或上一季度综合干预管理指导后，患者所获得的知识、技能掌握情况、不良生活方式改变情况、居家自身康复锻炼完成情况、患者功能改善情况、居家锻炼过程中遇到的问题等诸方面的了解以及相关的物理测量与辅助检查结果来进行综合评估的中期评价。

评价项目有膝骨关节炎相关知识、生活方式、康复锻炼作业完成情况，可以通过问诊获得且记录。

（2）阶段评价 针对患者的中长期康复管理目标完成情况进行的总体评价。阶段评价主要包括年度评价，3～5年内的评价。对照患者首次评估逐项进行，是对患者全身心健康状况的全面评价与了解。

评价项目有患者的BMI、生活方式（饮食、运动、行为习惯）、心理状态，采用疼痛、Lysholm、WOMAC评估量表进行全面综合评价且记录。

（刘昆 王凌云）

参考文献

[1] 何成奇.骨关节炎康复指南[M].北京：人民卫生出版社，2016.

[2] 丑钢，李曙波.膝骨关节炎康复指南[M].武汉：湖北科学技术出版社，2011.

[3] 邵玉霞，梅轶芳，张志毅.运动疗法在膝骨关节炎治疗中的研究进展[J].中华内科杂志，2017，56（2）：147-148.

[4] 解月娇，卢建华.社区开展骨关节炎健康管理的探讨[J].中国全科医学，2013，16（9）：2998-3001.

[5] 王关杰，张磊.物理治疗在膝骨关节炎康复治疗中的应用[J].西南医科大学学报，2017，40（2）：209-213.

[6] 王伟刚，翟独秀.康复训练对膝关节炎患者康复效果的影响[J].实用护理学杂志，2017，2（20）：79-82.

[7] 杨杨.老年膝关节62例综合康复治疗[J].饮食保健，2017，4（16）：56-57.

[8] 赵咏梅.膝关节功能锻炼操对膝关节炎功能恢复的社区康复护理效果[J].中国医药指南，2016，14（2）：257.

[9] 常小娜.膝关节功能锻炼操对膝关节炎功能恢复的社区康复护理效果[J].中国保健营养，2015，166（02）：166-167.

[10] 张小芳，万伟.膝关节功能锻炼操对膝关节炎功能恢复的社区康复护理效果[J].世界临床学，2016，10（23）：185.

[11] 杨江.膝关节功能锻炼操对膝关节炎功能恢复的社区康复护理效果[J].临床护理，2017，15（17）：230.

[12] 马慧，罗娟，马爱玲.膝关节功能锻炼操对膝关节炎功能恢复的社区康复护理效果[J].双足保健，2017，17（175）：151-153.

[13] 刘康妍，凌龙，胡海澜.骨关节炎的治疗原则和康复管理趋向[J].中华关节外科杂志（电子版），2017，11（5）：552-554.

[14] 马晶，鄂晓强.康复护理干预在膝关节炎患者行膝关节功能锻炼期间的应用[J].中国医药导报，2016，13（30）：150-157.

[15] Hussain S M，Neilly D W，Baliga S，et al. Knee osteoarthritis：a review of management options[J]. Scott Med J，2016，61（1）：7-16.

安宁疗护

第一节　安宁疗护的概念

 安宁疗护（临终关怀）的概念

世界卫生组织（WHO）指出，临终关怀指的是一种照护方法，通过运用早期确认、准确评估和完善治疗身体病痛及心理和精神疾患来干预并缓解患者痛苦，并以此提高罹患威胁生命疾病的患者及其家属的生活质量。在现代，临终关怀是指社会人士（医生、护士、社会工作者、志愿者以及政府和慈善团体人士）帮助那些失去治疗价值的临终患者控制疼痛，并提供身、心、社、灵全面照顾与支持，同时帮助家属接受现实和给予心理慰藉和哀伤辅导。深层含义，临终关怀是为生存时间有限（6个月或更少）的患者有组织地提供一套完整的医护照顾方案，帮助临终患者安详无痛苦、有尊严地度过生命的最后时刻。临终关怀在于让临终者舒适地、无遗憾地走到生命的终点，同时为临终者的亲属提供社会的、心理的和精神上的支持，帮助他们用科学、健康的观念和态度，认识和处理面临的现实，送走亲人，做好善后。其目的既不是治疗疾病或延长生命，也不加速死亡，而是改善患者的生活质量。简言之，临终关怀不以延长生命为目的，而是以减轻身心痛苦为宗旨。临终关怀是一门新兴的边缘学科，涉及医学、心理学、社会学、护理学和伦理学等众多的学科。

安宁疗护（临终关怀）的发展

临终关怀一词由英文的"hospice care"转译而来，原意为"收容院""救济院""安息所""驿站"等，是指在欧洲中世纪时一些向贫困的老人、孤儿、旅行者、流浪汉提供住所和食物的修道院和寺庙，多属于宗教团体，帮助的对象广泛，对临终患者进行精心照顾，为死者祈祷并将其安葬。1967年，西塞莉·桑德斯博士在伦敦创办了第一家专门收治临终患者的现代临终关怀护理院——著名的圣克里斯托弗临终关怀院，这家临终关怀院成为世界临终关怀服务的典范，英国称这种护理为"终末期护理"；自20世纪70年代起，美国、加拿大、日本、澳大利亚、法国、荷兰、挪威、以色列以及南非等许多国家都相继开展了临终关怀的工作，美国称之为"安息护理"，加拿大称之为"姑息护理"；我国率先开展临终关怀工作的是香港、台湾地区。我国临终关怀的发端，源于理论的引进。1988年7月，天津医学院临终关怀研究中心成立；1988年10月，上海南汇县老年护理院成为我国第一家机构型临终关怀医院；1990年，北京松堂关怀医院正式接待了患者；1992年7月，北京朝阳门医院临终关怀病区成立；1997年，上海闸北区临汾路街道社区卫生服务中心成立了国内第一个临终关怀科，开始了社区临终关怀照护的实践研究；2006年，中国生命关怀协会成立；2010年5月，北京老年医院设立临终关怀病区；2010年10月，北京市德胜社区卫生服务中心设立临终关怀科，至此临终关怀事业在国内不同城市与地区发展得稍有起色。近两年在中国生前预嘱推广协会的推动下，北京协和医院、中国人民解放军总医院、北京大学肿瘤医院专家学者的参与，使临终关怀的理念得到了一定程度的宣传推广。

由于更多的肿瘤科医师、老年科医师、内科医师、疼痛科医师及其他各科医师的积极参与、研究，也有了"缓和医学、缓和医疗、舒缓治疗、姑息治疗、完整性症状治疗以及缓和照顾、姑息照顾、支持照顾、延续性照顾"等相关字眼。虽然名词不同，服务的侧重点也各有不同，但服务的目标、宗旨以及理念均是相通的，也有协同补充的作用。本章统称为"安宁疗护"。安宁疗护不是等死，不是放弃患者的希望，而是放弃没有意义的治疗。

安宁疗护（临终关怀）的相关理念

（一）服务理念

1.以照料为中心

对临终患者来讲，治愈希望已变得十分渺茫，而最需要的是身体舒适、控制疼痛、生活护理和心理支持，因此，目标以由治疗为主转为对症处理和护理照顾为主。

2.维护人的尊严

患者尽管处于临终阶段，但个人尊严不应该因生命活力降低而递减，个人权利也不可因身体衰竭而被剥夺。只要患者未进入昏迷阶段，仍具有思想和感情，医护人员就应维护和支持其个人权利，如保留个人隐私和自己的生活方式，参与医疗护理方案的制订等。

3.提高临终生活质量

有些人片面地认为临终就是等待死亡，生活已没有价值。安宁疗护的观点认为，临终也是生活状态，是一种特殊类型的生活状态，所以正确认识和尊重患者最后的生活价值，提高其生活质量是对临终患者最有效的服务。

4.共同面对死亡

有生便有死，死亡和出生一样是客观的自然规律，是不可违背的，是每个人都要经历的事实，正是死亡才使生命显得有意义。医务人员应该和临终患者共同面对死亡，将他们的经历视为自己的体验，站在他们的角度考虑问题，这样临终患者将不会感到孤独无助、恐惧痛苦，而会保持一种平静的心理状态，以现实的态度面对死亡，以主动的心情追求最后的生活质量。

（二）服务宗旨

1.生理学角度

① 症状控制（管理排泄，皮肤护理，缓解呼吸困难，促进休息与睡眠）。
② 疼痛控制。
③ 维持患者基本生理需要。

2.心理学角度

① 帮助患者减轻死亡恐惧与不安，平和心态，坦然面对即将到来的死亡，无

遗憾、无痛苦地度过临终阶段。

② 了解患者的心理需求，鼓励患者说出内心痛苦和忧虑，适当给予解决。

③ 运用科学方法，做好心理护理。

④ 支持和鼓励亲属与临终患者沟通交流，参与患者的心理疏导，使患者处于良好的心理状态。

⑤ 给予家属心理慰藉，做好家属的心理支持照顾也是重要内容。

3.伦理学角度

① 尊重患者生命，维护人格和尊严及权益，帮助临终患者正确理解与认识生命，在尊重、平静中度过人生的最后阶段。

② 尊重患者权益和生命价值，患者权益包括知情同意权、获得医疗信息权、享有保密权、享有隐私权和受到尊重的权利等。尊重患者生命价值体现在患者活着就有价值，应该尽力做好照顾。

③ 临终也是一种生活状态，指导临终患者认识到生命弥留之际的生存意义与价值，为其提供人道主义支持和伦理道德上的服务。

④ 不提供安乐死服务。

4.社会学角度

① 关怀与照顾家属，认识并理解家属的悲痛心理过程，提供心理慰藉，帮助家属顺利度过哀伤期。

② 通过有效的交流方式，让家属适时宣泄心中悲伤并给予适当安抚，理解、同情家属并与之建立情感联系。

③ 尽力满足家属提出的对患者治疗、护理、生活方面的合理要求。

④ 教育和指导家属参与到临终患者的照顾中，共同为患者服务。

患者进入生命末期，各种医疗手段均不能达到预期效果，以治愈为目的的治疗已转变为以对症为目的的全面照顾和缓和支持治疗。医学能做的只有通过科学止痛，减轻患者痛苦，缓解各种躯体不适，满足身、心、社、灵全方位的四全"全人、全家、全程、全队"服务需求，提高患者及家属的生活质量，充分体现尊重与关爱，这就是安宁疗护的服务宗旨。

（三）服务目标

1. 内心冲突的消除

2. 人际关系的复合

3. 特殊心愿的满足

4. 未尽事宜的安排

5. 亲朋好友的道别

社区安宁疗护（临终关怀）服务

（一）基本原则

1.人道主义原则

充分尊重临终患者权益和维护其尊严。

2.整体服务原则

竭尽专业能力给予关注、同情，让患者可以信赖。对患者的躯体、心理、灵性和社会提供支持。

3.生命质量原则

解除、减轻和预防临终患者生理、心理和灵性痛苦。只要情况允许，尽量使临终患者生活照常，保持连续性。

4.充分动员原则

充分动员社区潜力资源，利用社区有效资源照顾临终患者及其家属。

5.持续照顾原则

对晚期终末期患者照顾到临终、濒死状态和临终死亡期，同时帮助家属度过哀伤期。

（二）服务对象

1.处于生命末期的患者或老人

主要包括晚期肿瘤患者和一些存在疾病进展、器官衰竭而没有有效治疗手段的非肿瘤患者，后者如肺心病晚期、心力衰竭、脑血管病并发感染、尿毒症晚期和糖尿病晚期等患者。此外，高龄老人在生命弥留之际也可以接受安宁疗护服务。

2.临终患者的家属及其至亲好友

临终患者的家属及其至亲好友，由医护人员、社工和志愿者为他们提供心理辅导和精神支持。

（三）准入标准

① 医学确诊患者处于癌症晚期或其他疾病的终末期；
② 经综合评估，判定患者存活时间在6个月左右；

③ 有服务需求，自愿接受临终照护，并签署放弃有创抢救协议者。

（四）服务特点

① 工作人员是跨专业的团队，包括全科医生、社区护士、社会工作者、志愿者等，提供全方位的全面服务；

② 针对临终患者及其家属提供持续性及动态的照护服务；

③ 照护是社区安宁疗护的核心；

④ 坚守伦理道德，照顾不分年龄、性别、社会地位、民族、籍贯、宗教信仰，一律公平对待；

⑤ 涉及临终患者及家属生理、心理、社会、灵性4个层面的照护。

（五）服务地点

1.居家安宁疗护

居家安宁疗护是指社区医护人员、社会志愿者等组成的团队为居住在家的临终患者及其家属提供的缓和性支持照顾。中国受传统习惯、经济水平的影响，愿意接受居家安宁疗护照顾的患者较多，占据安宁疗护的主流地位。对临终患者来说，在生命最后时刻能感受到家人关心和体贴，在亲人的陪伴和关注下离开人世；对家属来说，能尽到最后一份孝心，做到生死两相安。居家安宁疗护是实现安宁疗护服务理念的理想形式。

2.机构安宁疗护

社区医护人员、社会志愿者等组成的团队，可以在社区卫生服务机构，也可以在社区敬老院、护理院、安宁疗护院或医院安宁疗护病房等为有安宁疗护需求的患者提供安宁疗护服务，特别是有国家医养结合政策支持后，将更有利于社区安宁疗护的发展。

（六）服务原则

① 安宁疗护服务对象为所有的临终患者，不分年龄、性别、民族和地位；

② 服务于患者终末生命全过程以及对家属进行哀伤辅导；

③ 重视临终患者与环境的平衡；

④ 对患者提供身体、心理、精神和灵性的全面关怀照顾。

（七）服务流程

1. 社区安宁疗护门诊接待患者流程

患者初次来社区安宁疗护科

医护人员详细阅读患者提供的病历资料
通过询问病史并征求照顾意见

确定为居家服务对象 建立门诊管理病例档案	确定为机构服务对象 转至安宁疗护病房

医生进行体格检查、病情评估 护士进行疼痛评估和全面综合评估	进行住院安宁疗护照顾 建病历，及时观察、处理并记录

门诊止痛治疗和症状控制处理 生理、心理、社会和灵性关怀指导	疼痛管理、不适症状控制 身、心、社、灵全方位照顾

定期门诊随访、电话随访 后期居家或机构关怀照顾	直至离世或好 转居家管理

2. 社区安宁疗护门诊接待家属流程

家属来社区安宁疗护门诊 / 电话咨询

医护人员详细阅读家属提供的患者病历资料
通过询问病史并征求照顾意见

确定为居家服务对象 预约上门探望时间	确定为机构服务对象 推荐至安宁疗护病房咨询

医生进行体格检查、病情评估 护士进行疼痛评估、家庭环境、全面综合评估	收住院进行安宁疗护照顾 建病历，及时观察、处理并记录

提供家属门诊代开止痛药和症状控制服务 为家属提供患者照顾技能指导及心理支持	疼痛管理、不适症状控制 身、心、社、灵全方位照顾

定期居家访视、电话随访 后期有意愿转至机构进行关怀照顾	直至离世 或好转居家管理

3.社区安宁疗护病房接诊家属流程

家属来社区安宁疗护病房 / 电话咨询

医护人员详细阅读家属提供的患者病历资料
通过询问病史并征求照顾意见

确定为居家服务对象 　　　　　　　　确定为机构服务对象
转至安宁疗护门诊接受居家照顾 　　　收住院安排入院时间

医生入户对患者进行体格检查、病情评估 　　收住院进行安宁疗护照顾
护士进行疼痛评估和全面综合评估 　　　　　建病历，及时观察、处理并记录

提供家属门诊代开止痛药和其他症状控制服务 　　疼痛管理、不适症状控制
为家属提供患者照顾技能指导及心理支持与帮助 　　身、心、社、灵全位照顾

定期居家访视、电话随访 　　　　　　　　直至离世
后期有意愿转至机构进行关怀照顾 　　　　或好转居家管理

患者需求是确立安宁疗护伦理原则的现实依据。满足临终患者全方位需求，提供全面的舒适照顾，可使临终患者从生理、心理、社会、灵性上达到最愉快的状态或降低其不愉快的程度。

第二节　安宁疗护的症状控制技术

 疼痛控制技术

1.疼痛定义

国际疼痛研究学会（IASP）"疼痛术语分类委员会"为疼痛所下的定义是："疼痛是与实际的或潜在的组织损伤有关的一种不良的心理感受和情感体验。"既

强调了疼痛的生理学基础与机体损伤，又强调了更复杂的心理痛苦，因此，疼痛具有"主观性"。重度或剧烈疼痛时伴面色苍白、出汗、呕吐、精神紧张、脉搏加快等，甚至休克，称疼痛危象。

疼痛大致被分为两类：伤害感受性疼痛（对疼痛刺激的适当反应）和神经性疼痛（由神经系统损害诱发的不适当反应）。

疼痛是癌症疾病最常见和最被畏惧的症状之一，严重影响临终患者的生活质量，是安宁疗护团队首要关注的问题。

2.疼痛筛查

2002年第十届世界疼痛大会将疼痛列为继体温、脉搏、呼吸、血压之后的第五大生命体征，可疼痛的观察不像其他四项生命体征一样，能通过客观测量获得准确数值，通常是通过询问患者的主观感受获悉有无疼痛存在来进行疼痛筛查。对有疼痛存在的患者，需要进一步使用《全面疼痛筛查评估表》对患者疼痛的部位、性质、强度、持续时间、可能加重或延缓疼痛的原因以及疼痛伴随症状进行综合、全面的评估。

3.疼痛评估

疼痛是患者的一种主观感受，因此疼痛强度评估并没有客观的仪器可供测量，主要依靠患者的主观描述，结合医务人员对病史采集、体格检查及辅助检查等方面资料进行全面收集，对疼痛的来源、程度、性质等要素做出综合判断。医务人员必须学习、了解相关知识，掌握疼痛的评估与记录方法，以保证能够及时、准确地了解患者有无疼痛及疼痛的严重程度，以及影响疼痛发生、加重与缓解的各种因素，为医生治疗疼痛、调整治疗方案提供可靠依据，从而有效控制疼痛，减轻疼痛，提高生活质量。

（1）疼痛评估方法　目前临床常用的方法有以下三种，根据患者的理解和表达能力，选择适宜的疼痛评估方法。

① 数字评分方法（NRS）常用，简单易掌握。

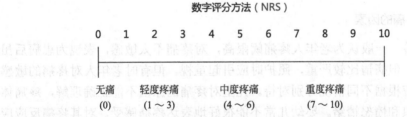

数字评分方法（NRS）

② 面部表情疼痛量表（FPS-R）用于儿童和智力障碍人群。

我感觉良好，不疼 | 我感觉疼痛，但还可以忍受 | 我明显感觉到疼痛，有点受不了 | 我感觉到很疼，饭也吃不下 | 实在太疼了，动一下都疼，晚上疼得根本不能入睡 | 疼得受不了，完全不能忍受，我必须保持一个姿势来减轻痛苦

③ 主诉疼痛程度分级法（VRS）适合医务人员评估疼痛等级。

0级：无疼痛。

Ⅰ级（轻度）：有疼痛但可忍受，可正常生活，睡眠不受干扰。

Ⅱ级（中度）：疼痛明显，不能忍受，要求服用镇痛药物，睡眠受干扰。

Ⅲ级（重度）：疼痛剧烈，不能忍受，需用镇痛药物，睡眠受严重干扰可伴自主神经功能紊乱或被动体位。

（2）评估原则

① 相信患者的主诉。

② 全面评估疼痛：了解疼痛病史、疼痛性质、疼痛程度、疼痛对生活质量的影响、镇痛治疗史、体检及相关检查。

③ 动态评估疼痛：评估疼痛的发作、持续时间、治疗效果及转归。

（3）评估项目内容

① 部位及范围：有无放射性及牵扯性疼痛。

② 性质：提示是否有神经病理性疼痛（由躯体感觉神经系统的损伤或疾病而直接造成的疼痛，属于慢性疼痛，疼痛表现为自发性疼痛、痛觉过敏、异常疼痛和感觉异常等临床特征）。

③ 程度：轻、中、重度。

④ 发作时间及频率：持续性、间断性。

⑤ 伴随症状：对生命体征、睡眠、饮食、活动的影响情况。

⑥ 加重与缓解因素。

⑦ 治疗与效果。

⑧ 情感、认知和社会文化因素。

4.影响疼痛的因素

（1）年龄 一般认为老年人疼痛阈限高，对疼痛不太敏感，表现为患病后虽然主诉不多，但病情比较严重，照护时应引起重视。但有时老年人对疼痛的敏感性会增强，应根据不同情况分别对待。儿童对疼痛的原因不能正确理解，疼痛体验会激起恐惧和愤怒情绪。婴幼儿常不能很好地表达疼痛感受，对其疼痛反应应充分关注。

（2）社会文化 社会文化背景不同的人对疼痛的感受和表达有所不同。在推崇勇敢和忍耐精神的中国文化氛围中，人更善于耐受疼痛。患者的文化教养也会影响其对疼痛的反应和表达方式。

（3）个人的经历 曾反复经受疼痛折磨的人会对疼痛产生恐惧心理，对疼痛的敏感性会增强。

（4）注意力 个体对疼痛的注意程度会影响对疼痛的感觉。当注意力高度集中于某件事时，痛觉可以减轻甚至消失。松弛疗法等就是通过转移患者对疼痛的注意力，达到减轻疼痛的效果。

（5）情绪 情绪可以改变患者对疼痛的感知，积极的情绪可以减轻疼痛，消极的情绪可使疼痛加剧。如恐惧、焦虑、悲伤、失望等消极情绪常使疼痛加剧，而疼痛加剧又会使情绪进一步恶化，形成恶性循环。反之，愉快常可减轻疼痛感受。

（6）个人心理素质 个人的气质、性格可影响对疼痛的感受和表达。性格外向和稳定的人，疼痛阈限较高，耐受性较强；内向和较神经质的人，对疼痛较敏感，易受其他疼痛者的暗示。

5.干预管理

管理目标：①持续有效地缓解疼痛；②避免、减少止痛药物的不良反应；③最大限度减轻疼痛及治疗给患者带来的心理及精神负担；④最大限度提高临终患者的生存质量。

控制方法：常用的疼痛控制方法为药物控制和非药物管理两种方法。

（1）药物控制 1986年WHO开始在全球范围内推广癌症"三阶梯止痛"原则，目的是要患者能获得最佳疗效而发生的不良反应最小。镇痛药物使用基本原则如下。

① 口服给药：首选。减轻对人体的干扰；不易成瘾及产生耐药，无创、简便、安全。

② 按阶梯给药：不同程度的疼痛，应给予相应阶梯的镇痛药。

③ 按时给药：无论给药当时是否存在疼痛，均要有规律地"按时"（如每12h一次）给药，而不是只在疼痛时用药，以取得最好的镇痛效果，避免用药间隙疼痛。其目的在于维持有效血药浓度、提高机体的耐受性、保证疼痛连续缓解。

④ 个体化给药：全面评估患者具体情况，剂量个体化（合适剂量是使疼痛得到满意控制，而又无不可接受的不良反应），遵医嘱从小剂量开始，逐渐增加剂量一直到获得满意的疼痛缓解。

⑤ 注意具体细节：密切监护、观察患者疼痛缓解程度和反应，及时采取必要措施。WHO三阶梯止痛治疗方案见表16-1。

表16-1 疼痛分级和癌症三阶梯止痛治疗方案

疼痛分级	疼痛症状	疼痛程度	镇痛药物
0级（0分）	无痛	——	
1级（1～3分）	有疼痛但不严重，可以忍受，不影响睡眠	轻度疼痛	非阿片类药物，如布洛芬、塞来昔布、对乙酰氨基酚
2级（4～6分）	疼痛明显，不能忍受，影响睡眠，需用镇痛药	中度疼痛	弱阿片类药物，如可卡因、曲马朵
3级（7～10分）	疼痛剧烈，不能忍受，严重影响日常活动，需长时间使用镇痛药	重度疼痛	强阿片类药物，如盐酸吗啡片、硫酸吗啡控释片、盐酸羟考酮控释片、芬太尼透皮贴剂

（2）非药物管理

① 准确评估疼痛：应用疼痛程度评估量表对临终患者的疼痛原因、部位、性质和程度进行评估，根据评估结果进行针对性干预。

② 认真落实镇痛方案：准确评估患者疼痛状况后，协助医生制订并实施镇痛方案。

③ 疼痛管理的效果评估：一般情况下，给予镇痛药治疗0.5～1h后进行用药效果评估，24h后进行全面评估，之后根据患者对疼痛治疗的反应和疼痛缓解程度决定评估频率（见表16-2）。

表16-2 疼痛程度与评估频率

疼痛程度	评估频率	增加评估次数
≤2	1次/周	
3～4	2次/周	出现新的疼痛时；疼痛次数和强度发生变化时；对目前的方案进行调整时
5～6	调整治疗方案后24～72h再评估一次	
≥7	调整治疗方案后12～24h再评估一次	
暴发痛	随时评估	

④ 疼痛控制有效的标准：NRS评分低于3分；24h内疼痛危象（暴发痛）的次数少于3次；24h内因疼痛危象而需要使用解救药物的次数少于3次。

⑤ 减轻疼痛的非药物干预措施：疼痛会加重心理负担，严重的心理问题也可引起或加剧疼痛，良好的心理状态可以提高痛阈，提高对疼痛的耐受性。为了减轻临终患者的疼痛症状，可以利用以下方法对患者进行干预。

a. 为患者提供安静、舒适的休养环境，减少环境中的嘈杂因素对患者情绪的干扰，舒缓不良情绪，减轻疼痛；协助患者采取舒适体位，避免受压、受限所致的身体不适或疼痛；定时翻身，减轻某一固定姿势所导致的身体疲乏不适，减轻疼痛感觉。

b.运用转移注意力来减轻疼痛，是指将注意力从一个角度转移到另一个角度的方法。在患者受到疼痛或躯体不适折磨时，这时患者的注意力主要集中在疼痛上，而且越想越痛，甚至不能忍受。如果这时有朋友、同事、亲人来看望，或者让患者参加一次活动，或者看电视、看报纸、下棋等，患者将注意力转移到别处，疼痛体验将明显减少，痛感减轻。可以指导家属利用转移注意力的方法将患者的不良情绪、不舒适的感觉转移到外界，调节个体感觉。

c.指导患者进行意想。意想是指将思想从一种境界嫁接入另一种境界的方法。在患者疼痛时，心里一直想着疼痛，如果将一部欢快的节目呈现在患者眼前，痛苦的表情将会从患者脸上消失，用这种理论可以指导患者和家属学会用快乐、有趣的事、美好的回忆、孩子的笑脸等来调节情绪，减轻压力。

d.运用冥想。引导患者进入一种幻想，如飞翔、游泳、太空漫步等状态，达到增强幻想和放松的目的。如指导患者增强想象力，想象自己在太空游泳，在蓝天翱翔，让身体达到极度放松的状态，从而减轻焦虑情绪，增强镇痛治疗的效果。

e.创造幽默。幽默是一种治疗手段，它能为患者创造一种有利于治疗的气氛。如大笑后能使肌张力减退，达到放松效果，从而减轻疼痛。可以指导家属及周围的人在关心支持患者的同时，不妨来点小幽默，调节气氛，放松心情，减轻心理压力。

f.运用治疗性接触技术。利用肢体接触，达到某种治疗目的的一种方法。如护士在护理患者时，有意识地握住患者的手，轻轻抚摸患者的疼痛部位，对患者进行肢体按摩等，可以使患者感到亲切，并可传达一种关怀和安慰。对于疼痛患者，能增强对疼痛的耐受力，减轻不良情绪。

g.音乐治疗。音乐能调节人的情绪，稳定心态。如情绪激动的人听舒缓的音乐能使呼吸逐渐变慢，心跳逐渐平稳，最后达到全身放松的状态。因此指导患者倾听音乐，特别是轻音乐，有利于缓解焦虑、恐惧情绪，同时起到转移注意力的目的。

h.树立希望。希望能使人产生一种力量，希望是一种具有科学性和艺术性双重含义的治疗方法。医护人员在与患者接触过程中，通过改善医患关系，增强信任感，鼓励患者对治疗产生希望，树立信心，积极配合治疗及护理，能收到良效。

⑥ 疼痛管理的目标：晚期患者疼痛程度应维持在0～3分（无痛或轻度疼痛）为满意。若能达到无痛是最理想的效果。

 恶心、呕吐控制技术

慢性恶心是晚期肿瘤患者常见的不适反应，大部分患者会产生此种症状。患者是否出现恶心、呕吐及其严重程度有较大的个体差异。既往接受化疗等治疗时，恶心、呕吐反应严重者，初用阿片类药物容易产生恶心、呕吐。

1.病情评估

① 评估患者恶心与呕吐发生的时间、频率、原因或诱因，呕吐的特点及呕吐物的颜色、性质、量、气味、伴随症状等。

② 评估患者恶心、呕吐是否伴随有生命体征、神志、营养状况的改变，有无脱水表现、腹部体征。

③ 了解患者呕吐物或细菌培养等检查结果。

④ 注意有无恶心、呕吐所致的水电解质紊乱、酸碱平衡失调。

2.治疗原则

寻找引发恶心、呕吐的病因及诱因，如消化不良、代谢紊乱、中枢神经系统疾病、药物不良反应等，配合医生进行止吐治疗。

3.护理措施

① 出现前驱症状时协助患者取坐位或侧卧位，预防误吸、消化道出血。

② 协助患者漱口，及时清理呕吐物，更换清洁床单，维持患者良好形象与舒适状态。

③ 必要时监测生命体征，了解恶心、呕吐对病情是否造成严重影响。

④ 记录每日出入量、体重及电解质平衡情况等，为医生治疗提供参考。

⑤ 剧烈呕吐时暂禁食，遵医嘱补充水分和电解质。

⑥ 安抚患者，缓解患者的紧张情绪。

4.注意事项

① 适度言语或非言语安抚，协助清理呕吐物，尽早纠正诱因及使用对症处理药物，预防误吸、消化道出血、心脏事件等。

② 排除其他原因引起的恶心、呕吐，如放化疗（放疗、化疗药的不良反应）、脑转移（脑水肿、颅内压增高）等。

 便秘控制技术

便秘是阿片类药物常见的不良反应，大多数患者需使用缓泻药预防便秘。值得重视的是，患者不会因长期用药而对阿片类药物的便秘产生耐受，因此，便秘不仅出现在使用阿片类药物的初期，而且还会持续存在于阿片类药物镇痛治疗的全过程。便秘常见原因：① 麻醉止痛药；② 营养不良；③ 水分摄入不足或脱水；④ 低血钾或高血钙；⑤ 活动量不足或长期卧床；⑥ 肠道受到肿瘤压迫或神经丛受到浸润。

1.病情评估

① 记录以往的排便习惯，目前排便频率及大便的通畅程度。
② 评估排便频率、大便性状及腹部疼痛的严重程度。
③ 评估液体和食物摄入情况。
④ 记录最近药物使用变化和缓泻药使用情况。

2.治疗原则（预防为主，及时处理便秘症状）

① 预防性使用缓泻药：如麻仁、乳果糖口服液、聚乙二醇4000散。
② 严重便秘遵医嘱可用强效泻药：如硫酸镁、山梨醇、番泻叶，必要时灌肠。
③ 必要时减少阿片类药物剂量，合用其他止痛药。

3.护理要点

① 每天记录排便情况，为治疗提供参考。
② 清晨空腹饮开水一杯，激发便意。
③ 保持足够液体摄入，多进食富含纤维素的蔬菜、水果。
④ 反复进行鼓腹和收腹运动，促进肠蠕动。
⑤ 顺时针、有规律地按摩腹部，促进肠蠕动。
⑥ 必要时人工辅助排便。

4.注意事项

对患者、照护者进行饮食及促进肠蠕动的指导，服用泻药及灌肠后保持床单位清洁。

 ## （四）水肿干预技术

临终患者出现水肿现象比较常见，形成的原因很多：血液循环障碍、营养不良、疾病及并发症。临终患者水肿大致分为两类：全身性水肿，多为脏器功能不全及营养不良所致；局限性水肿，局部循环障碍及局部损伤导致。

1.病情评估

① 评估水肿的部位、范围、程度、发展速度，与饮食、体位及活动的关系，患者的心理状态，伴随症状，治疗情况，既往史及个人史。
② 观察生命体征、体重，有无胸腔积液征、腹水征，患者的营养状况、皮肤血供、张力变化等。

2.治疗原则

① 针对病因及诱因，调整药物及液体摄入量。

② 避免安宁疗护的终末期肾病患者进行肾脏替代治疗及相关操作。

3.护理要点

① 轻度水肿患者限制活动，严重水肿患者取适宜体位卧床休息。

② 监测体重和病情变化，必要时记录每日出入量，为治疗提供参考。

③ 限制钠盐和水分的摄入，根据病情摄入适量蛋白质。

④ 遵医嘱使用利尿药或其他药物，观察药物疗效及不良反应。

⑤ 预防水肿部位出现压疮，保持皮肤完整性，穿着柔软无刺激的衣物。

4.注意事项

① 对患者及照护者进行饮食、活动指导。

② 准确记录出入量。

③ 注意皮肤护理。

 ## 五 腹胀干预技术

腹胀即腹部胀大或胀满不适。腹胀可以是一种主观上的感觉，感到腹部的一部分或全腹部胀满；也可以是一种客观上的检查所见，发现腹部一部分或全腹部膨隆。腹胀是临床上的常见症状，主要表现为腹部不适，有胀满感，出现嗳气、打嗝、排气增多，严重时还会出现腹痛，令人心烦意乱。

1.病情评估

① 评估患者腹胀的程度、持续时间、伴随症状、原因，排便情况、排气情况、治疗情况、心理反应、既往史及个人史。

② 了解患者相关检查结果。

2.治疗原则

① 寻找可能的诱因及可实施的干预措施，如调整肠内营养种类、避免使用可疑药物。

② 必要时调整营养支持方式，予以胃肠减压及灌肠处理。

3.护理要点

① 根据病情协助患者采取舒适体位或行腹部按摩、肛管排气、补充电解质等方法减轻腹胀。

② 遵医嘱给予相应治疗措施。

③ 合理饮食，尽量少吃产气多的食物，如蔬菜中的卷心菜、芹菜、韭菜、菠菜和豆类（大豆、豌豆、豇豆和扁豆等）；多吃顺气食物，如萝卜、茴香、藕、山楂等，适当活动。

④ 做好相应检查（如钡剂灌肠、结肠镜检查等）的准备工作。

4.注意事项

非药物治疗如热敷、针灸、适度按摩，指导患者、家属及照护者观察反馈。

睡眠障碍干预技术

睡眠障碍表现为睡眠量不正常以及睡眠中出现异常行为，也是睡眠和觉醒正常节律性交替紊乱的表现。睡眠障碍可由多种因素引起，常与躯体疾病有关，包括睡眠失调和异态睡眠。睡眠障碍通常分为四大类：睡眠的启动与维持困难（失眠），白天过度睡眠（嗜睡），24h睡眠-觉醒周期紊乱（睡眠-觉醒节律障碍），睡眠中异常活动和行为（睡行症、夜惊、梦魇）。

1.病情评估

① 评估患者性别、年龄、既往睡眠障碍史。

② 评估患者睡眠障碍发生的药物及环境因素。

③ 评估患者有无不良的睡眠习惯及生活方式。

④ 有无谵妄、抑郁或焦虑状态等精神障碍。

2.治疗原则

了解患者睡眠节律，可能的病因及诱因，必要时行睡眠监测，心理治疗，避免使用非处方催眠药物。

3.护理要点

① 改善睡眠环境，减少夜间强光及噪声刺激，尽量避免白天过度睡眠。

② 躯体症状如疼痛、呼吸困难等引发的睡眠障碍应积极控制躯体症状。

③ 采取促进睡眠的措施，如听音乐、按摩双手或足部。

④ 定期进行睡眠障碍防治的健康教育。

4.注意事项

① 注意观察、评估和沟通环节，贯穿治疗整个过程。如睡眠质量、睡眠时间改善，不必强行纠正已有的睡眠规律。

② 警惕意识障碍发生，及早发现。

③ 在使用处方类镇静催眠药物时应告知患者及家属或照护者，注意预防跌倒、低血压等不良反应。

七 呼吸困难干预技术

晚期肿瘤患者常并发呼吸困难，并不局限于肺癌或肺部疾病患者。呼吸困难是一种主观的感觉症状，临床上患者出现气短可能仅有呼吸急促而没有其他呼吸困难的表现。

1.病情评估

① 评估患者病史、发生时间、起病缓急、诱因、伴随症状、活动情况、心理反应和用药情况等。

② 评估患者神志、面容与表情、口唇、指（趾）端皮肤颜色，呼吸的频率、节律、深浅度，体位、外周血氧饱和度、血压、心率、心律等。

2.治疗原则

① 寻找诱因的同时应努力控制症状，无明显低氧血症的终末期患者给氧有助于减轻呼吸困难。

② 呼吸困难最佳的治疗措施为治疗原发疾病，保持气道通畅，保证机体氧气供应。

③ 阿片类药物是使用最为广泛的具有中枢活性的治疗此类呼吸困难的药物。

3.护理要点

① 提供安静、舒适、洁净、温湿度适宜的环境。

② 每日摄入适度的热量，根据营养支持方式做好口腔和穿刺部位护理。

③ 保持呼吸道通畅，痰液不易咳出者采用辅助排痰法，协助患者有效排痰。

④ 根据病情取坐位或半卧位，改善通气，以患者自觉舒适为原则。

⑤ 根据病情的严重程度及患者实际情况进行合理的氧疗。

⑥ 指导患者进行正确、有效的呼吸肌功能训练。

⑦ 指导患者有计划地进行休息和活动。

4.注意事项

① 呼吸困难通常会引发患者及照护者的烦躁、焦虑、紧张的情绪，要注意安抚和鼓励。

② 呼吸困难时口服给药方式可能会加重患者的症状或引起呛咳，应考虑其他

途径的给药方式。

 谵妄干预技术

部分患者临终前会出现谵妄状态，有一部分患者之前也发生过谵妄，后经治疗恢复。

1.病情评估

① 评估患者意识水平、注意力、思维、认知、记忆、精神行为、情感和觉醒规律的改变。

② 评估患者谵妄发生的药物及环境因素。

2.治疗原则

① 寻找病因和诱因并改变可能的危险因素至关重要，如感觉损害、药物等，监测并处理尿潴留、便秘、跌倒外伤等并发症。

② 做好安全防护，使用合理的约束，充分向家属告知病情。

③ 必要时小剂量使用苯二氮䓬类或氟哌啶醇类镇静药物。

3.护理要点

① 保持环境安静，避免刺激。尽可能提供单独的房间，降低说话的声音，降低照明，应用夜视灯，尽量不改变房间摆设，以免引起不必要的注意力转移。

② 安抚患者，对患者的诉说做出反应，帮助患者适应环境，减少恐惧。

4.注意事项

① 在诱因、病因无法去除的情况下，应与家属及照护者沟通谵妄发作的反复性和持续性，争取理解、配合，保护患者避免外伤。

② 约束保护的基础上予以药物干预。

 咳嗽、咳痰干预技术

咳嗽是一种呼吸道常见症状，由气管、支气管黏膜或胸膜受炎症、异物、物理或化学性刺激引起，表现先是声门关闭，呼吸肌收缩，肺内压升高，然后声门张开，肺内空气喷射而出，通常伴随声音。咳嗽具有清除呼吸道异物和分泌物的保护性作用，但如果咳嗽不停，由急性转为慢性，常给患者带来痛苦，如胸闷、咽痒、喘气等。咳嗽可伴随咳痰（痰是气管、支气管的分泌物或肺泡内的渗出物，并不包括口、鼻、咽喉的黏液。借助于支气管黏膜上皮细胞的纤毛运动、支气管平滑肌的收缩及咳嗽时的气流冲动，将呼吸道内的分泌物从口腔排出的动作称为咳痰）。

1.病情评估和观察

① 评估咳嗽的发生时间、诱因、性质、节律、伴随症状等。

② 评估咳痰的难易程度，观察痰液的颜色、性质、量、气味和有无肉眼可见的异物等。

③ 必要时评估生命体征、意识状态、心理状态等，评估有无发绀。

2.治疗原则

① 寻找咳嗽的病因并进行治疗，如激素及支气管扩张剂治疗哮喘，利尿药治疗心力衰竭，抗生素治疗感染，抗胆碱药物治疗唾液过多误吸等。

② 在原发病不能控制的情况下，阿片类药物治疗有效，需告知有呼吸抑制、恶心、呕吐、便秘等不良反应。

③ 对于局部刺激或肿瘤所致的咳嗽患者，可予以雾化治疗。

④ 给予高热量、高蛋白营养支持方式，嘱患者多次少量饮水。

3.护理要点

① 提供整洁、舒适、温湿度适宜的环境，减少不良刺激。

② 保持舒适体位，注意保暖。

③ 促进有效排痰，包括深呼吸和有效咳嗽、湿化和雾化疗法，如无禁忌，可予以胸部叩击、体位引流及机械吸痰等。

④ 记录痰液的颜色、性质、量，正确留取痰标本并送检，为医生治疗提供依据。

⑤ 指导患者掌握正确的咳嗽方法，正确配合雾化吸入，吸入后漱口。

4.注意事项

① 根据具体情况决定治疗方案是以祛痰还是适度镇咳为主，避免因为剧咳引起体力过度消耗影响休息，或出现气胸、咯血等并发症。

② 教育患者及照护者进行呼吸运动训练、拍背、深咳。对于咯血、气胸、心脏病风险较高的患者应谨慎拍背、吸痰。

 厌食/恶病质干预技术

厌食是较长期的食欲减退或消失。厌食主要有两种病理生理因素：一种因局部或全身性疾病影响消化功能，使胃肠平滑肌张力低下，消化液分泌减少、酶的活性降低；另一种是中枢神经系统受内外环境刺激的影响，对消化功能的调节失去平衡。恶病质，亦称恶液质，表现为极度消瘦，皮包骨头，形如骷髅，贫血，无力，完全卧床，生活不能自理，极度痛苦，全身衰竭等。多由癌症和其他严重慢性病引起。恶病质可看作是由全身许多脏器发生障碍所致的一种中毒状态。此症的发生多指机体处于严重的功能失调状态。

1.病情评估和观察

① 评估患者进食、牙齿、口腔黏膜情况。
② 评估患者有无贫血、低蛋白血症、消化及内分泌系统等疾病表现。
③ 评估患者皮肤完整性。
④ 评估有无影响患者进食的药物及环境因素。

2.治疗原则

① 根据具体病情及患者、家属意见选择喂养或营养支持方式，如经口、鼻饲、胃空肠造瘘管饲或静脉营养。
② 可给予改善食欲的药物治疗。
③ 患口腔疾病且可干预的患者可考虑治疗口腔疾病。

3.护理要点

① 每餐提供不同的食物，增加食欲，在进餐时减少任何可能导致情绪紧张的因素。
② 少量多餐，在患者需要时提供食物，将食物放在患者易拿到的位置。
③ 提供患者喜爱的食物，提供一些不需要太过咀嚼的食物。
④ 遵医嘱予以营养支持。

4.注意事项

① 注意照顾患者的情绪，循序渐进。
② 充分与照护者及家属沟通，取得信任和配合。
③ 必要时考虑肠外营养逐步向肠内营养、经口进食过渡。注意食物的搭配与口感。

第三节 安宁疗护的舒适照护

临终患者进入疾病终末期，治疗无效，器官趋于衰竭，出现呼吸困难，胃肠蠕动减弱（恶心、呕吐、食欲减退、腹胀、脱水等），进食困难，甚至无法进食，体重明显下降，精神憔悴，恶病质躯体外貌，嗜睡或意识模糊，认知功能障碍，肌张力丧失，不能进行自主的身体活动，失去自我照顾能力，严重影响患者的舒适感受和生活质量。需要医护人员和家属精心照护，尽可能维持其舒适状态。临终患者能否舒适地度过人生最后的时光，很大程度上取决于基础护理，即生活舒适照护的品质，也就是基础护理的落实程度。基础护理包括舒适休养环境的提供、舒适体位的安置、充足营养的补充、大小便的通畅排出及皮肤清洁卫生的保持等。

 ## 舒适休养环境的提供

舒适的休养环境，整洁的床单元设置等，可减轻患者身体的不适感受，保持良好情绪状态，创造温暖舒适体验，也可减少相关医疗不良事件（交叉感染等）的发生，使患者在舒适的环境中度过剩余时光。

根据患者病情、个人意愿可以安置或选择适宜的房间类型（单人间、双人间或三人间），床间应设有隔帘，以保护患者隐私；结合患者的兴趣、爱好、病种可安排多人病室，有利于患者之间的交流、沟通与相互支持；喜欢安静者，注意集中操作，减少打扰。

尽量提供温暖、舒适、安静、整洁、便于起居的休养环境，有别于普通病房，有家的感觉更好。病室色调以暖色调为主，光线充足，能享受到阳光照射更佳，灯光强弱以可调节为宜。允许患者摆放一些个人喜好的物品，如家庭照片、鲜花等。

保持室内空气清新无异味。定时开窗通风，尽量避免空气对流；有条件的可以安装新风换气系统，防止患者受凉感冒。注重居室环境卫生，地面、桌面、台面及时湿式清扫、擦拭，适时消毒，防止交叉感染。

病房温湿度（温度18～25℃，湿度50%～60%）适宜。夏天有空调，冬天有保暖设施，有加湿、除湿设备，根据患者需求可进行冷暖调控。

保持病床便利、安全；床铺和衣着清洁、干燥、平整、舒适，必要时及时更换、整理；协助患者定时翻身，维持舒适卧位。

安宁疗护病房突出人文关怀理念，常有特殊功能配置，如沐浴室满足站、坐、卧位沐浴的需要；配餐室满足患者少食多餐的进食需求；活动室内有书架，配备各种人生感悟的书籍、健康宣传册，有象棋、跳棋、各种手工折纸；大显示屏，方便定期组织活动，丰富患者生活；谈心室方便医务人员跟患者及家属告知病情，商量照顾方案；关怀告别室便于家属进行临终陪伴与告别；祷告室满足宗教信仰需求。

有条件者配备电视、立体声音乐环绕系统，提供无线上网条件，定期安排组织志愿者活动，鼓励家属多陪伴、沟通交流，进一步提高患者生活品质。

个人清洁卫生的保持

保持终末期患者躯体清洁能满足患者及家属基本需要，也能使患者和家属获得一定的心理安慰，体现"以人为本"的照顾理念，体现尊重与维护尊严的关怀理念。加强基础护理，保持患者个人清洁卫生，维持患者良好的仪容仪表是增加患者舒适感的重要保障。

1. 头面部护理

（1）目的　及时清除头面部（头发、眼、耳、口、鼻）异物，处理头面部需要解决的护理问题，保持各器官功能状态良好，维持患者舒适感受，保持美观，维持患者良好形象。

（2）护理要点

① 根据患者身体状态与个人卫生习惯，及时为患者洗头，进行头皮按摩，头发吹干并梳理，适当佩戴发饰，保持清洁无异味，维持舒适状态。

② 每日进行头面部晨晚间护理，及时清除头面部（头发、眼、耳、口、鼻）异物，维持清洁；梳理头发，保持患者良好精神面貌，维持自尊。

③ 眼睑不能闭合的患者应保持角膜湿润，用生理盐水浸湿无菌纱布覆盖眼睛，防止角膜感染。

2. 口腔护理

（1）目的　由于原发疾病所致抵抗力下降，饮水、进食减少，唾液分泌不足，病原体在口腔内迅速繁殖，容易导致口腔炎症、溃疡、异味等。因此，应加强患者的口腔护理，消除口腔异味，保持口腔黏膜及口唇的湿润、清洁，有利于进食和喝水，从而增加舒适感及预防感染，减少与社会的隔离感及心理上的压抑。

（2）护理要点

① 及时观察口唇有无干裂，口腔黏膜有无感染、溃疡、出血，牙龈有无红肿，舌苔有无异常，口腔有无异味，牙齿有无松动，有无活动性义齿，必要时进行针对性处理。

② 口干、唇裂应增加病房湿度，鼓励适当饮水、补充液体，多漱口，口含温水，口唇涂唇膏保护。口腔内黏膜破溃疼痛，可让患者吸吮小冰块止痛。

③ 口臭时积极治疗口腔炎症，如鹅口疮、牙周病等；处理舌苔异常问题，应用牙刷或刮勺清理舌苔；增加口腔护理频次，让患者咀嚼口香糖等，去除异味。

④ 如患者不能刷牙和漱口，为增加患者舒适感受，可用大棉球棒进行口腔擦拭，擦洗牙齿表面、颊部、舌面、舌下及硬腭部，不主张传统口腔护理法，容易加重损伤和增加不适感。遵医嘱处理口腔黏膜异常，擦洗过程中动作轻柔，处处体现关爱患者。

3.皮肤护理

（1）目的　临终患者因全身各组织器官衰竭，营养不良，皮肤的防护作用降低，生活常不能自理。因此，要加强皮肤护理，去除皮肤污垢，保持皮肤清洁，促进皮肤血液循环，增强皮肤排泄功能，预防皮肤感染和压疮，使患者清洁舒适，便于评估患者皮肤情况。

（2）护理要点

① 评估患者的病情、自理能力，观察皮肤情况，给予相应的护理措施，力争无损。

② 协助浴室沐浴：根据患者沐浴习惯和患者身体状态选择适宜的沐浴方式，如坐位淋浴或卧位泡浴；调节室温和水温，增加防滑设施，必要时由家属、护工或医务人员协助，防止跌倒和晕厥。

③ 床上擦浴：调节室温和水温；保护患者隐私，给予遮蔽；由上至下、由前到后顺序擦洗；注意保暖，协助患者更换清洁衣服；沐浴时预防意外跌倒；保护伤口和管路，避免浸湿、污染及伤口受压、管路打折扭曲及脱落；擦拭过程中，密切观察病情变化，防止意外情况发生。

④ 床上洗头：评估患者病情、配合程度、头发卫生情况及头皮状况；调节适宜的室温、水温；协助患者取舒适、方便的体位；患者颈下垫毛巾，放置马蹄形防水布垫或洗头设施，进行清洗；洗发后用温水冲洗；擦干面部及头发；协助患者取舒适卧位，整理床单位，处理用物；操作中保持患者体位舒适，保护伤口及各种管路，防止水流入耳、眼等。

⑤ 防止皮肤干燥：沐浴禁止使用肥皂，用浴油替代，皮肤经常涂润肤剂；勤修患者指甲，避免抓挠；多穿棉质的衣物，不穿化纤质地的内衣；调节室内湿度，改善干燥环境，减少皮肤水分蒸发；洗澡时水温不宜过高，时间不宜过长，频率不宜过高，洗澡不用沐浴液，洗完澡用软毛巾轻轻拍干皮肤后涂润肤剂。

⑥ 预防失禁相关性皮炎：失禁相关性皮炎是皮肤暴露于尿液或粪便所造成的损伤。预防办法如下。

a.清洁皮肤：避免尿液或粪便与皮肤接触，大小便后及时清洗皮肤；清洗皮肤时，尽量采用冲洗式，水温不可过高；选择中性或弱酸性免冲洗皮肤清洁液，或使用柔软的一次性无纺布（如湿巾）擦洗；避免用力摩擦皮肤，尽量采用轻拍式；避免使用肥皂。

b.保护皮肤：隔离尿液、粪便，修复皮肤保护层，免受潮湿刺激，可用凡士林、氧化锌、二甲基硅油等，皮肤有破溃时可涂造口粉和使用保护膜。

4.压疮护理

压疮也称"压力性损伤"，是发生于皮肤和/或潜在皮下组织的局限性损伤，通常发生在骨隆突处，是由压力或者压力联合剪切力引起的皮肤损伤。临终患者常因身体状况日益衰竭，自主活动能力差，往往采取被动或被迫卧位，容易发生压疮。要考虑患者的总体健康状态，根据患者的意愿采取预防治疗措施。

（1）发生压疮的危险因素

① 局部性因素：压力、摩擦力、剪切力、潮湿、体位受限。

② 全身性因素：高龄、营养不良、感官知觉（医疗器械性压疮）、体重、体温升高、大小便失禁、精神心理因素、总体健康状态（插管患者）。

（2）好发部位 多发生于无肌肉包裹或肌肉层较薄、缺乏脂肪组织保护又经常受压的骨隆突处。

① 仰卧位：枕骨粗隆、肩胛部、肘、脊椎体隆突处、骶尾部、足跟。

② 侧卧位：耳部、肩峰、肘部、肋骨、髋部，膝关节的内、外侧及内外踝。

③ 俯卧位：耳部、颊部、肩部、女性乳房、男性生殖器、髂嵴、膝部、脚趾

④ 坐位：坐骨结节。

（3）压疮预防护理要点

① 危险评估符合以下情况的患者属于压疮高危患者，需根据其危险评分制订相应的预防措施。目前国内最常用的是 Braden 量表和 Norton 量表，Waterlow 量表也有广泛应用的趋势。Braden 量表评分 ≤ 18 分，提示患者有发生压疮的危险，建议采用预防措施。

② 定时翻身和变换体位，间歇性解除压力是有效预防压疮的关键。

③ 防压用具床垫：在减轻压力方面，气垫 > 水垫 > 凝胶垫 > 泡沫塑料垫。肘部及足跟保护器。

④ 保护皮肤，避免不良刺激。避免大小便失禁、引流液污染、出汗等潮湿刺激，保持皮肤清洁，避免使用约束带。宜使用清水和中性清洁剂清洁皮肤，避免使用刺激性清洁用品，避免过度清洁皮肤（如肥皂、碱性清洁剂等）。有感觉障碍的患者尽量避免使用热水袋，以防烫伤；对二便失禁的临终患者，应使用保护垫，并及时处理污物，保持会阴、肛门附近皮肤的清洁、干燥，必要时留置导尿管。

⑤ 新型泡沫敷料的应用：预防和护理 1 期压疮，改善局部供血、供氧，减轻受压部位压力，吸收皮肤分泌物，保持皮肤正常 pH 及适宜温度，平均留置时间为 4 天。

⑥ 保持床单位清洁、干燥，患者内衣柔软、无皱褶，以减少因摩擦产生的皮肤破损。加强营养，注意给予高蛋白、高热量饮食，增加维生素和微量元素的摄入，可防止患者出现贫血和低蛋白血症。

⑦ 健康教育：增强预防压疮的意识，对患者及家属进行针对性的压疮预防知识宣教，告知其皮肤检查和自我护理方法、营养支持、安置和变换体位技巧、有效运用减压设施和敷料的注意事项等。让患者与家属变被动为主动，积极参与压疮预防护理。

（4）压疮分期

1期：红斑指压不变白，皮肤完整。

局部皮肤完好，出现压之不变白的红斑，深色皮肤表现可能不同；指压变白红斑或者感觉、皮温、硬度的改变可能比皮肤改变更先出现。

2期：部分皮层缺失伴真皮层暴露。

伤口有活性、呈粉色或红色、湿润，也可表现为完整的或破损的浆液性水疱，脂肪及深部组织未暴露，无肉芽组织、腐肉、焦痂。

3期：全层皮肤缺失。

全层皮肤缺失，常可见脂肪、肉芽组织和边缘内卷，可见腐肉和/或焦痂。不同解剖位置的组织损伤深度存在差异，脂肪丰富的区域会发展成深部伤口，可能会出现潜行或窦道，无筋膜、肌肉、肌腱、韧带、软骨和/或骨暴露。

4期：全层皮肤和组织缺失。

全层皮肤和组织缺失，可见或可直接触及筋膜、肌肉、肌腱、韧带、软骨或骨。可见腐肉和/或焦痂，常伴有潜行或窦道。不同解剖位置的组织损伤深度存在差异。

不可分期：全层皮肤和组织缺失，损伤程度被掩盖。

由于被腐肉和/焦痂掩盖，不能确认组织缺失的程度。只有去除足够的腐肉和/或焦痂，才能判断损伤是3期还是4期。缺血肢端或足跟的稳定型焦痂（表现为干燥，紧密黏附，完整无红斑和波动感）不应去除。

深部组织损伤：持续的指压不变白，颜色为深红色、栗色或紫色。

完整或破损的局部皮肤出现持续的指压不变白，颜色为深红色、栗色或紫色，或表皮分离呈现黑色的伤口床或充血水疱。疼痛和温度变化通常先于颜色改变出现。深色皮肤的颜色表现可能不同。该分期不可用于描述血管、创伤、神经性伤口或皮肤病。

（5）压疮处理

1期压疮处理：进一步加强压疮预防的措施；使用透气性薄膜、薄的水胶体敷料、减压敷料保护受压部位。

2期压疮处理：水疱直径小于5mm时，应减少摩擦，让其自行吸收；水疱直径大于5mm时，应穿刺抽吸，用无菌敷料覆盖；破溃创面清创换药。

3～4期压疮：采取针对性的治疗和护理措施，定时换药，清除坏死组织，选择合适的敷料，皮肤脆薄者禁用半透膜敷料或者水胶体敷料，以免加重皮肤损伤。

对不明确分期和深部组织损伤的压疮需进一步全面评估，采取必要的清创措施，根据组织损伤程度选择相应的护理方法；根据患者情况加强营养。

5.造口护理

（1）目的　收集大小便，保持造口周围皮肤清洁，减少刺激，防止造口周围发生皮炎。

（2）护理要点 ① 给予心理支持；② 每日观察造口处血供及周围皮肤情况；③ 每日观察排出物的颜色、量、性状及气味；④ 根据需要更换造口底盘及造口袋；⑤ 避免或减少影响造瘘口功能的食物（胀气的、刺激的、不好消化的、润肠的）摄入，保持大便的软硬度。

 饮食与营养供给

1. 目的

饮食是维护临终患者营养和生命的重要来源。临终患者常常会出现恶心、呕吐、厌食、乏力、低蛋白血症、贫血等，临终患者的营养状况，不但影响其生存期，而且会影响患者的生存质量，有 1/2 ～ 3/4 的终末期患者会出现体重下降、营养不良的情况。因此，临终患者的饮食与营养支持尤为重要，通过饮食与营养供给可以调整并满足患者的营养需求，增强机体抵抗力，提高患者的生活质量。

2. 护理要点

（1）评估患者病情、意识状态、营养状况、合作程度。在病情状况允许的情况下，鼓励患者多吃一些。饮食必须新鲜，应多吃煮、炖、蒸的食品，易于消化吸收。

（2）与家属共同进餐，创造一个舒适的就餐环境；鼓励患者自己使用餐具进餐，增强其自信；喂饭时，照护者自身也要放松，坐在适宜的位置，使双方都感觉轻松。

（3）食物要注意色、香、味，保证多样化，适当多摄入富含蛋白质的食物，如瘦猪肉、牛肉、牛奶、鸡蛋和豆制品；吃 2 ～ 3 种以上新鲜蔬菜，如菠菜、油菜、苋菜、豆苗、胡萝卜等；多吃水果，水果和蔬菜制成浆汁更有利于临终患者的消化与吸收。每天至少补充 1500 ～ 2000mL 的水。

（4）按照患者的不同症候，吃相应的食物。例如口干时，吃流食或湿润的食物；痰多气喘者可吃萝卜、枇杷、梨等；咯血者可吃藕、荠菜等；咽痛时吃西瓜等。

（5）对于食欲减退、纳差的患者可以少食多餐，缓慢进食，或食用方便食品，避免进食未被加工的食品，避免饭前喝汤。如果发生口腔溃疡，要保持口腔卫生，每天用软毛牙刷至少刷牙三次，及时漱口。若发生恶心、呕吐，进食冷食比热食更易被接受。如果患者口味发生改变，可喝一些饮料，有爽口作用。不能进食的患者，采用鼻饲法，以补充足够热量的营养物质和水分，必要时补充肠内、肠外营养。

（6）临终患者药膳 几千年来祖国医学就有"药食同源"之说，中药和食物合理搭配而成的药膳，能有效地改善临终患者早期的营养状况，从而提高临终患者的生存质量。

① 冬虫夏草炖鸭：鸭一只，冬虫夏草30g。将鸭煮（炖）至半烂，加入冬虫夏草，继续煮（炖）至烂，食用汤汁。具有补肺益肾、益气养阴之功效。适用于身体虚弱、纳差、盗汗的临终患者。

② 香菇豆腐：干香菇25g，水豆腐400g，葱花9g。香菇洗净，温水泡发，去蒂切丝（保留泡香菇水）。豆腐切丁，葱花切碎。取香菇、豆腐一起入锅中煮汤，沸后加油、盐、味精，入葱花煮片刻即成，佐餐食用。具有清热解毒、健脾益胃、补虚抗癌之功效。适用于体弱的临终患者，可作为晚期癌症患者的辅助食疗。

③ 百合三七炖兔肉：百合40g，三七5g，兔肉250g。百合洗净，三七切片，兔肉切细，放锅内，加适量水，文火炖至熟，调味后饮汤或佐餐。具有清热解毒、滋阴养胃之功效。适用于临终患者食用。

④ 羊奶冰糖煮鸡蛋：羊奶250mL，碎冰糖50g，鸡蛋1～2个。以清水少许煮溶冰糖，倒入羊奶煮沸，再打入鸡蛋，拌匀，煮沸即可食用。具有补中和胃、润血养血之功效。适用于脾胃虚弱的临终患者食用。

⑤ 参雪马蹄糕：人参30g，雪梨1个，龙眼肉30g，马蹄5个，甘蔗汁100mL，牛奶200mL，姜汁少许，蜜糖适量。将人参洗净，隔水炖参汁；雪梨去皮取肉，马蹄去皮洗净。把人参渣、雪梨肉、龙眼肉、马蹄放搅拌机搅拌成泥，将全部汁液倒入瓦盅内拌匀，隔水炖，浓缩成糊状，加蜜糖少许调匀，随意食用。具有滋阴润燥、补气养胃之功效。适用于体虚食少、纳滞恶心等临终患者食用。

（7）肠内营养护理 对于因各种原因不能进食的临终患者，可给予营养治疗，肠内营养或肠外途径为患者提供足够的热量和营养素，满足其对营养的需求。肠内营养即经胃管、空肠营养管、胃造瘘管、空肠造瘘管的管饲注入患者所需的水、药物、食物和营养液的方法。

① 管道护理：妥善固定喂养管，翻身或活动时防止压迫、扭曲喂养管；输注前确保导管处于最佳位置。

② 取合适体位：经胃管或胃造瘘途径肠内营养时，取30°～45°半卧位有助于预防营养液反流和误吸。

③ 营养液的温度视患者的喜好而定，通常情况下，为41～42℃，已配制的营养液应存放于冰箱内，24h内用完，防止放置时间过长而变质。管饲前后应用20～40mL温开水冲净管腔，以防止食物积滞管腔而腐败变质。

④ 及时评估胃内容量：每次输注前或连续输注过程中（每隔4h）抽吸并评估胃内残留量，若超过100～150mL，应减慢或停止喂养，必要时遵医嘱加胃动力药，以免胃潴留引起反流和误吸。

⑤ 加强观察：若患者突然出现呛咳、呼吸急促或咳出类似营养液的痰液时，疑有误吸可能，及时处理。

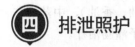

（四） 排泄照护

1.目的

排泄是机体将新陈代谢的废物排出体外的生理过程，是人体的基本生理需要之一，也是维持生命的必要条件。临终患者因疾病丧失自理能力或因缺乏有关的保健知识，不能正常进行排尿、排便活动时，应运用排泄相关的护理知识与技能，帮助并指导患者维持和恢复正常的排泄状态，使之处于舒适状态。

2.护理要点

（1）排尿护理

① 预防尿潴留。

a.查找原因，消除患者紧张、焦虑等不良情绪，指导患者养成良好的排尿习惯，每2～4h排尿一次，避免膀胱过度充盈。

b.患者在服用阿片类止痛药时，尽量避免使用镇静药。

c.尽可能使患者以习惯姿势排尿。

d.利用条件反射诱导排尿，如听流水声或取温水冲洗会阴部和热敷、膀胱区按摩法帮助患者排尿。

e.诱导排尿失败后应在严格无菌操作下进行留置导尿管，促使临终患者排尿。

② 尿失禁的护理。尿失禁分为压力性尿失禁、急迫性尿失禁、充盈性尿失禁、混合性尿失禁、真性尿失禁。服用阿片类药物镇痛，致使逼尿肌的收缩力减弱，可导致尿潴留和失禁。此外，服用强作用的镇静药和胃肠道抗痉挛药及抗组胺药物也可引起尿失禁。

a.心理护理：尊重和理解患者，给予安慰和鼓励，定时给予便盆、小便壶或提醒患者排尿。

b.饮食以清淡为主，高蛋白质、高营养、高维生素饮食；不要过分限制水分，白天足量饮水，每天2000mL左右，晚餐后限制饮水；不一次性大量饮水；不饮茶水和刺激性饮料；加强皮肤护理，外部引流术和留置尿管术等。

（2）排便护理

① 预防便秘。指导患者养成良好的排便习惯，定时排便；避免情绪波动，保持心情放松；鼓励患者多饮水，每日约2000mL；尽量多吃富含纤维素的食物，根据自己的身体状况适当活动，促进肠蠕动；卧床患者每天顺时针方向按摩腹部，

促进肠蠕动；在开始使用止痛药时指导患者同时适当使用缓泻药，防止因服用止痛药引起的便秘。缓泻药的剂量可逐渐增加，直到出现软便为宜，常用药物有刺激性导泻药（酚酞、蓖麻油、番泻叶、大黄）；渗透性导泻药（乳果糖、甘露醇、山梨醇和聚乙二醇4000）；润滑性导泻药（如液体石蜡、豆油、香油），中药麻仁润肠丸等，也可喝蜂蜜软化硬结的粪便。当药物无效时，给予灌肠治疗。

② 排便失禁。定期给予便盆或每日提醒患者排便，需要时使用成人纸尿片；如腹泻严重时请教医生；避免食用含太多纤维素的食物，如水果、蔬菜；使用空气清新剂，以减低患者心理上的不安。

 五 濒死期护理

濒死状态是临床死亡前的一个阶段。濒死期间，人体各系统功能出现严重障碍，出现意识模糊或丧失，心跳、呼吸减弱和不规则，血压下降等表现。有些患者会出现中枢神经系统兴奋性的短暂增强、谵妄、血压回升、肌张力增强等表现。濒死状态一般持续48h左右，长短不一，取决于死因。有研究证明，临终患者的听觉往往消失得较迟，家属和医护人员讲话时应特别注意，避免给患者造成不良刺激。

1. 一般护理

① 密切观察患者意识、瞳孔、体温、脉搏、呼吸、血压等生命指征变化情况，做好记录并汇报。

② 保持呼吸道通畅，平卧为主，枕头适当抬高以利呼吸，有痰时侧卧，必要时吸痰，防止窒息。

③ 身下铺一次性中单，防止呕吐物、排泄物污染床单不方便更换。

④ 做好常规护理，保持患者清洁与舒适。

⑤ 满足需求，临终患者常感燥热并大量出汗，会感口渴，口含冰块或饮冰水患者会感觉舒服些，可给予满足。

⑥ 患者死亡，整理用物，准备尸体料理，鼓励家属参加尸体料理，表达感情。

2. 尸体料理

尸体料理不仅是一种必要的医学护理学操作手段，也是涉及死者、亲属、家庭、机构以及心理学、社会学、宗教学、民俗学等多方面的问题。尸体料理既是对死者的尊重，也是对生者的支持和安慰。

① 在进行尸体料理时，护士要自觉地、严肃地履行应尽的义务，规范有序操作料理流程。

② 进行尸体料理时应始终保持对死者持尊重与爱护的态度，动作轻柔，不能过度翻动尸体，随意暴露身体的某一部分，遵照死者生前的意愿、风俗习惯等，为其穿戴所喜欢的服饰。

③ 为避免对其他患者造成心理刺激，进行尸体料理时用帘子或屏风遮挡。

④ 允许家属参与尸体料理，表达感情，给予家属与亲人最后道别的机会。

⑤ 最后用被单包裹尸体，将尸体鉴别卡别在包尸单上，用平车送往太平间。

⑥ 尸体离开病室，及时进行终末清洁消毒。

⑦ 如有生前交代遗体捐赠或器官移植的患者，患者去世后，医护人员必须及时通知受捐赠单位。

第四节　心灵关怀

 临终患者的心理需要与照护

一直以来，我们都在延续伊丽莎白·库伯勒·罗斯教授的理论，其在《死亡和濒临死亡》中提出了临终患者的六阶段论：第一阶段认知，第二阶段否认，第三阶段愤怒，第四阶段忧郁，第五阶段讨价还价，第六阶段接受，且呈阶段性、递进性。其实这个理论是不完全正确的。患者的心理状态可能有十几种或几十种反应，个体差异很大，不同的人不同，同一个人在不同的时期也是不一样的，即使是同一时期也是错综复杂，矛盾重重的。

1.临终患者的心理需要

（1）临终患者的心理评估

① 对疾病的认知：患者对自己所患疾病的认知是否符合真实状况，如果不符合现实，会引起不平安。

② 危机处理模式：过去危机事件的处理经验是消极还是积极的态度多。

③ 挫折承受能力：正面思考，正性思维，积极面对挫折，能够找到挫折的意义。

④ 人生观、价值观等：生死观、人生的价值，生命的意义在于过程与个人圆满，不只在于结果。

⑤ 情绪反应：不同的情绪反应，自己与自己比，此时与彼时有何不同。

⑥ 余生期待：要什么治疗，不要什么治疗，想怎么过，想怎么活，患者与家

属的期待是否一样，尽量尊重患者个人真实的愿望。可以通过家庭会议来实现，患者与家属一起讨论，医护人员提供信息、利弊得失及可能的结果，供家庭选择。文化里面的不良信念也可以通过家庭会议的平等沟通而改变，形成一致性的抉择。

⑦ 临终患者情绪的钟摆理论：患者的情绪常如同钟摆般两边摇摆，面对死亡，不是静止不变的，会在恐惧—平安，被支持—无助，准备好—准备不足，接受—不接受，仍然可以控制自我的生活—失去对自我生活的控制，否认—承认，忧郁—欢喜，为什么是我—为什么不是我，生的欲望—死的欲望之间摇摆。

⑧ 患者的希望：希望治愈，希望延长生命，希望减轻痛苦，希望安宁有尊严地死亡，患者的希望虽然在步步退让、妥协，但仍存有希望，希望永存。

（2）临终患者的社会关系评估

① 家庭动态：患者的家庭角色、地位与功能，患者个人的愿望是否能得到伸张、表达、实现。

② 支持系统：社会组织、工作团体、家属支持等。了解患者压力的来源，鼓励家属向患者表达，让患者感受体验到家属的支持。

③ 经济状况：保险状况、收入来源及对心理的影响。

（3）临终患者的死亡认知　面对死亡，从来都不是一件容易的事情，因为死亡会对患者产生众多威胁，比如痛苦；失去尊严；对亲人、生命、世界、拥有的不舍；不甘心；遗憾、悔恨；不放心；死时情境的未知；死后世界的未知。

2.临终患者的心理照护

（1）疏导情绪　用同理心、同感心的方式去移情同感，让患者能够尽情地宣泄情绪，并及时疏导。如果患者的情绪被压抑，就不会平安，特别是负面情绪，一定要疏导。若全心投入这些情绪，去感受、去体验、去咀嚼、去消化，就知道什么是痛苦，什么是爱，什么是悲伤了，就会感到人生的可贵，而非麻木不仁。当你面对负面情绪时，唯有感受、体验、咀嚼，认识它，才能有办法摆脱它。

（2）掌握病情告知的艺术与技巧　病情告知很重要，告不告诉病情应结合患者的意愿，并权衡利弊得失，当利大于弊时，才考虑告知。同样告知要注意运用适宜的方式方法，尽可能减少对患者的伤害，并做好相应的应对措施。

（3）幽谷伴行的能力　允许患者做他自己，不再让别人做自己不愿意做的事情。患者在通往死亡的路上是痛苦的，就好像一条幽谷，需要有人伴他行走，或为他点亮一盏灯，或让他感到有人在身边。

（4）要有足够的敏感度去识别患者的需要　医务人员要有足够的敏感度，也要教导家属能准确识别患者的真实需要，并尽力去满足。

（5）帮助建立未来计划与追踪

① 了解患者的问题为何。

② 指出哪些问题是可为的，哪些是不可为的。

③ 与患者一起做一个未来的计划，并解释如此计划的理由。

④ 做最佳的期待、最坏的准备。

⑤ 协助患者发展替代策略（珍惜拥有的，替代失去的）。

⑥ 协助寻找其他支持的资源（工作、亲朋好友）。

⑦ 实践计划并随时追踪检讨改进（针对实施的困难，适时调整）。

（6）患者常见的反应及一般处理原则 患者的反应是其过去对于苦难与挫折的翻版，其影响因素有从小的家庭教育、氛围及习性、个性、人格类型、人生哲学、价值观、人生观、学校教育等。患者的反应与其个性、人格类型密切相关。如常用生气面对挫折苦难者，会出现愤怒，他此时的反应是其过去人格形态的肖像，如同他过去面对失恋、失业时的反应，过去养成的反应模式形成定势。

一般处理原则：建立关系很重要，建立三要素，即环境布置、生理专注、心理专注。也可以进行其他治疗，如宠物治疗、婴儿治疗、音乐治疗、艺术治疗、麻将治疗、娱乐治疗、园艺治疗等疏导情绪，舒缓心理痛苦。

 临终患者家属的心理需要与照护

1.临终患者家属的心理需要

（1）患者家属对患者所患疾病的心理认知评估 患者家属面对家人患严重疾病或即将死亡的认知规律可以借鉴伊丽莎白·库伯勒·罗斯教授的六阶段理论，第一阶段认知，第二阶段否认，第三阶段愤怒，第四阶段忧郁，第五阶段讨价还价（心存侥幸），第六阶段接受。但是并不是每一位家属的心理变化过程均从第一阶段走向第六阶段，通常会因为家属既往的知识水平、创伤经历、经济状况、人格特征及自我认知能力等因素，可以直接进入这六个阶段的任一阶段，或在某一阶段停留或依次向下一阶段发展，但一般不会出现逆向发展或反复无常的现象。

（2）患者家属的结构和动力变化评估

① 家庭动态：开放型家庭可以召开家庭会议，封闭型家庭可以跟权威者沟通或跟患者本人沟通，无章法型家庭可个别沟通再开家庭会议。

② 支持系统：亲友；了解家庭的支持力度（人力、财力、爱与愿望）等。

③ 经济状况：保险、收入来源及其对心理影响。

④ 年迈父母与幼年子女的实情告知，让他们准备哀伤期，疏导情绪（允许家人一起哭泣），共同度过哀伤期。

（3）患者家属的心理反应 罪恶感、自责、生气；情绪需要有出口（哭泣、听音乐、艺术治疗、找可信赖人倾诉、爬山、静思）；被饶恕（患者与家属之间的摩擦）；害怕失去；预期性哀伤（照相、录像）。家属的心理也是很矛盾的（一方面希望患者多活；另一方面看着患者痛苦也希望患者能有解脱）。患者家属可能有混杂情绪，患者的情绪往往也影响着家属的情绪，所以家属的情绪也是复杂多变的，如希望—绝望；勇气—恐惧；平静—悲愤；面对—逃避；否认—承认。患者及家属对病情的认知错误，认知不同；患者及家属对治疗的期待不符合现实，期待不同；患者及家属各有其身、心、社、灵的需要并相互影响，应给予个别性的协助。

2.临终患者家属的照护

（1）患者疾病诊断之初，家属的心理需要与照护

① 家属会出现的问题。

a.惊慌失措、无助无望，需要解释疑惑。

b.如何与患者沟通，要不要告知病情。

c.如何照顾患者（饮食、医疗、情绪）。

d.如何选择治疗。

e.家人意见不同，无所适从。

f.生活混乱、身心交瘁，需要重重帮助；家中长辈及幼儿的安排。

② 家属的照护。

a.全家照顾：照顾患者，也要考虑家属的感受，可以通过家庭会议（重要的有意义的家属都找来），不断形成共识，帮助家属协同满足患者的需要。

b.患者的病情告知：要征求家属的意见，可以通过家庭会议，不断达成共识，形成一致的态度。

c.患者的治疗计划：要跟家属解释，说明利弊，让家属协同患者做出符合患者意愿的决策。

d.患者情绪的出口：患者常常会对最有安全感、最信赖的家人发脾气，支持家属，帮助患者疏导情绪。

e.家属的喘息治疗：某一时间有一个喘息的机会，协调医疗团队及社工承担照顾患者的全部责任。

f.家庭困难的安排及处理：协调家里其他老人及儿童的照顾与安排。

g.患者照顾技巧训练：喂饭、喂水、翻身、擦洗、更换尿布、清洗会阴部及床上活动锻炼的注意事项等，防止不必要的意外情况发生。

（2）患者进入濒死期，家属的心理需要与照护

① 患者进入濒死期的表现。

a.濒死症状，患者通常自己会有临死觉知，开始交代后事。

b.患者出现谵妄（有幻觉、幻听、幻视、胡言乱语），需要排除电解质紊乱、脑部受损等。只有真诚沟通，让患者有不孤独的、能分享的感受，他才有能量去

继续走完自己的人生路。

② 家属面对患者濒死的需要与照护。

a.面对患者的痛苦、无助无望，缓解患者症状最重要。

b.教导家属如何照顾患者。

c.协助家属与患者沟通。

d.预先沟通患者会发生什么状况（昏迷、出血、喘憋、临终躁动），应该怎么办。

e.教导家属如何应对急救，预先沟通急救及止痛、镇静药的使用决定。

f.教导家属如何判别濒死症状（临终躁动、眼睛凹陷、太阳穴塌陷、角膜混浊、耳垂耷拉），快去世时如何善终。

g.教导家属什么是临死觉知，如何处理患者的幻觉及胡言乱语（谵妄）。

h.教导家属在患者去世时要怎样做才好（遗体护理）。

i.家人意见不同时协助沟通协调（家庭会议达成共识）。

j.协助患者照顾地点的选择（避免使患者感觉被抛弃）。

k.家人身心交瘁，需要实质协助（给家属一个喘息的机会）。

l.协助家属与患者四道人生（鼓励双方）。

m.协助不能自我照顾的家人的生活安排。

n.协助如何告知家中的长辈与儿童及他们之间的情绪处理（白发人送黑发人）。

o.协助丧葬事宜（社工协助，家属可能既往没有相关的经历）。

p.协助家属对死后生命的认知。

q.协助预期哀伤和丧亲后的辅导。预期哀伤太久会筋疲力尽。社工协助，不能时间太长，超过半年对家属损伤大。

3.家属的哀伤抚慰

（1）不同时期哀伤的界定与反应　预期哀伤是人们在为亲人即将到来的死亡做准备时的一种情绪反应。表现出来的反应包括食欲和体重改变、疲劳、失眠或者其他睡眠障碍、性功能减退、精力下降、恶心呕吐、胸部和喉咙疼痛及头痛。这些反应跟抑郁症相像，但对它们的处理方法是不一样的，需要加以区别：①情绪随时间推移会发生变化；②仍有正常的自尊；③乐于与朋友和家人相处；④期待特殊的场合。

当经历了彻底失去时，可反应为悲伤、愤怒、罪恶感或困惑感，这是丧亲者的正常情绪反应。一般的哀伤反应有四个阶段：①震惊、拒绝相信、麻木阶段，属于初期阶段，可持续2周，在此期间丧亲的人们最终接受了亲人已经死亡这个现实；②承受悲伤之痛阶段，此阶段会持续数月，一些人在其所爱的亲人死亡后会出现持续6个月轻微的、暂时的抑郁；③适应没有所爱的人陪伴的生活，在此阶段，生者会发现他们应该承担起逝者的位置与责任，并重新定位自己；④继续生活，大多数人会在1～2年内进入此阶段，建立起新的人际关系并积极生活。

多数人会寻找到一个适应的方法。但有些人在没有额外帮助的情况下很难自己走出来，而且有很多事情会延长哀伤的过程，加重不良影响。通常以下情况往往会延长哀伤过程：①非预期死亡或暴力导致的死亡；②因自杀而死亡；③缺乏朋友和亲友支持；④童年期接受过重大打击（被遗弃或被忽视）；⑤儿童分离焦虑；⑥与逝者关系密切或有依赖关系；⑦对死亡没有准备；⑧在儿童死亡案例中的其他儿童；⑨对人生变化缺乏恢复力及适应力。

（2）哀伤辅导　辅导对象为刚刚失去深爱的人正处于哀伤期的人们。

帮助人们度过哀伤期需要以下几个步骤：①帮助生者接受所爱的人已离世这一现实（提示、提醒）；②帮助生者识别并释放所存有的情绪（允许哭泣、诉说）；③帮助生者适应没有逝者的生活（环境转移、寻找替代）；④促进生者情感从逝者身上转移出来（去工作）；⑤给予其悲恸的时间（咀嚼、体验悲伤）；⑥对属于正常哀伤反应的现象给予解释（同理、同感）；⑦允许个体差异的存在；⑧给予持续性的支持；⑨检测其防御性（意外、不测）；⑩及时发现病理性的哀伤并转诊。有时候需要哀伤辅导及同伴支持团队提供长期的支持。

第五节　安宁疗护常用照护技术

 床上洗头法

1.洗头用物

橡胶马蹄形垫或自制马蹄形垫（可用床单滚转自制）、大小不透水橡胶单各1个、浴巾1个、别针1个、毛巾1个、纱布2块、棉球2个、水壶内盛40～45℃热水、水桶1个。

2.操作方法

① 用大橡胶单包裹马蹄形垫置于患者头下，开口朝外，将大橡胶单的下端放于水桶内，使其中间形成水槽，便于污水流入水桶中。

② 患者仰卧，解开领扣，将小橡胶单、大毛巾铺于枕头上，移枕头于肩下，将毛巾反折，围在患者颈部。

③ 用棉球塞住双耳，纱布遮盖双眼，以防污水流入。

④ 先用温水冲洗头发，再用洗发水搓揉头发，最后用清水反复冲洗干净，取下棉球和纱布。

⑤ 松开颈部毛巾，擦干并包裹头发，撤去大橡胶单和马蹄形垫，将枕头从患者肩下拉出，置于头下，撤去毛巾，用浴巾擦干头发，有条件时可用电吹风吹干，并梳理整齐。

⑥ 协助患者取舒适卧位，收拾用物及整理床铺。

 床上擦浴法

1.物品准备

准备两盆水，一盆温水（洗毛巾用），一盆热水水温大约100℃（保持清洁），一条毛巾，一条大浴巾。

2.操作方法

① 协助患者脱下衣服，手握毛巾两端，浸湿毛巾中间，毛巾做成手套包住右手，擦拭顺序为两上肢、胸部、腹部。上肢由远心端向近心端擦洗，擦洗乳房时应环形用力。腹部以脐为中心，顺结肠走向擦洗。

② 擦洗方法为各部位先用涂浴皂的小毛巾擦洗，再用湿毛巾去除皂液，清洗毛巾再擦洗三次，最后用浴巾边按摩边擦干。动作要敏捷，为取得按摩效果，可适当用力。

③ 协助患者侧卧，背向照护者，依次擦洗后颈部、背部、臀部，擦洗后进行背部按摩。

④ 协助患者平卧脱裤，擦洗下肢、会阴；将盆移于足下（盆放于床旁椅上），洗净双足，擦干。

 会阴擦洗术

① 用帘子或屏风遮挡，帮助患者脱去一侧裤腿，仰卧位，屈膝、两腿略外展暴露外阴。

② 照护者戴一次性手套，协助患者臀下垫一次性中单。

③ 擦洗：夹取数个大棉球放入治疗碗内，倒入适量的擦洗液，右手持卵圆钳夹棉球，分开小阴唇，擦拭尿道口并轻轻擦拭至肛门，依次擦拭左右小阴唇、大阴唇，由内向外，自上而下。最后擦洗肛门及肛门周围。一个棉球限用一次，可根据患者情况增加擦洗次数，直至擦洗干净。留置尿管者，由尿道口处向远端依

次用消毒棉球擦洗。

④ 最后用干棉球或纱布擦干。

⑤ 擦洗完毕，撤去一次性中单，整理床单位，处理用物。协助患者穿好裤子，采取舒适卧位。

⑥ 清理用物，脱手套，洗手。

更换造口袋术

1.操作方法

① 帘子遮挡，保护患者隐私，注意保暖。患者取平卧位，露出造口部位。

② 一手固定造口底盘周围皮肤，一手由上向下移除造口袋，观察排泄物的性状。

③ 用生理盐水或温水纱布（或棉球）擦拭造口及周围皮肤。

④ 测量造口大小，修剪造口袋底盘，剪裁的开口与造口黏膜之间保持适当空隙（1～2mm）。

⑤ 按照造口位置自下而上粘贴造口袋，必要时可涂皮肤保护剂、防漏膏等，用手按压底盘1～3min。

⑥ 夹闭造口袋下端开口。

2.注意事项

① 去除造口袋时，用力适宜，轻柔，注意保护皮肤，防止皮肤撕裂伤。

② 粘贴造口袋前应当保证造口周围皮肤干燥。

③ 注意底盘粘贴要平整，无张力，不留褶皱。

④ 教会患者观察造口周围皮肤的情况，并定期手指扩造口，防止造口狭窄。

⑤ 更换下的造口底盘要查看浸渍情况，调整更换底盘频率。

五 尸体料理术

① 先撤去逝者身上的输液管、鼻饲管、尿管等各种管道。

② 放平床，使逝者仰卧，两手自然放于体侧，闭合双眼，若眼未闭，先请家属用手将眼皮盖下，或可用透明胶带贴住上下眼皮。

③ 有假牙者，假牙装上，若口腔未能闭合，可用绷带或小毛巾抬起并固定下巴。

④ 脱去衣裤，依次擦洗上肢、胸部、腹部、下肢，将表面的血迹、污渍清洗

干净，为逝者梳理好头发、戴假发套或帽子。

⑤ 用棉球堵塞口腔、鼻腔、肛门等有孔道及其引流口处，尽量使五官端正、尸体舒展、清洁无味、穿戴完毕、包裹整齐，使家属满意。

⑥ 协助将遗体移至推床上，依家属的习俗移灵，送至电梯，向遗体及家属告别。

翻身摆位术

1.一人协助法（适用于体重较轻的患者）

① 将患者肩部、臀部移向照护者侧的床沿，再将患者双下肢移近，屈膝。使患者尽量靠近照护者，以缩短力臂，达到省力的目的。

② 一手托肩，一手扶膝，轻轻将患者转向对侧，使患者背向照护者（不可拖拉，以免擦破皮肤）。

2.二人协助法（适用于体重较重或病情较重的患者）

① 两人站在床的同一侧，一人托住患者头、颈肩部，另一人托住患者的臀部和腘窝部，两人同时将患者抬起移向近侧（两人的动作应协调轻稳）。

② 分别托扶患者的肩、腰、臀和膝部，轻轻将患者翻向对侧。

③ 协助患者良肢位摆放，在患者的背部、胸前及两膝间垫上软枕。确保卧位的稳定、安全。如石膏固定和伤口较大的患者，翻身后将患处放于适当位置，防止受压。

3.注意事项

① 平卧位抬高床头时不应超过30°；侧卧位将患者侧倾30°并用枕头支撑。

② 一般患者1～2h翻身一次，高危患者30～60min翻身一次。

③ 翻身顺序为右侧30°卧位→左侧30°卧位→平卧位循环进行。

④ 对于长期坐轮椅的患者，保持靠背向后，双腿置于支撑物上，悬空足跟，以最大限度地减轻坐位时的压力。

⑤ 肥胖者、病情危重者不宜翻身时，可抬高床脚30°～40°，每2～3h将软枕垫在患者腰骶部，左右交替，使组织交替受压。

⑥ 协助患者体位变换和移动患者时避免拖、拉、拽。

⑦ 轴线翻身时，保持整个脊椎平直，翻身角度不可超过60°。有颈椎损伤时，勿扭曲或旋转患者的头部，保护颈部。记录翻身时间；翻身时病床处于固定状态；妥善安置各种管路，翻身后检查管路是否通畅。

失禁患者的护理用品选择

为了更好地保护皮肤，失禁患者需要用到如下产品：爽身粉、油剂、凡士林、液状石蜡、氧化锌、尿垫、尿套、尿道控制塞、一次性导尿管、留置尿管、肛门控制塞、留置肛管、粪便收集装置、粪便收集袋、皮肤保护膜、造口保护粉、水胶体辅料。

失禁：水状、糊状用造口袋。

不能自理：男女接尿器，便壶，保护膜。

早期失禁性皮炎：造口护肤粉加皮肤保护膜，纸尿裤等。

中重度失禁性皮炎：新型敷料、皮肤保护剂。

 疼痛自我评估与健康管理

疼痛是一种自主感觉与体验，只有患者才能真实地体验和感受疼痛对自身生活的影响，教会患者准确地评估、记录并表达他的疼痛，才能协助医护人员较为准确地判断其程度，并给予相应的处理与对待指导，维持其舒适状态。为此，我们设计了一款患者疼痛自我评分与管理指导的转盘，在临床中能较好地帮助患者准确评估、记录其24h疼痛状态，并指导患者在各种状态下如何对待自己的疼痛，及时寻求必要的帮助与疼痛控制，在此推荐给读者参考借鉴。

 真相告知的六个步骤

第一步：Why，为何要做真相告知?

（1）权衡告知的利弊得失　当告知的利大于弊时才能尝试告知，但要注重告知技巧，太鲁莽的告知比不告知伤害要大得多，同时也要考虑文化背景。

（2）考虑患者对治疗的配合度　现在癌症的很多治疗会给患者带来痛苦，需要患者的高度配合，如果不告知可能影响其对治疗的配合度，可以考虑告知病情。

（3）考虑患者行使自主权与选择、决定医疗方针等　有较大创伤的治疗要考虑患者的自主决策权。

（4）考虑做适当的交代和处理　出现意外的对待处理及身后事的交代。

（5）考虑与患者的信任关系　终究是否能瞒得住事实（不然会被怨恨）。

第二步：When，何时要做真相告知？

最好的时机：患者重复询问，问不同的人（当他反复询问时，已经做好了接受最坏结果的准备）；告知需要等待时机，了解患者想不想知道，想知道多少。

第三步：Who，谁来告知？

跟患者建立了信任和亲善关系的人，可以是医师、护师、家属、亲戚、朋友，人人都可能会扮演这样的角色。所以人人都要受教育，告知患者病情并能协助患者应对，特别是医务人员，必须要接受这样的训练。

第四步：Where，在哪里告知？

安排一个安静宽松的环境，大家坐下来，告知者的位置低于患者的视线，在患者45°的角度，一个手臂的距离，留给患者足够的发问时间和思考空间。

第五步：How，如何告知？

（1）先理清患者所知道的是什么样的，是否有错误，其所知对他所造成的影响如何。可能患者自己早已猜到，或有人已经告诉过他，但他仍然说自己一无所知；可能是他想套话，与过去所知是否不同；可能因为真相太残酷，心理自卫不认可，就忘记了。可用不同的方式反复核查患者到底知道些什么。注意患者表达时的态度、情绪及语言与非语言表达的结合信息。

（2）理清患者想要知道多少信息　可以问患者，有关您的病情，您想要知道什么。而非您想不想知道，您想知道多少细节，您的问题您希望我与哪位亲人谈谈，如果您不想知道太细致的话，我不会塞一堆资料给您，或强迫您知道。

第六步：What，告知什么内容？

最重要的是分享信息，而告知只是单方面的给予信息，但"分享"是双向的沟通。分享信息的要点如下。

（1）诊断　有时候诊断的名称不是最重要的，随着诊断而来的是检查、治疗，检查的结果，治疗造成的痛苦，并发症、后遗症等。

（2）治疗计划　治疗计划是什么？什么时候有治疗计划？到了临终，我们永远不会放弃患者，按照患者的需要，给予他所需要的治疗。

（3）可能的预后　健康状况，未来的预测，患者对未来的猜测、担心，患者关心的问题。

（4）支持、关心　分享信息的过程中要随时表达我们的关心与支持。

分享信息后注意以下几点。

① 要针对患者独特的问题给予适当的回应。

② 接受并同理心、同感心患者情绪的表达。

③ 与患者同盟。

④ 教育：矫正患者错误的认知，给予正确的认知。

⑤ 所给予的认知一次不能太多，在疾病的威胁下，患者通常会忘记已告知过他的资讯，所以要少量多次、重要告知。

⑥ 要用患者能听懂的语言，而非医学术语。

⑦ 检视患者是否正确了解信息，可请患者重复一遍信息内容。确认所传达与接受者为同样的信息。

⑧ 倾听患者所关心的问题与担心，给予正确的认知。

⑨ 用图表或文字强调重要的信息。

辨认、接受患者的感受与反应。

① 患者无论有什么反应都是正常的，需要被接受。

② 患者可能有立即的及迟延的感受与反应，医疗人员和家人都需要敏感地予以同理心、同感心，给予患者反应的时间。

③ 解释疑惑。

 ## 成功召开家庭会议

召开家庭会议前团队应先澄清的6W。

Why：为了达到一定的目的，重要的医疗决策需要确定。

Who：焦点要放在哪些人身上？哪些人必须参加？重要关系人必须参加。家里比较脆弱的人（如儿童）、远亲均不适合参与。不受社会价值观的影响，以患者最大的福祉、家庭最大的福祉来考量。要不要邀请患者要依据家庭会议的目的。

Where：隐秘的空间，不受干扰。不相关的人不能看到、不能听到。环境需要合理布置，圆形或椭圆形，房间没有死角，主持人的位置能掌控全场。医疗团队人员先到，迎接家人参与，让家人落座，自由选择，然后团队成员插到空位置里坐，最好左右两边均有家人。

When：照顾重要关系人的时间。有时是需要占用安宁疗护团队人员的休息时间（晚上或周末）。

What：有什么拟题需要谈论、需要明确，形成明确意见或达成共识。有录音或录像最好。

Who：有流程，有秩序，有应对措施，需要准备卫生纸、茶水、垃圾桶。

成功召开家庭会议的窍门如下。

① 主持人的选择：医师、护师、社工均可，依据会议的目的进行选择。

② 座位的安排：圆桌会议，让家属自己落座，评估家庭动态，医务人员作中间人协调家庭成员进行有效沟通。

③ 主持人记住每一个参与人的名字，有礼貌地称呼每一个人。

④ 主持人介绍团队成员与每一位家属，促进了解与沟通。

⑤ 征求参与者能否录音、录像、照相及文字记录，征得同意后实施。

⑥ 主持人说明召开家庭会议的目的；说明本次会议需要讨论哪几个问题。

⑦ 先请家属分享对每一个问题的想法与感受，按长幼顺序当然好，从弱势者开始，支持其能畅所欲言。主持人作为沟通桥梁，保证每个人均能表达自己的想法与感受。团队医师、护士回应家属的感受。

⑧ 引导患者/家属表达担心、疑问及余生期待，医疗团队以同理心促进沟通，回答疑问，统整大家的共识。

⑨ 主持人做结论，按照结论进行后续照顾。

⑩ 追踪结果：看看后期是不是这么做的，做的效果怎么样。

 ## 十一　沟通技巧与同理心

同理心（同感心），也就是移情同感。跟患者有同样的感受，能真切地理解患者，懂患者心思。由于主观解释（诠释）不同，就会产生不同的结果，心理学叫ABC理论。多用"你"信息，少用"我"信息。同感或同理患者是不容易的，因为有时连患者自己都是矛盾的。我们往往也是试探着去猜测，直到患者认可为止。

同理患者，不是我了解您的问题在哪里，不是我能理解您的心情，不是与对方产生共鸣，不是有话直说，不是立刻就给对方有效的建议，不是同情、施舍，不是给予赞同、支持等。而是不带个人观点，去感同身受（体验对方感受）等；用语言与非语言的方式准确反映患者的情绪，让患者开始整理自己情绪；使对方整理出自己的情绪；使对方感觉被了解，感觉自己不孤单、不孤独，这样患者压抑的情绪就能找到出口，情绪得到疏导，才能更有效地应付现实；同理心是辨识、沟通、表达。

沟通有语言和非言语沟通两种形式。语言信息包括内容、情绪、意义的体现，语言表达过程中有情绪体现，往往会通过表情、神态、身体动作、手势、声调、语速、语气等非语言信息来强调、修饰。沟通的先决条件：陪伴、倾听、关怀、同感、怜悯、分享等。可把对患者的沟通分为生理的、情绪的、理性的、灵性的。患者对他人的沟通通常是生理的、情绪的；而治疗性沟通则是理性的、灵性的。

治疗性沟通的技巧：聚精会神，有高度敏感性，善于察言观色，当语言与非语言信息矛盾时，能够发现真正的信息。

关系建立三要素：环境布置、生理专注、心理专注。

用同理心、同感心进行沟通来帮助患者改变观念，疏导情绪，改变行为方向，患者才会不留遗憾。

向患者/家属说明不做心肺复苏急救术及签署意愿书/同意书

家属往往会担心签署了不做心肺复苏急救术（DNR）知情同意书后，患者会被医务人员放弃，不再做任何积极治疗，害怕因之而来的绝望感，形同等死；害怕见死不救，害怕被亲友邻里及自己的良心指责为不孝；不知心肺复苏急救术的内容及方法，总认为做比不做好；不知心肺复苏急救术可能会对患者造成何种影响；对医疗不确定时，总想抓住一线希望。

向患者及家属讲解医学上没有积极治疗和放弃治疗之说，通常有四种治疗方法：治愈性治疗、疾病控制、支持性治疗及缓和性治疗，都属于积极治疗。向患者及家属解释人面对生命最健康的态度是不找死、不等死、不怕死，尽情尽兴地活到最后一刻，直到死亡自然来临。当患者已近生命末期，医治无效时不做无效抢救并非是见死不救，因为此时做心肺复苏急救术只是明知无效还要增加患者临终时的痛苦。向患者及家属解释心肺复苏急救术的内容及方法，给患者及家属看气管插管和其他器械，播放心肺复苏急救术的影片，用实例说明。经过充分告知，让患者/家属真正了解，其实不做心肺复苏急救术（DNR），才是他们内心最真实的愿望。

（王凌云　顾媛媛　张瑞　梁燕）

参考文献

[1] 施永兴，张静.临终关怀学概论[M].上海：复旦大学出版社，2015.

[2] 宋岳涛，刘运湖.临终关怀与舒缓治疗[M].北京：中国科学技术出版社，2014.

[3] 李义庭，李伟，刘芳，等.临终关怀学[M].北京：中国协和医科大学出版社，2015.

[4] 宁晓红主译.临床实践中的缓和医疗[M].北京：中国协和医科大学出版社，2017.

附表1

Lysholm膝关节功能评分表

姓名：　　　　性别：　　　　年龄：　　　　职业：
身高：　　　　体重：　　　　体形：　　　　联系电话：
主诉：
相关检查：
诊断：
其他疾病：

项目	标准	评分/分	初评	中评	末评
跛行	无	5			
	轻及/或周期性	3			
	重及/或持续性	0			
支撑	不需要	5			
	手杖或拐	2			
	不能	0			
绞锁	无绞锁或别卡感	15			
	别卡感但无绞锁	10			
	偶有绞锁	6			
	经常绞锁	2			
	体检时绞锁	0			

续表

项目	标准	评分/分	初评	中评	末评
不稳定	无打软腿	25			
	运动或重劳动时偶现	20			
	运动或重劳动时出现（或不能参加）	15			
	日常活动偶见	10			
	日常活动常见	5			
	步步皆现	0			
疼痛	无	25			
	重劳动偶有轻痛	20			
	重劳动明显痛	15			
	步行超过2km或走后明显痛	10			
	步行不足2km或走后明显痛	5			
	持续	0			
肿胀	无	10			
	重劳动后	6			
	正常活动后	2			
	持续	0			
爬楼梯	无困难	10			
	略感吃力	6			
	跟步	2			
	不能	0			
下蹲	无困难	5			
	略感困难	4			
	不能超过90°	2			
	不能	0			

注：总分100分，95分以上为优秀，94～85分为良好，84～65分为尚可，小于65分为差。如果评分低于70分，说明膝关节功能已经明显受到影响，建议尽快至医院就诊。

附表2

膝关节WOMAC评分表

姓名：　　　性别：　　　年龄：　　　职业：
身高：　　　体重：　　　体形：　　　联系电话：
主诉：
相关检查：
诊断：
其他疾病：

疼痛程度	无	轻微	中等	严重	非常严重
在平地行走的时候					
上下楼的时候					
晚上在床上睡觉的时候					
坐着或躺着的时候					
站着的时候					
僵硬程度	**无**	**轻微**	**中等**	**严重**	**非常严重**
在您早晨刚醒的时候，您膝关节的僵硬程度					
白天，在您坐着、躺着或休息以后，膝关节僵硬程度					
在以下各种情况下，您感觉困难程度	**无**	**轻微**	**中等**	**严重**	**非常严重**
下楼梯					
上楼梯					
从椅子上站起来的时候					
站立					
弯腰					
在平地行走					
上下汽车					
逛街、购物					
穿鞋、袜					
起床					
脱鞋、袜					
上床躺下的时候					
进、出浴缸的时候					
坐着					
坐马桶或站起来的时候					
干比较重的家务活					
干比较轻的家务活					

注：对于韧带及半月板等膝关节损伤，特别是急性损伤的评估有效性欠佳。

附表3

姑息功能评价量表（PPS）

PPS水平	移动	活动能力和疾病情况	自理能力	进食情况	意识水平
100%	正常	正常活动，无疾病征象	完全自理	正常	清醒
90%	正常	正常活动，有一些疾病	完全自理	正常	清醒
80%	正常	勉强进行正常活动，有一些疾病	完全自理	正常或减少	清醒
70%	减低	不能维持正常工作，有一些疾病	完全自理	正常或减少	清醒
60%	减低	不能维持日常活动，有明确的疾病	大部分自理，但偶尔需要别人帮助	正常或减少	清醒或意识模糊
50%	大部分时间呈坐位或卧位	不能从事任何工作，有多种疾病	需要大量帮助，常需要人照料	正常或减少	清醒或意识模糊
40%	大部分时间卧床	不能从事任何工作，有多种疾病	需要特别照顾和帮助	正常或减少	清醒或嗜睡或意识模糊
30%	完全卧床	不能从事任何工作，有多种疾病	需要完全照料	正常或减少	清醒或嗜睡或意识模糊
20%	完全卧床	不能从事任何工作，有多种疾病	需要完全照料	少量啜饮	清醒或嗜睡或意识模糊
10%	完全卧床	不能从事任何工作，有多种疾病	需要完全照料	不能进食	嗜睡或昏迷
0	死亡	—	—	—	—

附表4

姑息预后指数（PPI）

序号	功能状况	具体情况	评分/分	得分/分
1	姑息、功能评价量表PPS得分	10～20分	4	
		30～50分	2.5	
		>60分	0	
2	进食量	几口的进食量	2.5	
		进食量减少	1	
		进食量正常	0	

续表

序号	功能状况	具体情况	评分/分	得分/分
3	水肿	有	1	
		无	0	
4	静息时呼吸困难	有	3.5	
		无	0	
5	谵妄	有	4	
		无	0	
总分：			0～15	

评价标准：
PPI总分＞6分，预计生存期小于3周
PPI总分＞4分，预计生存期小于6周
PPI总分≤4分，预计生存期大于6周

附表5

日常生活功能指数评定量表——Barthel指数（BI）

序号	评估项目	填表说明	评分方法	得分/分
1	大便	指1周内情况 偶尔=1周1次	0分=失禁 5分=偶尔失禁 10分=能控制	
2	小便	指24～48h情况，"偶尔"指1次/天，插尿管的患者能独立管理尿管也给10分	0分=失禁 5分=偶尔失禁 10分=能控制	
3	卫生	指24～48h情况，由照护者提供工具也给5分，如挤好牙膏，准备好水等	0分=需帮助 5分=独立洗脸、刷牙、剃须	
4	如厕	患者应能自己到厕所及离开，5分指能做某些事	0分=依赖别人 5分=需部分帮助 10分=自理	
5	吃饭	能吃任何正常饮食（不仅是软食），食物可由其他人做或端来，5分指别人夹好菜后患者自己吃	0分=依赖别人 5分=需部分帮助（夹菜、盛饭） 10分=全面自理	
6	移动	指从床移动到椅子然后回来， 0分=坐不稳，需两个人搀扶；5分=1个强壮的人/熟练的人/两个人帮助，能站立	0分=完全依赖，不能坐 5分=需大量帮助（2人）、能坐 10分=需少量帮助（1人）或指导 15分=自理	

续表

序号	评估项目	填表说明	评分方法	得分/分
7	活动（步行）	指在院内/屋内活动，可以借助辅助工具。如果用轮椅，必须能拐弯或自行出门而不需帮助。10分=1个未经训练的人帮助，包括监督或帮助	0分=不能动 5分=在轮椅上独立活动 10分=需1人帮助步行（体力或语言指导） 15分=独自步行（可用辅助工具）	
8	穿衣	应能穿任何衣服 5分=需别人帮助系扣、拉链等，但患者能独立披上外套	0分=依赖 5分=需部分帮助 10分=自理（系开纽扣、拉链、穿鞋等）	
9	上楼梯	10分=可独立借助辅助工具上楼	0分=不能 5分=需帮助（体力或语言指导） 10分=自理	
10	洗澡	5分=必须能不看着进出浴室，自己擦洗；淋浴不需帮助或监督，独立完成	0分=依赖 5分=自理	

日常生活能力评价：总分为100分，得分越高，独立性越好，依赖性越小

缺陷程度：0～20分=极严重功能缺陷　　25～45分=严重功能缺陷
　　　　　50～70分=中度功能缺陷　　75～95分=轻度功能缺陷
　　　　　100分=能自理

附表6

行为表现量表（KPS）

序号	体力状况	评分
1	正常，无症状和体征	100分
2	能进行正常活动，有轻微症状和体征	90分
3	勉强进行正常活动，有一些症状或体征	80分
4	生活能自理，但不能维持正常生活和工作	70分
5	生活能大部分自理，但偶尔需要别人帮助	60分
6	常需要人照料	50分
7	生活不能自理，需要特别照顾和帮助	40分
8	生活严重不能自理	30分
9	病重，需要住院和积极的支持治疗	20分
10	危重，临近死亡	10分
11	死亡	0分

注：得分越高，健康状况越好，越能忍受治疗给身体带来的不良反应，因而也就有可能接受彻底的治疗。得分越低，健康状况越差，若低于60分，许多有效的抗肿瘤治疗就无法实施。

附表7

简易智能评估量表（MMSE）

检查的功能项目	序号	评估项目	评分方法	得分/分
时间定向力	1	今年是哪一年？	答对1分，答错或拒答0分	
	2	现在是什么季节？	同上	
	3	现在是几月份？	同上	
	4	今天是几号？	同上	
	5	今天是星期几？	同上	
地点定向力	6	这是什么城市（名）？	同上	
	7	这是什么区（城区名）？	同上	
	8	这是什么医院（医院名或街道名）？	同上	
	9	这是第几层楼？	同上	
	10	这是什么地方（地址、门牌号）？	同上	
记忆力	现在我告诉您三种东西的名称，我说完后请您重复一遍。请您记住这三种东西：树木、钟表和汽车，过一会儿我还要问您（请说清楚，每样东西一秒钟）。			
	11	复述：树木	同上	
	12	复述：钟表	同上	
	13	复述：汽车	同上	
注意力和计算力	现在请您算一算，从100中减去7，然后从所得的数算下去，请您将每减一个7后的答案告诉我，直到我说"停"为止。			
	14	计算100-7=？	答93给1分，否则为0分	
	15	再减7=？	答对给1分，否则为0分	
	16	再减7=？	答对给1分，否则为0分	
	17	再减7=？	答对给1分，否则为0分	
	18	再减7=？	答对给1分，否则为0分	
	如前一项计算错误，但在错误得数基础上减7正确者仍给相应得分			
回忆力	现在请您说出刚才我让您记住的是哪三种东西？			
	19	回忆：树木	答对1分，答错或拒答0分	
	20	回忆：钟表	同上	
	21	回忆：汽车	同上	
语言能力	22	检查者出示手表问受试者这是什么？	同上	
	23	检查者出示铅笔问受试者这是什么？	同上	
	24	请您跟我说"四十四只石狮子"	能正确说出1分，否则0分	

检查的功能项目	序号	评估项目	评分方法	得分/分
语言能力	25	检查者给受试者一张卡片,上面写着"请闭上您的眼睛",请您念一念这句话,并按上面的意思去做	能正确说出并能做到1分,未正确说出,也未能做到0分	
		我给您一张纸,请您按我说的去做。现在开始,用右手拿着这张纸,用两只手把它对折起来,然后将它放在您的左腿上		
	26	用右手拿着这张纸	正确给1分,错误给0分	
	27	用两只手将纸对折	能对折1分,不能为0分	
	28	将纸放在左腿上	放对给1分,否则为0分	
	29	请您写一个完整的句子	能正确写出1分,否则为0分	
	30	请您照着下面图案样子把它画下来:	正常为1分,错误为0分	

总评分:　　分

总分范围0~30分,正常与不正常的分界值与受教育程度有关:文盲(未受教育)组17分;小学(受教育年限≤6年)组20分;中学或以上(受教育年限>6年)组24分

分界值以下为有认知功能缺陷,以上为正常

附表8

简明认知评估量表(mini cog)

序号	问题	评估	得分/分
1	请患者仔细听和记住3个不相关的词,然后重复		
2	请患者在一张空白纸上画出钟的外形,标好时钟数,给患者一个时间让他在时钟上标出来	画钟试验(CDT)正确:是能正确标明时钟数字位置和顺序,正确显示所给定的时间	
3	请患者说出先前所给的3个词	CDT错误后能记住每个词给1分	

评估建议:

0分:3个词一个也记不住,定为痴呆

1~2分:能记住3个词中的1~2个,CDT正确,认知功能正常;CDT不正确,认知功能缺损

3分:能记住3个词,不定为痴呆

附表9

谵妄的评定量表（CAM）

检查项目	项目解释	检查具体方法	得分/分	分值意义
急性起病	判断从前驱期到疾病发展期的时间	患者的精神状况有急性变化的证据吗？	1	1.不存在
			2	2.较轻：3天至一周
			3	3.中度：1～3天
			4	4.严重：1天之内
注意障碍	患者的注意力是否难以集中	请患者按顺序说出21到1之间的所有单数	1	1.不存在
			2	2.轻度：1～2个错误
			3	3.中度：3～4个错误
			4	4.严重：5或5个以上的错误
思维混乱	患者的思维是否混乱或不连贯	谈话主题散漫或不中肯，思维不清晰或不合逻辑，或从一个话题突然转到另一话题	1	1.不存在
			2	2.轻度：偶尔短暂的言语模糊或不可理解，但尚能顺利交谈
			3	3.中度：经常短暂的言语不可理解，对交谈有明显的影响
			4	4.严重：大多数的时间言语不可理解，难以进行有效的交谈
意识水平的改变	总体上看，评估该患者的意识水平	患者是否存在意识障碍	1	1.不存在：机敏（正常）
			2	2.轻度：警觉（对环境刺激高度警惕、过度敏感）
			3	3.中度：嗜睡（瞌睡，但易于唤醒）或昏睡（难以唤醒）
			4	4.严重：昏迷（不能唤醒）
定向障碍	在面谈的任何时间患者是否存在定向障碍	他认为自己所在的地方是错误的，使用错的床位，或错误地判断一天的时间，或错误地判断以MMSE为基础的有关时间或空间定向	1	1.不存在
			2	2.轻度：偶尔短暂的存在时间或地点的定向错误（接近正确），但可自行纠正
			3	3.中度：经常存在时间或地点的定向的错误，但自我定向好
			4	4.严重：时间、地点及自我定向均差
记忆力减退	在面谈时患者是否表现出记忆方面的问题	不能回忆医院里发生的事情，或难以回忆指令（以回忆MMSE中的三个词为主）	1	1.不存在
			2	2.轻度：有1个词不能回忆或回忆错误
			3	3.中度：有2个词不能回忆或回忆错误
			4	4.严重：有3个词不能回忆或回忆错误
知觉障碍	患者有知觉障碍的证据吗？	例如，幻觉、错觉或对事物的曲解（如当某一东西未移动，而患者认为它在移动）	1	1.不存在
			2	2.轻度：只存在幻听
			3	3.中度：存在幻视，有或没有幻听
			4	4.严重：存在幻触、幻嗅或幻味，有或没有幻听

检查项目	项目解释	检查具体方法	得分/分	分值意义
精神运动性兴奋	面谈时，患者是否有行为活动不正常的增加	例如坐立不安，轻敲手指或突然变换位置	1	1.不存在
			2	2.轻度：偶有坐立不安、焦虑、轻敲手指及抖动
			3	3.中度：反复无目的地走动、激越明显
			4	4.严重：行为杂乱无章，需要约束
精神运动性迟缓	面谈时，患者是否有运动行为水平的异常减少	常懒散，缓慢进入某一空间、停留某一位置时间过长或移动很慢	1	1.不存在
			2	2.轻度：偶尔地比先前的活动、行为及动作缓慢
			3	3.中度：经常保持一种姿势
			4	4.严重：木僵状态
波动性	患者的精神状况（注意力、思维、定向、记忆力）在面谈前或面谈中有波动吗？		1	1.不存在
			2	2.轻度：一天之中偶尔地波动
			3	3.中度：症状在夜间加重
			4	4.严重：症状在一天中剧烈波动
睡眠-觉醒周期的改变	患者有睡眠-觉醒周期紊乱的证据吗？	例如日间过度睡眠而夜间失眠	1	1.不存在
			2	2.轻度：日间偶有瞌睡，且夜间时睡时醒
			3	3.中度：日间经常瞌睡，且夜间时睡时醒或不能入睡
			4	4.严重：日间经常昏睡而影响交谈，且夜间不能入睡

说明：19分以下提示该患者没有谵妄；20～22分提示该患者可疑有谵妄；22分以上提示该患者有谵妄

附表10

跌倒风险评估量表（一）

序号	评估内容	评估结果	得分/分
1	患者是否因为跌倒而住院，或住院期间在病房曾发生跌倒状况？	是□ 否□	
2	您是否觉得患者十分激动焦躁？	是□ 否□	
3	您是否觉得患者因为视力不好影响到日常生活功能？	是□ 否□	
4	您是否觉得患者需常常下床上厕所？（尿频、腹泻）？	是□ 否□	
5	您是否觉得患者在行走或者移位方面有很大的困难？	是□ 否□	
总分			

评定方法：是，1分；否，0分
评定标准：总分≥2分是跌倒的高风险人群
备注：本评估方法引自中国台湾

附表11

跌倒风险评估量表（二）

序号	项目	病情	分值	得分/分
1	年龄	＞70岁或＜10岁	1	
2	意识	认知异常	1	
3	感觉	视力或听力异常	1	
4	精神	躁动、躁狂	4	
		抑郁、焦虑（重度4分，中度2分，轻度1分）	4	
5	行动	需要协助（人或物）	1	
6	药物	使用利尿药、镇痛药、抗高血压药或降糖药等	1	
7	既往史	最近一年曾有不明原因的跌倒经历	1	
		总　分	14	

评价：总分≥4分为跌倒的高风险人群
备注：本评估方法引自四川大学华西第四医院

附表12

简易营养评价表（MNA-SF）

体重（kg）：　　　身高（cm）：

序号	筛查项目	评分方法	得分/分
1	在过去的3个月由于食欲下降、消化系统问题、咀嚼或吞咽困难，食物摄入有减少的情况吗？	0分=严重的食物摄入减少 1分=中度的食物摄入减少 2分=食物摄入无改变	
2	在最近的3个月中体重减轻情况	0分=体重减轻＞3kg 1分=不知道 2分=体重减轻在1～3kg之间 3分=无体重减轻	
3	移动	0分=只能在床或椅子上活动 1分=能离开床或椅子，但不能外出 2分=可以外出	
4	在过去的3个月中，是否遭受心理压力或患有急性疾病？	0分=是 2分=否	
5	神经心理问题	0分=严重的精神紊乱或抑郁 1分=中等程度的精神紊乱 2分=无神经心理问题	
6	体重指数（BMI）/（kg/m²）	0分=BMI＜19 1分=19≤BMI＜21 2分=21≤BMI＜23 3分=BMI≥23	
	若无法测BMI，可用测量小腿围CC（cm）替代	0分=CC＜31 3分=CC≥31	

评估标准：12～14分，正常营养状态；8～11分，有营养不良风险；≤7分，营养不良

附表13

Norton压疮评分量表

评分项目	评分及依据				得分/分
	1分	2分	3分	4分	
一般状况	很差	差	一般	好	
精神状况	昏迷	迷惑	冷淡	警觉	
活动能力	卧床	依赖轮椅	帮助下活动	自由活动	
运动能力	不能运动	很大受限	轻度受限	不受限	
粪便失禁	粪、尿	尿	偶尔	无	
总 分					
评分标准：12～14分，有风险；＜12分，高危人群					

附表14

Braden压疮评分量表

评分项目	评分及依据				得分/分
	1分	2分	3分	4分	
感觉	完全丧失	严重丧失	轻度丧失	未受损害	
潮湿	持久潮湿	十分潮湿	偶尔潮湿	很少潮湿	
活动情况	卧床不起	局限于椅	扶助行走	活动自如	
行动能力	完全不能	严重限制	轻度限制	不受限制	
营养	严重不良	不良	中等	良好	
摩擦和剪切力	有明显问题	有潜在危险	无明显问题	无任何问题	
总 分					
评分标准：15～18分，有轻度风险；13～14分，中度风险；10～12分，高度风险；≤9分，极高度风险					

附表15

简明疼痛评估量表

姓名：　　性别：　　年龄：　　病历号：　　诊断：

1.患者过去的24小时内是否有疼痛？　（1）是　（2）否

2.疼痛最剧烈的部位：用"×"标出。

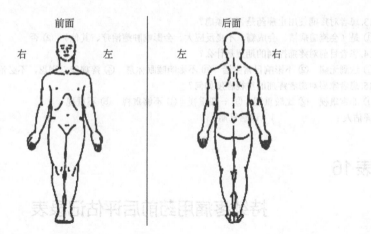

3.疼痛的性质：① 酸痛　② 胀痛　③ 刺痛　④ 麻痛　⑤ 痉挛痛　⑥ 钝痛　⑦ 压迫性痛　⑧ 波动性痛　⑨ 烧灼样痛　⑩ 其他具体描述

4.过去24小时内，患者疼痛最剧烈的程度：

（不痛）0　1　2　3　4　5　6　7　8　9　10（最剧烈）

5.过去24小时内，患者疼痛最轻微的程度：

（不痛）0　1　2　3　4　5　6　7　8　9　10（最剧烈）

6.过去24小时内，患者疼痛的平均程度：

（不痛）0　1　2　3　4　5　6　7　8　9　10（最剧烈）

7.可能加重患者疼痛的外在因素有：① 活动　② 体位改变　③ 咳嗽　④ 排便　⑤ 情绪激动　⑥ 进食　⑦ 无　⑧ 其他具体描述

8.患者是否存在其他慢性疼痛性疾病？

① 是（颈椎病、腰椎间盘突出症、关节炎、三叉神经痛、偏头痛、肩周炎、其他）　② 否

9.疼痛对患者的影响：

（1）对日常生活的影响

（无影响）0　1　2　3　4　5　6　7　8　9　10（完全影响）

（2）对情绪的影响

（无影响）0　1　2　3　4　5　6　7　8　9　10（完全影响）

（3）对行走能力的影响

（无影响）0　1　2　3　4　5　6　7　8　9　10（完全影响）

（4）对日常工作的影响（包括外出工作和家务劳动）

（无影响）0　1　2　3　4　5　6　7　8　9　10（完全影响）

（5）对与他人关系的影响

（无影响）0　1　2　3　4　5　6　7　8　9　10（完全影响）

（6）对睡眠的影响

（无影响）0　1　2　3　4　5　6　7　8　9　10（完全影响）

（7）对生活兴趣的影响

（无影响）0　1　2　3　4　5　6　7　8　9　10（完全影响）

10.过去患者是否使用过止痛药？

① 是（麻醉止痛药，普通止痛药）　② 否

11.患者使用止痛药后，疼痛改善程度如何？

① 疼痛消失　② 疼痛控制　③ 疼痛减轻　④ 疼痛稍改善　⑤ 无效

12.患者使用止痛药后，是否出现不良反应？

① 是（便秘、恶心、呕吐、头晕、呼吸抑制、尿潴留、心理负担）　② 否

13.患者对疼痛使用止痛药是否有顾虑？

① 是（会掩盖病情、会成瘾、不良反应大、会影响肿瘤治疗、其他） ② 否

14.患者目前对疼痛控制的期望是什么？

① 达到无痛　② 不影响日常生活　③ 不影响睡眠休息　④ 疼痛能忍则忍，不必治疗　⑤ 不抱希望

15.患者家属对患者疼痛的重视程度如何？

① 非常重视　② 比较重视　③ 一般重视　④ 不够重视　⑤ 不重视

评估人：　　　　　　评估日期：

附表16

持续疼痛用药前后评估记录表

姓名：　　　性别：　　　年龄：　　　病历号：　　　诊断：

评估日期						
用药前NRS评分（0～10分）						
疼痛性质①						
主要疼痛部位②						
药物名称						
药物剂量						
用药时间						
用药方法						
用药后NRS评分（0～10分）						
暴发痛（次/24h）						
呼吸（次/分）						
意识状态③						
其他④（不良反应、情绪等）						
护理指导⑤						
签名						

① 疼痛性质代码如下：A.刺痛　B.钝痛　C.绞痛　D.胀痛　E.间歇痛　F.牵拉痛　G.烧灼痛　H.刀割痛　I.痉挛痛　J.酸痛　K.麻刺痛　L.搏动样痛　M.电击样痛　N.压迫样痛　O.其他（请说明）

② 主要疼痛部位：A.头颈部　B.四肢（2A左上肢，2B左下肢，2C右上肢，2D右下肢）　C.躯干（3A前胸，3B腰部，3C腹部，3D脊柱）　D.其他（请说明）

③ 意识状态代码如下：A.清醒　B.嗜睡　C.意识模糊　D.昏睡　E.浅昏迷　F.深昏迷

④ 不良反应代码如下：A.呼吸抑制　B.意识障碍　C.头晕　D.心悸　E.恶心　F.呕吐　G.便秘　H.出汗　I.欣快感　J.尿潴留

⑤ 护理指导代码如下：A.心理疏导　B.分散注意力　C.指压按摩　D.饮食指导　E.改变体位　F.松弛治疗　G.音乐治疗　H.其他（请说明）